Dr. Peter Liffler
DER ALLERGIE-CODE

DR. PETER LIFFLER

DER
ALLERGIE
CODE

NEURODERMITIS, ASTHMA
UND ALLERGIEN VERSTEHEN
UND ÜBERWINDEN

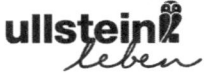

INHALT

Denkanstöße	7
Vorwort	9

Einleitung — 13
30 Millionen Deutsche schniefen, keuchen
und kratzen sich — 14
38 Prozent der Deutschen leiden unter
psychischen Störungen — 17
Haben allergische Erkrankungen und psychische
Störungen dieselben Ursachen? — 21
Jammern die Deutschen auf hohem Niveau? — 23
Atopia – die Begegnung mit dem Ungewöhnlichen — 26

Der Weg ist das Ziel — 30
Das Kinderkrankenhaus Park Schönfeld in Kassel — 30
Die Anforderungen waren groß –
der Handlungsspielraum klein — 32
Die Kinder-Rehabilitation in den Achtzigern — 37
Die Reha-Klinik auf der Ostsee-Insel Fehmarn — 38
Der erfüllte Traum von einer Landarztpraxis — 42
Das Therapeutikum Westfehmarn und die
Erprobung der Ambulanten Rehabilitation — 44

Die Fachklinik Bellevue – Ein Paradies für Patienten und Ärzte? — 48
Ein komplementärmedizinisches Konzept
mit Schwerpunkt Homöopathie — 49
Die Neuausrichtung des Konzepts:
Aktive Auseinandersetzung statt Vermeidung — 61
Die Eltern — 76

Fallbeispiele und Dokumentationen 82
Fazit 128

Warum Überbehütung Kinder krank macht 129
Die psychische Entwicklung des Kindes 129
Die Sorgen um die Zukunft der Kinder nehmen zu 140
Experten warnen vor den Folgen der Überbehütung 142
Fazit 144

Sind die Eltern heute sensibler? 146
Die sensitiven Charaktere 146
Elaine N. Aron und die Hochsensitivität 148

Die Biologie der Wahrnehmungsverarbeitung 154
Was versteht man eigentlich unter Sensibilität? 154
Die Sensibilität ist für die Naturwissenschaft
ein Hirngespinst 155
Die Sensibilität ist der rote Faden in der Evolution 157
Die Bedeutung der unbewussten Wahrnehmungen 160
Die Sinnesempfindungen 162
Das emotionale Machtzentrum im Gehirn 164
Die Aufrechterhaltung des inneren Gleichgewichts 169
Das Allgemeine Anpassungssyndrom 170
Fazit 173

Der Streit um die Hochsensitivität 174
Die NPS als überdauerndes Persönlichkeitsmerkmal 177
Die phasenweise erhöhte NPS 178
Die Vermessung der Sensibilität 178

**Eine Studie soll es klären: Besteht ein Zusammenhang
zwischen Hochsensibilität und Atopie?** 183
Die ersten Ergebnisse übertrafen alle Erwartungen 186
Eine Zusammenfassung der Studienergebnisse 190
Fazit 202

Wie viel Sensibilität verträgt der Mensch? – Die Entwicklung eines Sensibilitäts-Tests (SENS-Test) 204
Der HS-Test misst nicht das, was er zu messen vorgibt 205
Die Entwicklung eines Sensibilitäts-Tests (SENS-Test) 206

Die Schattenseiten des westlichen Lebensstils – Die Entwicklung der Sensibilität im Ost-West-Vergleich 208
Der soziale Wandel in der BRD 212
Verfehlte Klima- und Umweltpolitik 225
Das ökonomisierte Gesundheitswesen 228
Der Umbau des Sozialstaats 231
Resümee 237

Die Atopie überwinden – Das SHS-Konzept 241
Der Paradigmenwechsel: Systemische Hyposensibilisierung statt Unterdrückung 243
Die Diagnostik 245
Die Therapie 258
Die Systemische Hyposensibilisierung ist mehr als eine Vision 311

Danksagung 312

Anhang 315
Tabellen, SENS-TESTS 317
Literatur 341
Register 353

DENKANSTÖSSE

Aus dem Brief einer Mutter:

»*Ich habe mein Kind mit Neurodermitis getragen, gestützt, bestärkt, ihm Mut gemacht, getröstet, mit ihm geweint, zwei Kuren besucht, es von Arzt zu Arzt getragen, oft in der Nacht wach gelegen, nachts Schwarztee-Verbände angelegt, Baumwollhandschuhe an Schlafanzüge genäht ... Und in den vielen Jahren seiner Kindheit habe ich gegen Kortison gekämpft. Und immer habe ich so unendlich mit ihm gelitten und hätte ihm alles gegeben, vor allem meine gesunde Haut, auch mein Leben. Einmal sagte mir ein Arzt: ›Bedenken Sie immer, der Juckreiz ist der große Bruder vom Schmerz.‹ Das habe ich nie vergessen. Mir wurde als Mutter in den vielen Jahren keine Unterstützung angeboten. In der Kinderklinik in Davos wollten mich die Schwestern immer zum Skilaufen schicken, aber ich konnte doch nicht mein Kind auf der Station zurücklassen und mich amüsieren. Ich bin sicher, gerade wenn ich Ihre Studie lese, eine Unterstützung und Stärkung meiner Psyche hätte uns ungemein geholfen. Ich habe immer nach ›Schuld‹ bei mir gesucht. Nach genetischen Dispositionen, die dafür verantwortlich waren. Jetzt ist meine Tochter 30 Jahre alt, und wir sind immer noch stark emotional verbunden. Und tatsächlich, alle Lebensereignisse nehme ich viel intensiver als alle Menschen aus meinem Freundes- und/oder Familienkreis wahr.*«

Ich habe Hunderte Mütter und ihre an Neurodermitis erkrankten Kinder im Verlauf meines Berufslebens kennengelernt. Oft kamen die schwer kranken Kleinen mit ihren Familien erst nach einem langen Leidensweg zu uns nach Fehmarn in die Kinderklinik.

Wie kann es sein, dass in einem der reichsten Länder der Welt, einem Land mit bester medizinischer Versorgung, die Zahl schwer an Allergien und Neurodermitis erkrankter Kinder stetig steigt, und wie kann es sein, dass es gleichzeitig an langfristig wirksamen Therapien mangelt? In den vielen Jahren meiner Tätigkeit als Kinderarzt wurde für mich eine Frage immer drängender: Haben wir die Mechanismen der Entstehung dieser Krankheiten überhaupt schon richtig verstanden? Denn nur auf einem solchen Verständnis können wirkungsvolle Therapien aufbauen. Nach 30 Jahren ist es mir nun gelungen, Zusammenhänge aufzudecken und wissenschaftlich zu beweisen, die wiederum eine ursächliche Behandlung dieser Krankheiten möglich machen. In diesem Buch möchte ich Sie mitnehmen auf meinem Weg, der zu Einsichten geführt hat, die eine bedarfsgerechte Vorbeugung und nachhaltig wirksame Behandlung ermöglichen.

VORWORT

Ich werde oft gefragt, wie ich dazu gekommen sei, mich so intensiv mit den Erkrankungen des atopischen Formenkreises, das heißt mit Allergien, Neurodermitis, Asthma bronchiale und Heuschnupfen, und insbesondere mit an Neurodermitis erkrankten Kindern zu befassen. Meistens habe ich mein Engagement mit dem unbeschreiblichen Leid begründet, das diese Krankheiten über die Patienten und ihre Eltern bringen. Inzwischen bin ich mir sicher, dass es etwas anderes war, was meine Aufmerksamkeit geweckt hatte. Es waren nicht nur die kranken Kinder, sondern deren Eltern, vor allem die Mütter und ihre aufopferungsvolle Liebe, die mich an meine eigene Kindheit erinnerten.

Ich war der kleinste und schmächtigste Junge, als ich in Kornwestheim eingeschult wurde. Als Flüchtlingskind beschimpften mich die einheimischen Kinder anfangs als »Zigeuner« oder »Polack«. Schüchtern und völlig verunsichert schämte ich mich für die Armut, in der wir lebten. Wenn mich jemand ansprach, errötete ich, und wenn ich im Unterricht keine Antwort wusste, kamen mir die Tränen. Auf dem Gymnasium fühlte ich mich zwischen den Kindern von Notaren, Beamten, Ärzten und Geschäftsleuten völlig fremd und irgendwie unerwünscht. Man belächelte mich wegen meiner Kleidung, und anfangs wollte keiner neben mir sitzen oder überhaupt etwas mit mir zu tun haben. Rückblickend finde ich es irgendwie seltsam, dass ausgerechnet Peter Kletsch, der Sohn eines Hautarztes, später einer meiner besten Freunde wurde. Unsere Freundschaft bestand bis zu seinem Tod im Jahr 2014.

Meine Mutter war ein unermüdliches Organisationstalent. Sie schuf uns mit den bescheidenen Mitteln ein Zuhause, an das ich eigentlich gern zurückdenke. Alles war ordentlich, sauber und liebevoll zurechtgemacht. Sie wollte den Leuten zeigen, dass wir eine anständige Familie und ihre beiden Söhne besonders begabte Kinder sind. Meine Mutter liebte mich über alles und hatte große Pläne, was einmal aus mir werden sollte. Sie war bereit, alles für mich zu tun, das versicherte sie mir immer wieder: »Das tue ich doch nur für dich«, »Glaube mir, es ist nur zu deinem Besten«, »Du solltest mir dankbar sein«, »Ich möchte doch nur, dass es dir mal besser geht«, waren die ständig wiederkehrenden Ermahnungen. Auf ihren Wunsch hin wurde ich Ministrant, lernte die gesamte lateinische Hochamt-Liturgie auswendig und wurde St.-Georg-Pfadfinder. Meine Mutter war stolz auf mich: ihr Peter, vor Hunderten Gläubigen da vorn, dem lieben Gott ganz nah! Sie hatte längst entschieden, dass ich später Theologie studieren und Priester werden sollte.

Ich war meiner Mutter unentrinnbar ausgeliefert. Sie hielt ständig Kontakt zu den Lehrern und zur Kirche und war immer über alles informiert. Am liebsten hatte sie mich aber ständig bei sich. Sie liebte die Natur, und ich musste sie auf ihren Spaziergängen begleiten. Sie ging mit mir ins Freibad und ließ mich nicht aus den Augen. Ich kann mich nicht erinnern, in meiner Kindheit jemals eine Arztpraxis betreten zu haben. Meine Mutter hatte ein dickes Buch, es hieß »Familienmedizin« oder so ähnlich. Da wurden die Teezubereitungen und die Wickel beschrieben, mit denen sie meine Erkältungen behandelte. Meine Mutter hätte eigentlich Heilpraktikerin werden können. Sie interessierte sich für Diäten und Heilverfahren wie Kinesiologie oder Akupressur, von deren Existenz ich selbst erst erfuhr, als ich schon Arzt war. Sie las ständig irgendwelche esoterischen Schriften, machte noch mit 80 Jahren täglich ihre Yogaübungen und gab mir Sinnsprüche mit auf den Weg, wie: »Lass dir Zeit, wenn du's eilig hast.«

Mein Vater war vor dem Krieg als Sportlehrer und Musiker bei der Polizei tätig gewesen. Weil er während des Krieges als Polizist einer Wehrmachtseinheit zugeordnet worden war, die für Besatzungsaufgaben, das heißt für die Einrichtung der militärischen Verwaltung hinter der Front zuständig war, wurde er nicht »entnazifiziert« und durfte deshalb nicht in den Polizeidienst zurückkehren. Ich habe ihn als unglücklichen, kettenrauchenden Mann in Erinnerung. Er starb bereits mit 57 Jahren an Lungenkrebs.

Unfähig, wirklich zu lieben, und nur darauf bedacht, der Mutigere, Stärkere und Schlauere zu sein, brauchte ich mindestens 20 Jahre, um meine Kindheit nachzuholen und erwachsen zu werden. Irgendwann, ich meine, es war am Ende des Medizinstudiums, als ich Karin, meine heutige Ehefrau, kennengelernt hatte, nahm ich mir vor, ein guter Mensch zu werden. Es hat aber noch mal 20 Jahre gedauert, bis ich verstand, was mich bis dahin umgetrieben hatte. Inzwischen glaube ich gelernt zu haben, meine Empfindungen und Gefühle besser zu kontrollieren. Meine sensiblen Eigenschaften habe ich aber nie ganz abgelegt: Ich mag keine laut sprechenden Menschen, bei rührseligen Anlässen kommen mir die Tränen, und ich stelle oft zu hohe Ansprüche an mich und an die anderen.

Die amerikanische Psychologin Elaine Aron soll einmal gesagt haben, man muss selbst hochsensibel sein, um Hochsensible zu verstehen. Vielleicht kann ich mich deshalb so gut in Menschen hineinversetzen, die unter atopischen Erkrankungen leiden: Es sind auch empfindsame und einfühlsame Menschen, die hohe Ansprüche an sich selbst stellen und ihre Kinder über alles lieben. Ich verstehe diese Eltern, aber auch ihre Kinder, und glaube oft, deren Gedanken von den Augen ablesen zu können.

Mit der Erforschung der Neurodermitis und der Allergien bin ich mit mir selbst ein Stück weit ins Reine gekommen. Das eine wäre ohne das andere nicht möglich gewesen. Das Buch beschreibt nicht nur meinen Erfahrungs- und Erkenntnisprozess, sondern auch den wissenschaftlichen Nachweis des Zusammenhangs zwischen atopischen Erkrankungen und erhöhter Sensibilität. In diesem Buch gehe ich auch der Frage nach, warum heute vor allem Kinder und junge Menschen immer sensibler reagieren und welche therapeutischen Konsequenzen, Möglichkeiten und Notwendigkeiten sich aus diesen neuen Einsichten ergeben.

EINLEITUNG

Deutschland gehört auf der einen Seite zu den 15 reichsten Ländern der Welt und erwirtschaftet das höchste Bruttoinlandsprodukt Europas. Die Deutschen besitzen das dichteste Autobahnnetz, bauen mitunter die schnellsten Autos und die besten Maschinen. Sie verkaufen die beliebtesten Panzer und brauen das süffigste Bier. 2017 verdiente der Durchschnittsdeutsche jährlich 37.103 Euro Mehr als 40 Prozent wohnten in den eigenen vier Wänden, und in jedem dritten Haushalt standen zwei oder mehr Fernsehgeräte. Jede vierte Familie verfügte oft über einen Zweitwagen.

Auf der anderen Seite scheint das Volk der Dichter und Denker im Vergleich zu anderen Ländern jedoch bemerkenswert schlecht gebildet zu sein. Den PISA-Studien entsprechend liegen die jungen Deutschen auf Plätzen, die den abstiegsbedrohten Rängen der Bundesliga entsprechen. Der Durchschnittsdeutsche vertilgt jährlich 65 Kilogramm Fleisch, 45 Fertiggerichte, 36 Kilogramm Zucker, trinkt umgerechnet 11,5 Liter reinen Alkohol, sitzt täglich mehr als vier Stunden vor dem Fernsehgerät, ist fast ebenso lang »online« und hat zweimal wöchentlich 17 Minuten Sex. Fast die Hälfte der Über-Dreißigjährigen ist übergewichtig und leidet unter Bluthochdruck, Arthrosen, Diabetes, Herzkrankheiten und Asthma. Kein Europäer sitzt häufiger beim Arzt als der Deutsche, und drei Viertel der Gesamtkosten im deutschen Gesundheitswesen entfallen mittlerweile auf die Behandlung chronischer Krankheiten.

Die Deutschen werden immer älter und sind inzwischen nach Italien und Japan das Volk mit dem höchsten Durchschnittsalter weltweit. Man ist geneigt anzunehmen, dass die hohen Krankheitskosten in diesem Durchschnittsalter begründet seien. Natürlich nehmen die Krankheitskosten in einer überalterten Gesellschaft zu, aber doch nicht in dem gegenwärtigen Maße. Denn nach Einschätzung der Krankenversicherer leben immer mehr ältere Menschen gesünder als die jungen. Bewusste Ernährung, regelmäßiger Sport, Teilzeitbeschäftigungen, ehrenamtliche Tätigkeiten und sinnvolle Freizeitgestaltung sind heute für viele ältere Menschen völlig normal. Es sind heutzutage vor allem die jungen Deutschen, die den Krankenkassen Sorgen bereiten.

30 MILLIONEN DEUTSCHE SCHNIEFEN, KEUCHEN UND KRATZEN SICH

Ungefähr 30 Prozent der Deutschen leiden inzwischen an allergischen Erkrankungen. Waren es 1960 nur 1 Prozent der Deutschen, die im Verlauf ihres Lebens eine Allergie entwickelten, klagt heute fast jeder Zweite irgendwann über irgendeine Unverträglichkeit. 30 Millionen Deutsche schniefen, keuchen, husten und kratzen sich bis aufs Blut. Ähnlich wie bei den psychischen Störungen verzeichnen die Epidemiologen am Robert-Koch-Institut eine dramatische Zunahme der sogenannten Erkrankungen des atopischen Formenkreises. Diese Krankheitsgruppe umfasst Allergien, Neurodermitis, Asthma bronchiale, Heuschnupfen, Nesselsucht und Kontaktallergien; ihr gemeinsames Merkmal ist die Überempfindlichkeit der Haut und der Schleimhäute. Daran erkranken immer mehr überwiegend junge Menschen, und es konnten bislang keine zuverlässigen Erklärungen dafür gefunden werden. Allgemein wird diese Zunahme mit verschiedenen Aspekten unseres »westlichen Lebensstils« in Verbindung gebracht. Ein Beweis für diese Hypothese fand sich nach der Wiedervereinigung in Deutschland bei einem Ost-West-Vergleich. In den neuen Bundesländern war die Häufigkeit allergischer Erkrankungen trotz höherer Luftverschmutzung mit sechs Prozent der Bevölkerung deutlich niedriger als in den alten Bundesländern, in denen in den Achtzigerjahren schon über 14 Prozent unter einer allergischen Erkrankung litten. Mit der Angleichung der Lebensstile seit der Wiedervereinigung haben die Deutschen im Osten diesen Prozentsatz nicht nur ausgeglichen, sondern ihre Landsleute im Westen sogar noch überholt. Heute erkranken in den neuen Bundesländern signifikant mehr Kinder an Allergien als in den alten. Eine Erklärung für diese Entwicklung gibt es bislang nicht.

Epidemiologen des Robert-Koch-Instituts fanden 2014 jedoch auffällige Zusammenhänge zwischen der Häufigkeit der Neurodermitis und sozioökonomischen Voraussetzungen. So erkrankten Kinder aus Familien mit höherem sozialen Status deutlich häufiger an Neurodermitis als Kinder aus Familien in niedrigen sozialen Verhältnissen. Der Zusammenhang der Erkrankungen des atopischen Formenkreises mit soziodemografischen Daten und sozialen Faktoren ist tatsächlich auffallend.

Nach der aktuellen Berichterstattung des Bundes zur Gesundheit der Deutschen erkranken in Deutschland 20,8 Prozent der Männer und 36,8 Prozent der Frauen, im Gesamtdurchschnitt 28,8 Prozent der Erwachsenen, im Laufe ihres Lebens an einer Krankheit aus dem atopischen Formenkreis. Am häufigsten leiden Erwachsene unter Heuschnupfen (14,8 Prozent), es folgen das Asthma bronchiale mit 8,6 Prozent und die Neurodermitis mit 3,5 Prozent. Im Gegensatz zu den erwachsenen Deutschen erkranken bei den 0 bis 17 Jahre alten Kindern beziehungsweise Jugendlichen 27,8 Prozent der Jungen und 24,1 Prozent der Mädchen, das heißt im Gesamtdurchschnitt 26 Prozent, im Laufe ihres Lebens an einer allergischen Krankheit. Diese jungen Menschen leiden am häufigsten unter Neurodermitis (14,3 Prozent), es folgen der Heuschnupfen mit 12,6 Prozent und das Asthma bronchiale mit 6,3 Prozent.

Die Auffassung, dass es sich bei den Erkrankungen des atopischen Formenkreises um psychosomatische Krankheiten handelt, ist weit verbreitet, obwohl 75 Jahre Forschung diesen kausalen Zusammenhang nicht bestätigen konnten. Den vorläufigen Schlusspunkt bildete 2015 eine europaweite, multizentrische Studie von F. J. Dalgard und anderen, deren Ergebnisse an die breite Öffentlichkeit kommuniziert wurden. (So erschien daraufhin beispielsweise in der *Welt* der Artikel: »Warum die Haut kein Spiegel der Seele ist«.)

Sieht man von edukativen und verhaltenstherapeutischen Ansätzen ab, die den Juckreiz-Kratz-Zyklus unterbrechen sollen, spielen psychotherapeutische Ansätze in den Empfehlungen bei der Behandlung der Erkrankungen des atopischen Formenkreises jedoch heute leider keine Rolle. Die einschlägigen medizinischen Leitlinienempfehlungen beschränken sich seit Jahrzehnten auf mehr oder weniger unsinnige Vermeidungsempfehlungen.

Im Vordergrund der klassischen Behandlungsmethoden steht die medikamentöse Unterdrückung der Krankheitssymptome mit nebenwirkungsreichen Wirkstoffen. Die Akzeptanz dieser Behandlungsweise ist aber gering. Mehr als die Hälfte der Patienten, beziehungsweise deren Eltern, bevorzugen inzwischen komplementärmedizinische Verfahren, aber auch alternative Methoden mit oft völlig ungesicherter Wirksamkeit.

Inzwischen zeigt sich eine neue Generation von »Atopikern«, die alles bisher Dagewesene übertrifft: Säuglinge mit hochgradigen Allergien gegen alles, was für eine bedarfsgerechte Ernährung unverzichtbar ist. Jeder Versuch eines normalen Nahrungsaufbaus scheitert, selbst Muttermilch erbrechen sie. Wenn sich die Kleinen im Elternbett schreiend blutig kratzen, werden die Nächte zum Albtraum.

Die Therapien und Ratschläge der Dermatologen ändern daran nichts. Viele dieser Kinder werden nie einen normalen Kindergarten oder eine Regelschule besuchen können und degenerieren zu Dauerpatienten eines überforderten Gesundheitswesens.

38 PROZENT DER DEUTSCHEN LEIDEN UNTER PSYCHISCHEN STÖRUNGEN

Parallel zu dieser Entwicklung schlagen die Krankenversicherungen seit Jahren Alarm: Mit einem Anteil von 23,4 Prozent haben sich die psychischen Störungen vor die Herz-Kreislauferkrankungen an die Spitze der krankheitsbedingten Fehlzeiten gesetzt. Der Stressreport der Bundesanstalt für Arbeitsschutz zählte 2012 bereits 59 Millionen Arbeitsunfähigkeitstage aufgrund psychischer Erkrankungen, was einer Steigerung um 80 Prozent in 15 Jahren entspricht. 41 Prozent der Frühberentungen erfolgen mittlerweile aufgrund psychischer Erkrankungen.

Der AOK-Bundesverband teilte in seinem Fehlzeiten-Report 2017 in Berlin mit, dass die Fehltage aufgrund psychischer Erkrankungen in den vergangenen zehn Jahren bei den AOK-Versicherten um 79,3 Prozent auf 100 Millionen Fehltage am Arbeitsplatz angewachsen sind. Psychische Erkrankungen führten außerdem zu langen Ausfallzeiten: Mit 25,7 Tagen je Fall dauerten sie mehr als doppelt so lang wie die der Durchschnittskranken mit 11,7 Tagen je Fall.

Doch nicht nur Arbeitnehmer sind von psychischen Krankheiten betroffen: Schon Kinder leiden unter ADHS, Jugendliche unter Angststörungen, die jungen Erwachsenen unter Depressionen unter anderem als Folgen von Alkoholmissbrauch. In diesem Zusammenhang weisen die aktuellen Daten der Krankenkassen auf eine alarmierende Zunahme des Alkoholkonsums hin. Die Häufigkeit des Komasaufens Jugendlicher nahm seit 2012 von 12.000 Fällen auf 22.000 im Jahr 2017 zu. In jenem Jahr kamen bundesweit 22.309 Menschen zwischen 10 und 20 Jahren völlig betrunken in eine Klinik. Das geht aus einer aktuellen Statistik des Statistischen Bundesamtes hervor. Die Krankenkasse DAK-Gesundheit hatte die Daten recherchiert.

Entsprechend einem Bericht zur Kindergesundheit (KIGGS) des Bundesgesundheitsministeriums 2017 leiden etwa zwei bis sechs Prozent aller Kinder und Jugendlichen unter krankhaften

Störungen der Aufmerksamkeit und an motorischer Unruhe. Die Behandlungsraten von ADHS waren nach Aussage der Kassenärztlichen Vereinigung von 2005 bis 2008 im ambulanten Bereich um 46 Prozent und im stationären um 35 Prozent gestiegen. Laut BARMER GEK stieg die Verordnung von Methylphenidat (Ritalin) von 2006 bis 2014 um 46 Prozent.

Andreas Storm, Vorstandsvorsitzender der DAK, ließ 2017 mit dem Institut für Therapie- und Gesundheitsforschung (IFT-Nord) eine Schulstudie an 7000 Schülern durchführen. Das Ergebnis: Fast jeder zweite Schüler (43 Prozent) litt unter Stress, der sich negativ auf die Gesundheit auswirkte: Ein Drittel der betroffenen Jungen und Mädchen hatte Beschwerden wie Kopfschmerzen, Rückenschmerzen oder Schlafprobleme.

Wenn Ängste besonders stark auftreten, über mehrere Monate anhalten und die normale Entwicklung eines Kindes beeinträchtigen, spricht man von einer Angststörung. Angststörungen im Kindes- und Jugendalter haben eine Schrittmacherfunktion für die Entwicklung psychischer Störungen im Erwachsenenalter, fanden Woodward und Fergusson in einer Studie 2001 heraus. Nach den Erhebungen des Robert-Koch-Instituts zur psychischen Gesundheit von Kinder- und Jugendlichen (BELLA-Studie) sind rund zehn Prozent der Kinder- und Jugendlichen in Deutschland von einer akuten Angststörung betroffen. Angststörungen gehören damit zu den häufigsten psychischen Erkrankungen in dieser Altersgruppe. Das bestätigte auch Bernhard Blanz von der Deutschen Gesellschaft für Kinder- und Jugendpsychiatrie (DGKJP).

Depressionen sind bei jungen Erwachsenen nicht ungewöhnlich. Bei der direkten persönlichen diagnostischen Untersuchung im DEGS1, einer Studie des Robert-Koch-Instituts, erfüllten jüngere Frauen im Alter von 18 bis 34 Jahren mit über 15 Prozent besonders häufig die Kriterien für eine Depression, bei der Altersgruppe der 55- bis 64-jährigen Frauen hingegen ging die Zahl auf sechs Prozent zurück.

»Immer mehr junge Erwachsene leiden unter psychischen Erkrankungen wie Depressionen, Angststörungen oder Panikatta-

EINLEITUNG

DIE HÄUFIGSTEN PSYCHISCHEN STÖRUNGEN IM ERWACHSENENALTER

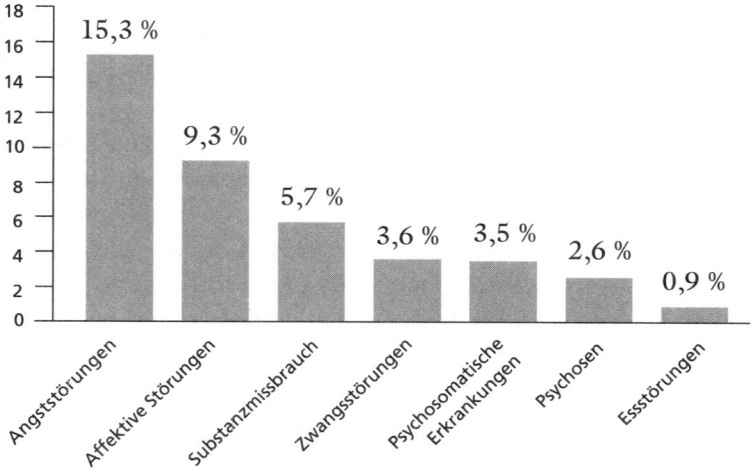

Quelle: Jacobi et al (2014), Psychische Störungen in der Allgemeinbevölkerung

cken. Allein zwischen den Jahren 2005 bis 2016 ist der Anteil der Achtzehn- bis Fünfundzwanzigjährigen mit psychischen Diagnosen um 38 Prozent, und darunter bei Depressionen um 76 Prozent gestiegen.« Dieses Zitat stammt aus dem aktuellen BARMER-Arztreport 2018, der in Berlin vorgestellt wurde. Demnach ist selbst bei den Studierenden, die bislang als weitgehend »gesunde« Gruppe galten, inzwischen mehr als jeder Sechste (17 Prozent) von einer psychischen Diagnose betroffen. Das entspricht rund 470.000 Personen. Und es wird leider nicht besser: »Vieles spricht dafür, dass es künftig noch deutlich mehr psychisch kranke junge Menschen geben wird. Gerade bei den angehenden Akademikern steigen Zeit- und Leistungsdruck kontinuierlich, hinzu kommen finanzielle Sorgen und Zukunftsängste.«

Hans-Ulrich Wittchen von der Technischen Universität Dresden hat 2010 für das European College of Neuropsychopharmacology (ECNP), European Brain Council (EBC) und die Bundesregierung eine Studie über die »Größenordnung, gesellschaftliche Belastung und Kosten durch psychische und neurologische Erkrankungen in Europa« durchgeführt und dramatische Missstände in der Versorgung erkannt. Die Studienergebnisse basieren auf einer über drei Jahre andauernden Studie und beziehen sich auf alle 27 EU-Staaten sowie die Schweiz, Island und Norwegen mit einer Gesamt-Einwohnerzahl von 514 Millionen Menschen. Es wurden mehr als 100 unterschiedliche psychische und neurologische Krankheitsbilder berücksichtigt. Damit war dies die weltweit erste Studie, die ein nahezu vollständiges Spektrum von psychischen und neurologischen Störungen umfasst. Die Studie lieferte erstmals ein realistisches Bild von der Häufigkeit und Belastung

AUFTRETEN SPEZIFISCHER PSYCHISCHER AUFFÄLLIGKEITEN BEI 13- BIS 17-JÄHRIGEN

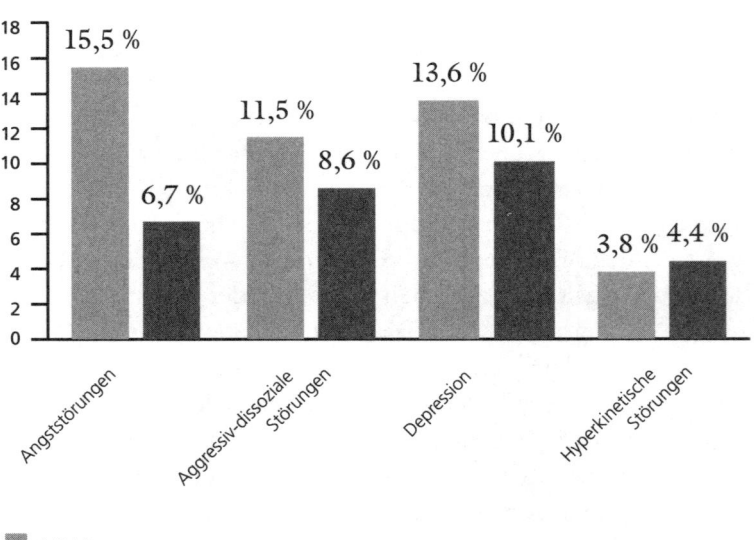

■ Mädchen
■ Jungen

Quelle: Ravens-Sieberer U. et al: BELLA-Studie 2014–2017

psychischer Störungen für alle europäischen Länder sowie für Europa als Ganzes. Die Hauptergebnisse ergaben deutlich mehr psychische Störungen als bisher angenommen und erschüttern das gesamte Bild vom Gesundheitszustand nicht nur der deutschen, sondern der Gesamtbevölkerung Europas. Die psychischen Störungen treten zudem sehr viel häufiger auf, als man bisher vermutet hatte, und sind in Europa zur größten gesundheitspolitischen Herausforderung des 21. Jahrhunderts geworden.

Experten der Deutschen Gesellschaft für Kinder- und Jugendpsychiatrie, Psychosomatik und Psychotherapie prophezeien einen Anstieg der psychischen und psychosomatischen Erkrankungen im Kindesalter bis 2020 um mehr als 50 Prozent. Seelische Krankheiten werden künftig zu den »fünf häufigsten Ursachen für Krankheit, Tod und Beeinträchtigung der Lebensqualität« zählen.

Die epidemiologische Erforschung der psychischen Erkrankungen steckt noch in den Anfängen. Zuverlässige Angaben über deren Zunahme beruhen weniger auf epidemiologischen Studien als auf den Angaben der Krankenversicherungen, die am ehesten über entsprechende Längsschnittdaten verfügen. In Bezug auf die Häufigkeit psychischer Störungen zeigt sich eine besorgniserregende Zunahme psychischer Störungen vor allem bei Kindern und jungen Menschen.

HABEN ALLERGISCHE ERKRANKUNGEN UND PSYCHISCHE STÖRUNGEN DIESELBEN URSACHEN?

Besteht ein Zusammenhang zwischen der Zunahme der psychischen Störungen und der Häufung allergischer Erkrankungen? Gibt es möglicherweise gemeinsame Ursachen?

Von einer zuverlässigen Klärung dieser Fragen ist die Medizin weit entfernt, da vergleichbare Längsschnittuntersuchungen für die psychischen Störungen und für die Erkrankungen des atopischen Formenkreises nicht existieren. Gleichwohl gibt es einige Indikatoren, die für einen Zusammenhang und mögliche gemeinsame Ursachen sprechen:

- Die jungen Menschen in den neuen Bundesländern zeigen sowohl bei den allergischen wie bei den psychischen Erkrankungen zwischen 2000 bis 2014 einen durchschnittlich doppelt so hohen Anstieg der Krankheitshäufigkeit. So betrug die Zunahme der Häufigkeit der psychischen Störungen laut Psychoreport 2015 DAK Gesundheit in den alten Bundesländern 107 Prozent, während in den neuen Bundesländern im selben Zeitraum die Häufigkeit psychischer Störungen um 197 Prozent zunahm.
- Die häufigsten psychischen Störungen (Ängste, Depressionen, dissoziativ-aggressive Störungen, ADHS) häufen sich wie die Erkrankungen des atopischen Formenkreises vor allem bei Kindern und jungen Menschen.
- Beide Krankheitsgruppen (psychische Störungen und Allergien) treten häufiger bei Menschen und Familien mit gehobenem sozioökonomischem Status auf.
- Sowohl die Erkrankungen des atopischen Formenkreises als auch die meisten psychischen Erkrankungen werden häufig vererbt.
- Beide Krankheitsgruppen treten interessanterweise vermehrt bei Dienstleistern im sozialen Bereich auf, das heißt Angehörigen bestimmter Berufsgruppen im Gesundheits- und Bildungswesen sowie in besonders belasteten Verwaltungsbereichen.

Sind es also mehrheitlich besser verdienende Hypochonder und Dienstleistende in sozialen Bereichen, die heute die Wartezimmer der Ärzte füllen?

JAMMERN DIE DEUTSCHEN AUF HOHEM NIVEAU?

Die Zunahme der beiden »Volkskrankheiten« Allergien und psychische Störungen wird kontrovers diskutiert. Während die Krankenversicherungen, die das Ganze ja bezahlen müssen, vor den nicht absehbaren Folgen für die Sozialversicherungssysteme warnen, wiegeln die betroffenen medizinischen Fachgesellschaften und Ärzteverbände ab und verweisen als Gründe für die Zunahme auf die erhöhte Aufmerksamkeit der Fachärzte hinsichtlich dieser Krankheiten und das gestiegene Gesundheitsbewusstsein der Menschen, die mit diesen Erkrankungen angeblich offener umgehen.

Auch die Deutsche Dermatologische Gesellschaft (DDG) führt in ihrer Leitlinie Neurodermitis 2016 den Häufigkeitsanstieg der Neurodermitis auf die erhöhte Aufmerksamkeit der Ärzte und das gestiegene Gesundheitsbewusstsein der Deutschen zurück. Auf Seite 16 der Leitlinie beschreiben die Autoren die bestehenden Versorgungsstrukturen: »grundsätzlich qualitätsgesichert, interdisziplinär, mit einer größeren Zahl von Spezialisten (Hautärztinnen und Hautärzte, Ärztinnen und Ärzte für Kinder- und Jugendmedizin, Ärztinnen und Ärzte für Allergologie), die eine differenzierte Diagnostik und Therapie durchführen können. Für Eltern von erkrankten Kindern sowie für Patienten ab dem achten Lebensjahr stehen Schulungsangebote zur Verfügung. Stationäre Interventionstherapien bei schweren Schüben oder Komplikationen oder orale Provokationstestungen in Notfallbereitschaft sind möglich.«

Zahlreiche Studien haben in den vergangenen Jahren allerdings auch die Verweildauer der Patienten in den Arztpraxen der Vertragsärzte untersucht. Danach hält sich ein Patient im Durchschnitt nicht länger als zehn Minuten im Sprechzimmer des Arztes auf. In dermatologischen Praxen dringt der Patient oft überhaupt nicht bis in das Sprechzimmer des Arztes vor, sondern wartet in einer Untersuchungskabine auf den Arzt. Diese »Sprechstunden« enden in der Regel mit einigen Empfehlungen und einem Rezept.

Von einer erhöhten Aufmerksamkeit kann dabei nicht die Rede sein. Die Ergebnisse der 2010 von der TU Dresden durchgeführten Studie zu den psychischen und neurologischen Erkrankungen zeigen eindeutig dramatische Missstände der Gesundheitsversorgung. Höchstens ein Drittel aller Betroffenen erhielt demnach professionelle Aufmerksamkeit oder eine Therapie. Meist erst Jahre nach Krankheitsbeginn wurde etwas angeboten, was aber meistens nicht einmal den minimalen Anforderungen einer adäquaten Therapie entsprach. Die Ursachen dafür lagen laut Studie in der ungebrochenen Neigung der Deutschen, psychische Störungen zu tabuisieren und zu bagatellisieren. Die Betroffenen fürchteten (gemäß Wittchen et al.) eine Stigmatisierung und Benachteiligungen im Berufsleben. Hier ein Beispiel:

»Andreas L. war ein total unauffälliger, netter Typ«, meinte ein Kollege des Germanwings-Piloten, der am 24. März 2015 einen Airbus A320-211 der Lufthansa-Tochter auf dem Weg von Barcelona nach Düsseldorf vorsätzlich zum Absturz gebracht hatte. Alle 150 Menschen an Bord der Maschine kamen ums Leben.

In den fünf Jahren vor dem Absturz hatte Andreas L. bei mehr als 40 Ärzten, Psychiatern und Psychotherapeuten vergeblich Hilfe gesucht. Professionell attestierten ihm seine Prüfer überdurchschnittliches Können. Ihm wurde regelmäßig die volle Flugtauglichkeit bescheinigt.

Oder ein anderes Beispiel aus meiner Berufspraxis: Ich war leitender Arzt der Kinderfachklinik für pädiatrische Allergologie, Dermatologie und Pneumologie in Petersdorf auf Fehmarn und führte 2016 eine schriftliche Befragung von Eltern neurodermitiskranker Kinder durch, die zur stationären Akutbehandlung aufgenommen wurden. Die Eltern bekamen einen Fragebogen, in dem sie befragt wurden, ob sie die 15 wichtigsten diagnostischen und therapeutischen Maßnahmen bisher erhalten haben, die in der dermatologischen Leitlinie empfohlen werden. Die Ergebnisse offenbarten dramatische Versorgungsmängel: 82 Prozent der Eltern an Neurodermitis erkrankter Säuglinge und

Kleinkinder hatten weder eine ausreichende Diagnostik noch eine angemessene Therapie entsprechend der Leitlinie Neurodermitis bekommen. Auf die psychosozialen Belastungen der Eltern war am wenigsten eingegangen worden. Die Mehrzahl der befragten Eltern, selbst diejenigen der schwer an Neurodermitis erkrankten Kinder, hatte demnach keine bedarfsgerechte Versorgung erhalten. Über 80 Prozent der Eltern nahmen deshalb alternative Angebote in Anspruch.

Ich mache das an einem konkreten Beispiel deutlich: Im Frühjahr 2016 wurde der zweieinhalbjährige Felix S. bei uns stationär aufgenommen. Er litt seit seinem vierten Lebensmonat unter einer schweren Neurodermitis mit großflächigen Rötungen und akuten, teilweise nässenden und blutenden Kratzwunden. Die Nächte wurden für ihn und seine Eltern zum Albtraum. Die Eltern waren an der Grenze ihrer Belastbarkeit angelangt.

Obwohl sie immer wieder den Verdacht auf Nahrungsmittelallergien geäußert hatten, waren entsprechende Untersuchungen vor der Aufnahme in unserer Klinik bisher nie durchgeführt worden. Auch in der Ambulanz einer Universitäts-Hautklinik, wo der Junge eine Woche zuvor vorgestellt worden war, hatte man den Eltern für Felix ohne weiterführende Diagnostik nur ein Rezept für eine kortisonhaltige Salbe ausgestellt.

Bei uns ergaben die allergologischen Untersuchungen einen um das Hundertfache erhöhten IgE-Antikörperwert, ein Hinweis auf eine außergewöhnlich starke Allergie des sogenannten Sofort-Typs, bei dem der Betroffene ohne Verzögerung besonders heftig reagieren kann. Wir fanden unter anderem hochgradige Allergien gegen mehr als 40 Nahrungsmittel sowie gegenüber zehn Substanzen, die über die Atemwege aufgenommen werden, wie Bäume- und Gräserpollen. Die Geschichte des kleinen Felix, den wir übrigens nach vier Wochen nahezu erscheinungsfrei entlassen konnten, steht beispielhaft für zahlreiche ähnliche Verläufe.

Eine gestiegene Aufmerksamkeit der Ärzte hinsichtlich der Erkrankungen des atopischen Formenkreises konnte man also nicht feststellen. Doch vieles spricht nicht nur für erschreckende Mängel in der medizinischen Versorgung, sondern auch dafür, dass die Entwicklung dieser Krankheiten häufig zu spät erkannt und der Behandlungsbedarf falsch eingeschätzt wird.

ATOPIA – DIE BEGEGNUNG MIT DEM UNGEWÖHNLICHEN

Der Begriff »Atopie« wurde 1923 von Coca und Cooke, den Herausgebern des *Journal of Immunology*, in die Wissenschaft eingeführt. Die aus dem griechischen Wort *atopia* (»das Ungewöhnliche«, »Ortlosigkeit«, »Begegnung mit dem Ungewöhnlichen«, aber auch »seltsame Menschen«, »sonderbares Verhalten«) abgeleitete Wortneuschöpfung sollte auf eine zugrunde liegende Überempfindlichkeit hinweisen. Der Begriff »Atopie« steht seither weltweit für die »Erkrankungen des atopischen Formenkreises«.

Die Neurodermitis ist eine dieser Erkrankungen. Außerdem zählen dazu die Allergien, das Asthma bronchiale, der Heuschnupfen, das Nesselfieber und die Kontaktallergien, nur um die wichtigsten zu nennen. Die Neurodermitis spielt insofern eine Sonderrolle, als sie bereits im Säuglings- und Kleinkindalter auftritt und sich niemand erklären kann, warum das Neugeborene einer gesunden Mutter plötzlich so schwer erkrankt. So etwas berührt die Menschen seit jeher besonders stark, was grundsätzlich den Forschungsdrang erhöht hat. Die Suche nach den Ursachen reicht bis in die Vierzigerjahre des vergangenen Jahrhunderts zurück und war beträchtlich. Die Ursache für die Neurodermitis und die anderen Erkrankungen des atopischen Formenkreises wurde allerdings bis heute nicht gefunden.

Mit diesem Buch möchte ich Sie auf eine Entdeckungsreise mitnehmen, an deren Ende ich erstmals Zusammenhänge nachweisen konnte, die für die Vorbeugung und Behandlung nicht nur der Neurodermitis, sondern auch für die von Allergien, Asthma bronchiale und Heuschnupfen einen Paradigmenwechsel einleiten sollten. Zu diesen Einsichten kam ich über die vertiefte Betrachtung der Neurodermitis. In ihr lag für mich der Schlüssel zum Verständnis der Erkrankungen des atopischen Formenkreises.

Wer kennt sie nicht? Die traurig-müden Augen, ihre verschwollen-faltigen, fast wimpernlosen Lider, die spärlichen Augenbrauen und die rötlich-schuppige Mundpartie mit den trocken-rissigen Lippen. Die Patienten, ob kleiner oder größer, sind für jedermann erkennbar krank. Während ihrer Kratzanfälle scheinen sie wie von Sinnen zu sein, sodass man sie einst in die Nähe von »Nervenkranken« gerückt hat. Unverdrossen setzen die Dermatologen auf kortisonhaltige Salben, doch die Patienten sehen hinterher oft schlimmer aus als zuvor. Nicht selten mutieren die betroffenen Familien zu Asketen, schlafen gemeinsam im Familienbett, ernähren sich mit ihren Kindern solidarisierend mit absurden Diäten, die Mütter stillen ihre Kinder jahrelang. Sie entwenden den Kleinen ihre Stofftiere, verbieten ihnen schweißtreibende Tätigkeiten und verlegen den Urlaub ans Tote Meer. Längst hat die Familie Hund und Katze verschenkt. Wenn alle Therapien und Einschränkungen nichts geholfen haben, was mehrheitlich der Fall ist, gehen sie mit ihren Kindern zu selbst ernannten Heilern und Schamanen. Sie lassen sie Vitamine und Spurenelemente schlucken, Probiotika, Dutzende Arten von Globuli. Manche Eltern gehen sogar so weit, Eigenbluttherapien für ihre Kinder in Erwägung zu ziehen – oder Bäder im eigenen Urin.

So viel Leid, so viel Mühe – und dennoch gibt es keine Therapie, die auf jeden Fall zu einem dauerhaften Behandlungserfolg führt. Je mehr ich mich mit Neurodermitiskranken auseinandersetzte, umso größer wurde mein Wunsch, den rätselhaften Ursachen dieser Krankheit auf die Spur zu kommen.

Das Buch soll einen Einblick in die Welt der Atopiker vermitteln, die man vermutlich nie wirklich verstehen kann, wenn man diese Menschen nicht persönlich erlebt hat. Heute weiß ich, dass man mit diesen Patienten und ihren Familien gelebt haben muss, um sie richtig verstehen zu können. Mein Vorteil gegenüber den reinen Wissenschaftlern bestand darin, dass ich Hunderte dieser kranken Kinder und ihre Eltern im Rahmen mehrwöchiger stationärer Aufenthalte erlebt habe. Wir, meine Familie und ich, wohnten in der Klinik. Und nur durch dieses alle Bereiche des täglichen Miteinanders umfassende Zusammenleben waren Beobachtungen und Erfahrungen möglich, die weit über das hinausgehen, was im Rahmen ambulanter Behandlungen machbar ist. Zwischen uns und den Familien baute sich ein Vertrauensverhältnis auf, ohne das wir nie auf ihre Besonderheit aufmerksam geworden wären. Dieser enge Kontakt machte den Eltern Mut, über Zusammenhänge zu sprechen, die sie ansonsten niemandem anvertraut hätten, und nur so erhielten wir Informationen, die für die richtige Einschätzung ihrer Lebenssituation wichtig und für die Behandlung oft entscheidend waren. Die Geschichten von unzähligen Familien führten im Verlauf von Jahren vergleichbar mit einem tausendteiligen Puzzle schließlich zu einem Bild über die Ursachen der Atopie. Nur auf diese Weise wurde mir bewusst, wie Mütter und Väter mit ihrem Verhalten unbewusst zur Entwicklung und Aufrechterhaltung dieser Krankheit beitragen können.

Das Buch wird deutlich machen, dass allergische Erkrankungen nicht von einem einzelnen, von außen einwirkenden Störfaktor verursacht werden, sondern durch die abnehmende Anpassungsfähigkeit und zunehmende Verletzlichkeit vieler Menschen. Insofern sind die folgenden Kapitel auch eine Zeitreise durch die jüngere Sozialgeschichte mit ihren tiefgreifenden Veränderungen. Die psychischen und allergischen Krankheiten spielten in den Siebzigerjahren, das heißt vor einem halben Jahrhundert, zahlenmäßig eine untergeordnete Rolle, nahmen aber seither dramatisch zu. Es waren der um sich greifende Egoismus und die zunehmende Eigenverantwortlichkeit des Einzelnen, unter denen sich die neuen Volkskrankheiten entwickelten. Ich habe diesen Entwicklungsprozess von Beginn an miterlebt, und lange bevor die Epidemiologen vom Robert-Koch-Institut auf die Bedeutung des »westlichen Lebensstils« aufmerksam geworden waren, hatte ich die Ursachen der Allergien bereits in unserer Lebensweise vermutet. Inzwischen zeigt sich, dass immer weniger Menschen dem Tempo des sozialen Wandels und den damit einhergehenden Belastungen gewachsen sind.

DER WEG IST DAS ZIEL

Konfuzius verstand darunter, dass der Mensch seinem Ziel, seinem Ideal, so nahe wie möglich kommen solle: mit Zielstrebigkeit, Geduld, Gelassenheit und Glücklich-Sein. Ich hatte immer den Wunsch, dem Geheimnis der Atopie auf die Spur zu kommen und es zu lüften, verfolgte dieses Ziel geduldig, ohne mich verrückt zu machen, und war auf diesem langen Weg trotz aller Niederlagen und Enttäuschungen überwiegend glücklich. Und das jedes Mal mehr, wenn ich offenbar meinem Ziel ein großes Stück nähergekommen war. Rückblickend ist mir klar, dass jede Begebenheit auf diesem langen Weg bedeutsam war.

DAS KINDERKRANKENHAUS PARK SCHÖNFELD IN KASSEL

Es war gegen Mitternacht, als mich die Chefärztin Eva Heiming der kinderchirurgischen Abteilung in die Klinik bat. Eingeliefert worden war ein Säugling aufgrund eines ungewöhnlichen Unfalls. Ein zehn Monate altes, schwer an Neurodermitis erkranktes Mädchen hatte sich die halbe Nacht blutig gekratzt. Die Mutter wollte der Kleinen mit einem Bad in Kaliumpermanganat helfen. »Kaliper« wird in der Dermatologie eigentlich nur noch als Kaliumpermanganatlösung zur äußerlichen Behandlung der Haut unter anderem bei der infizierten Neurodermitis eingesetzt. Der Mutter hatte man aber versäumt zu sagen, dass das Pulver vor dem Bad sorgfältig aufgelöst werden muss, weil es sonst zu Verätzungen kommen kann. Sie hatte die schreiende Kleine zu früh in das bereits verfärbte Badewasser gelegt und zu spät bemerkt, dass sich das Kind am gesamten Körper zahllose kraterförmige Verätzungen zugezogen hatte. Wir verbrachten mehrere Stunden mit der chirurgischen Versorgung dieses Kindes, das heißt, mit dem Ausschneiden des nekrotischen Gewebes und mit dem Wundverschluss.

Die Kinderchirurgin Eva Heiming hatte sich bundesweit einen Namen mit der chirurgischen Korrektur von Fehlbildungen gemacht: Sie operierte Kinder mit offenem Rücken und Fehlbildungen der Wirbelsäule (Spina bifida), Hydrocephalus (veraltet Wasserkopf), Omphalozele, einem Bauchdeckenbruch mit Verlagerung der Bauchorgane, oder Fehlbildungen der ableitenden Harnwege. Ich hatte schon als Student bei Frau Dr. Heiming im OP als Assistent ausgeholfen und nach dem Examen ihr Weiterbildungsangebot zum Kinderchirurgen angenommen.

Ich bewunderte diese Ärztin und ihre Arbeit, vertrug aber – wie sich nach einer Weile herausstellen sollte – auf die Dauer das dick vermummte, stundenlange Stehen unter der Hitze der OP-Lampen nicht und verabschiedete mich später schweren Herzens von diesem kleinen Krankenhaus.

Ansonsten hätte das Ärzte-Team im Park Schönfeld ganz meinen Vorstellungen von einer humanen Medizin entsprochen. Es waren mehrheitlich fahrradfahrende »Grüne« in Jeans oder Latzhosen, selbst gestrickten Baumwollpullovern und Birkenstock-Sandalen. Es waren offene, freundliche und hilfsbereite Menschen, die den Kindern und ihren Eltern die Angst nahmen und Vertrauen für das schufen, was getan werden musste. Psychosomatische, soziale Aspekte der Krankheiten wurden ebenso ernsthaft diskutiert wie alternative Heilmethoden oder Röntgenbefunde. Auch nach meinem Ausscheiden blieb der Kontakt viele Jahre bestehen.

Im Park Schönfeld hat man mir ethische Grundsätze vermittelt, die für mich bis heute nicht zur Disposition stehen. So sagte mir eine Oberärztin vor meinem ersten Nachtdienst als diensthabender Arzt: »Solange Sie sich so große Sorgen um Ihre Patienten machen, werden Sie keine Fehler machen.« Sie sollte recht behalten: Ich wurde nie wegen einer fehlerhaften Behandlung oder eines Versäumnisses belangt. Und aus anderem Anlass meinte sie: »Jede unnötige oder ungeeignete Untersuchung und Behandlung eines Kindes ist eine Körperverletzung.«

DIE ANFORDERUNGEN WAREN GROSS – DER HANDLUNGSSPIELRAUM KLEIN

Die Weiterbildung zum Kinderarzt setzte ich in der Kinderklinik eines 1200-Betten-Krankenhauses fort. Ein Weiterbildungsplatz in diesem Krankenhaus glich einer Adelung.

Entsprechend dem Status eines akademischen Lehrkrankenhauses waren alle Ärzte weiß gekleidet, diszipliniert, zielstrebig und karrierebewusst. Zur Begrüßung erhielt ich einen Ordner mit den Dienstanweisungen. Die Anforderungen waren groß, der Handlungsspielraum klein. Meine ethischen Überzeugungen zählten hier nichts, und mir war klar, dass es früher oder später zu Konflikten kommen würde.

Ich hielt an meinen Gewohnheiten fest, fuhr die fünf Kilometer quer durch Kassel Sommer wie Winter und bei Tag und Nacht mit dem Fahrrad und änderte auch an meiner eigenen Kleiderordnung nichts, das heißt, ich verzichtete auf eine weiße »Vollverkleidung«. Als einziges Zugeständnis trug ich ein weißes T-Shirt.

Neueinsteiger starteten auf der allgemeinpädiatrischen Station. Ich erinnere mich an eine meiner ersten Chefarzt-Visiten. Auf meiner Station befand sich ein fünfjähriges Mädchen wegen ständiger unklarer Verdauungsbeschwerden und Bauchschmerzen. Was die Mutter berichtete, sprach für eine Kuhmilchallergie. Die Kleine mochte keine Milch, und wenn sie irgendetwas kuhmilchhaltiges, beispielsweise ein Eis, verzehrte, hatte sie diese Beschwerden. Diesen Fall stellte ich der Chefvisite vor. Diese Visite bestand aus dem Chefarzt, drei Oberärzten, circa 15 Assistenzärzten und der Stationsschwester. Als ich meinen Verdacht auf eine »Kuhmilchallergie« vorgetragen hatte, maßregelte mich mein Vorgesetzter vor der Mutter und der versammelten Ärzteschaft. Die Mutter des Kindes war einigermaßen entsetzt über die unprofessionelle Art dieser fachlichen Auseinandersetzung und meinte: »Hat er denn noch nie was von Allergien gehört?« Ich schränkte ein und entschuldigte den Vorfall mit dem Hinweis, ich hätte meinen Verdacht besser begründen sollen. Zunächst hätten alle anderen Fragen geklärt werden müssen. Die vermutete Kuhmilchallergie war damals quasi eine Ausschlussdiagnose, die erst dann diskutiert wurde, wenn alle anderen in Betracht kommenden körperlichen Ursachen abgeklärt waren. Aber wo blieben da meine Überzeugungen von der Unzulässigkeit überflüssiger Untersuchungen?

Die begleitenden Mütter, vor allem die Lehrerinnen, waren bei Assistenzärzten im ersten Weiterbildungsjahr gefürchtet. Den größten Respekt hatten wir vor Müttern an Neurodermitis oder Asthma erkrankter Kinder. Mit Argusaugen verfolgten sie jede unserer Handlungen, sie wussten eigentlich immer alles besser als wir. Der blanke Stress war es, ihren Kindern Blut abzunehmen. Während man, um eine ruhige Hand bemüht, hoffte, im ersten Versuch erfolgreich zu sein, fragten diese Frauen beiläufig: »Haben Sie denn Erfahrung mit solchen Eingriffen, sollte das nicht doch besser ein Oberarzt oder der Chef machen?« Hätte ich auf meine kinderchirurgischen Erfahrungen verweisen sollen? Während sie tröstend auf das Kind einredeten, sie würden nicht zulassen, dass man ihm wehtue, waren ihre Augen gefühlte zehn Zentimeter von der Einstichstelle in der zerkratzten Ellenbeuge entfernt. Mit Schweißperlen auf der Stirn und zittriger Hand konnte man eigentlich nur scheitern. Diese Momente vergisst man nie. Ich gewann so einen ersten Eindruck von dem, was Mütter aus falsch verstandener Liebe anrichten können. Mein Vorsatz, den Patienten und deren Eltern unvoreingenommen, freundlich und offen zu begegnen, wurde am Anfang meiner Laufbahn oft auf die Probe gestellt. Es sollte 30 Jahre dauern, bis ich diese Mütter und ihre Sorgen verstand.

Im dritten Obergeschoss der Kinderklinik war die Isolierstation, die auch von mir versorgt werden musste. Dort lagen Kinder mit ansteckungsfähigen Krankheiten und Kleinstkinder mit Neurodermitis. Diese waren entweder von Kopf bis Fuß in Verbände gehüllt, oder man hatte ihnen Papphülsen über die Ärmchen und Beinchen geschoben, um sie am Kratzen zu hindern. Manche waren an allen vier Gliedmaßen am Bett fixiert. Diese Kleinen lagen stundenlang schreiend in ihren Betten. Es war grausam anzusehen. Für die Behandlung war nicht ich zuständig, sondern die Kollegen von der Hautklinik. Mit ihrer vermeintlichen Arroganz und Ignoranz waren mir diese angehenden Dermatologen aufgrund dieser schrecklichen Eindrücke von Beginn an suspekt. Möglicherweise waren das nicht nur Eindrücke, sondern Schlüsselerlebnisse, die in meiner Erinnerung haften geblieben sind und sicher meine Einstellung zur naturwissenschaftlichen Medizin verändert haben. Schon damals wurde mir klar, dass es Schattenseiten in der Medizin gab, mit denen ich mich nie würde abfinden können.

Obwohl es seit jeher Kinderärzte waren, die sich mit der Behandlung der Neurodermitis auseinanderzusetzen hatten, gehörten erstaunlicherweise weder die Neurodermitis noch die Allergien zum Weiterbildungskatalog der Kinderärzte.

Nach den einleitenden drei Monaten auf dieser Station war ich ein Jahr lang Stationsarzt in der neuropädiatrischen Abteilung. Diese Abteilung wurde von einem kleinen Team, das heißt Krankenschwestern, Physiotherapeutinnen, einer Sozialpädagogin, einem Psychologen, dem leitenden Abteilungsarzt und mir versorgt. Insgesamt hatte ich den Eindruck, dass dort Eltern mit ihren Kindern vorstellig wurden, die akutpädiatrisch oder chirurgisch als austherapiert galten: Kinder mit Behinderungen, ehemalige Frühgeborene, Kinder mit Schädel-Hirn-Traumen, Tetraplegien (Lähmungen aller vier Gliedmaßen), Epilepsien, Verhaltensstörungen, ADHS, Autismus, Essstörungen, Adipositas, Anorexie und schwersten Autoaggressionen. Bar jeder fachlichen

Kompetenz hatte ich routinemäßig eine zwei Seiten lange Auflistung laborchemischer und apparativer Untersuchungen abzuarbeiten. Die Grundstimmung auf dieser Station war gereizt. Hier lernte ich einen Ausschnitt der »Schulmedizin« kennen, der mich das Fürchten lehrte. Die Abteilung erschien mir wie ein Verschiebebahnhof, von dem aus die Kinder nach wochenlanger mehr oder weniger sinnloser Diagnostik und mehrheitlich vergeblichen Behandlungen mit Hilfsmitteln versorgt entlassen wurden oder an die Kinder- und Jugendpsychiatrie, die Behinderteneinrichtungen oder Rehabilitationskliniken weitergeleitet wurden.

Danach erlebte ich eine Phase der Weiterbildung, die mir große Befriedigung bereitete. Ich war ein Jahr lang Stationsarzt der onkologischen und hämatologischen Abteilung, das heißt der Station, auf der krebskranke Kinder behandelt wurden. Prof. Helmut Wehinger, einer der Väter der Kinderonkologie in Deutschland, leitete diese Abteilung persönlich.

Die Fortschritte in der Behandlung vieler Krebsarten waren schon damals eindrucksvoll. Das ständige Anlegen der Infusionen für die Chemotherapie und die Blutentnahmen waren allerdings für alle Beteiligten belastend. Gegen Ende meiner Zeit auf dieser Station machte ich mich durch die Einführung des sogenannten Hickman-Katheters verdient. Dabei handelt es sich um einen zentralen Venenkatheter für länger dauernde Chemotherapien, der in diesem Zusammenhang auch zur Blutentnahme verwendet werden konnte. Gegen den ausdrücklichen Widerstand unseres Chefs, der die Komplikationen fürchtete, gelang mir die Einführung des Katheters mit einem simplen Trick: Ich klebte einem kleinen Mädchen mit Down-Syndrom, das an akuter Leukämie erkrankt war, einen solchen Katheter mit einem Pflasterverband an den Hals und verstaute das Ende in einem kleinen Baumwolltäschchen, das ihr um den Hals hing. Wir übten einige Tage, bevor ich die Kleine bei einer Chefvisite vorstellte, woraufhin der Katheter eingeführt und uns und den Kindern fortan das Leben erleichtert wurde.

Nach einem halben Jahr Intensivstation verbrachte ich fast zwei Jahre auf der Frühgeborenenstation. Die Versorgung dieser mitunter weniger als 500 Gramm schweren Winzlinge war sicher die technisch anspruchsvollste ärztliche Tätigkeit, die ich bis dahin verrichtet hatte. Wir bewegten uns ständig im Grenzbereich zwischen dem technisch Machbaren und dem noch ethisch Vertretbaren. Die Beatmung, die venöse Katheterernährung und die medikamentöse Behandlung erforderten technisches Geschick und erlaubten nicht den kleinsten Fehler. Jede falsch berechnete Stelle hinter dem Komma konnte diese Kleinen das Leben kosten. Daneben hatte ich bei Risikogeburten in der Frauenklinik zu assistieren und saß mit im Baby-Notarztwagen.

Nie vergessen werde ich die Wochenend-Dienste der »Stufe D« (D stand für geringe Inanspruchnahme), die am Freitagabend begannen und am Montagmorgen endeten. Von den fortgeschrittenen Weiterbildungsassistenten erwartete man, dass sie alle anfallenden Aufgaben der gesamten Klinik, einschließlich die in der Ambulanz, erledigten. Für Einsätze außer Haus, beispielsweise bei Risikogeburten in der Frauenklinik, oder bei Baby-Notarzt-Einsätzen hatte ein Oberarzt Hintergrunddienst.

Wenn man Pech hatte, konnte man während des gesamten Dienstes keine Minute schlafen. Am Montagmorgen war man dann zu erschlagen, um darüber nachzudenken, wie viele Fehler man am Wochenende wohl gemacht hatte. Am Ende meiner Weiterbildung protokollierte ich einmal einen solchen Dienst minutiös, woraufhin die Klinikdirektion weitere Planstellen schuf und den ärztlichen Schichtdienst einführte.

Ebenso blieben mir auch die ärztlichen Freitagvormittag-Dienstbesprechungen in Erinnerung, bei denen die Belegung der einzelnen Stationen verlesen wurde. So konnte sich jeder noch mal überlegen, ob das eine oder andere Kind wirklich noch über das Wochenende unter Beobachtung bleiben sollte. Mir wurde klar, dass es in der Medizin nicht nur um das geht, was für den Patienten gut und sinnvoll ist, sondern auch um die Kostendeckung. Dass es einige Jahre später nicht mehr nur um die Wirtschaftlichkeit, sondern um den Gewinn gehen würde, war für mich damals noch nicht vorstellbar.

Im letzten Jahr meiner Weiterbildung stellte ich einen Fortbildungsantrag für einen einwöchigen Kurs »Ganzheitsmedizin«, der auch einen Anfängerkurs »Homöopathie« beinhaltete. Man fragte mich, ob wir denn nicht ganzheitlich genug arbeiteten.

Fortan gab ich fiebernden Kindern statt Paracetamol Aconitum oder Belladonna und hustenden Kindern Spongia oder Ähnliches. Ich war angenehm überrascht, wenn die Eltern sich für die gute Behandlung bedankten.

Es war die Zeit, als Tausende junger Ärzte sich für traditionsreiche und bewährte Heilmethoden zu interessieren begannen und damit vor allem bei jungen Eltern offene Türen einrannten. Es war die Stunde der Wiedergeburt der Homöopathie, von Samuel Hahnemann, diesem ärztlichen Rebell und Begründer der Homöopathie.

DIE KINDER-REHABILITATION IN DEN ACHTZIGERN

Während meiner Arbeitssuche hatte ich mich bei der Landesversicherungsanstalt (LVA) Hamburg auf eine Chefarztstelle beworben. Die LVA hatte sie für die Kinder-Rehabilitationsklinik Westerland auf Sylt ausgeschrieben. Sie luden mich zum Vorstellungsgespräch ein, und ich, damals ein begeisterter Surfer, fuhr mit meiner Freundin Karin nach Sylt. Die Rehaklinik direkt am Strand entpuppte sich als Erholungsheim für Kinder mit Asthma bronchiale und Neurodermitis. Die Kinder lebten dort in Gruppen und wurden von Erzieherinnen betreut. Die Therapieangebote beschränkten sich örtlich auf eine Disco, Tischtennisplatten und den klinikeigenen Strandabschnitt. Der bisherige Chefarzt war ein praktischer Arzt, der im zehn Kilometer entfernten List praktizierte. Als ich nach dem Vorstellungsgespräch einigermaßen ernüchtert den Raum verließ, kam mir einer der Herren der LVA hinterhergelaufen und meinte, falls es noch zu weiteren Gesprächen kommen sollte, möchte ich mich das nächste Mal doch bitte etwas angemessener kleiden.

Ich überlegte dann, ob ich mich vielleicht besser mit einer eigenen Praxis niederlassen sollte, und trat erst einmal ein halbjähriges Praktikum in einer Kinderarztpraxis an, in der schwerpunktmäßig naturheilkundlich behandelt wurde. Der Praxisinhaber war nach kurzer Zeit von meiner Kompetenz so überzeugt, dass er seinen überfälligen Urlaub antrat. Am darauffolgenden Freitag hatte ich mehr als 100 Kinder zu versorgen. Die Hälfte litt unter chronischen Infekten, Asthma bronchiale und Neurodermitis. Das spätere Anstellungsangebot des Praxisinhabers war finanziell betrachtet durchaus interessant, für mich aber inakzeptabel. Ich hätte unter diesen Voraussetzungen keine Nacht schlafen können. Man trägt als Arzt schließlich die Verantwortung für jede einzelne Behandlung.

Mit einer eigenen Praxis verknüpfte ich damals so ganz andere, wahrscheinlich sehr idealistische Vorstellungen. Ich träumte von einer ganz kleinen Praxis auf dem Lande, mit Ziegen, Hühnern und Tauben auf dem Dach, Naturheilverfahren, Homöopathie und Hausbesuchen mit der Kutsche, am liebsten auf einer Insel.

DIE REHA-KLINIK AUF DER OSTSEE-INSEL FEHMARN

Karin und ich waren schon während meiner Facharztausbildung an den freien Wochenenden mit unserem selbst ausgebauten, uralten VW-Bus nach Fehmarn gefahren. Dort trafen wir uns mit Freunden in Altenteil, einem beliebten Surfspot, wo sich bei Westwind eine hervorragende Welle aufbaut. Wir erlebten eine schöne, unbeschwerte Zeit. Damals hatten wir bereits überlegt, ob wir nicht einfach nach Fehmarn »auswandern« und dort eine Kinderarztpraxis eröffnen sollten.

Als der damalige Bürgermeister der Stadt Burg auf Fehmarn von meinen Plänen hörte, lud er mich zu einem Gespräch. Er meinte, niedergelassene Ärzte habe Fehmarn schon genug, die Insel brauche endlich eine eigene Rehaklinik. Fehmarn und die gute Seeluft müssten doch für Allergiker- und »diese Neurodermitiskinder« ideal sein. Er schlug den linken der drei markanten Hochhaus-Türme am Südstrand der Insel vor.

Kurz entschlossen bezog ich eines der über hundert Apartments im zehnten Stock mit Blick auf die Ostsee. In diesem »Büro« entwickelte ich mein erstes Konzept zur Behandlung von Kindern mit Erkrankungen des atopischen Formenkreises. Nach meinen Empfehlungen wurde ein Anbau für die medizinische Abteilung errichtet, im Erdgeschoss ein Kindergarten eingerichtet und ein großzügiger Speisesaal gebaut.

Bei der Entscheidung, welche Krankheiten in der Reha-Klinik behandelt werden sollten, waren meine Erlebnisse mit den an Neurodermitis erkrankten Kindern ausschlaggebend. Ich recherchierte die aktuellste Literatur und entwickelte ein »bio-psycho-soziales Konzept«, das den aktuellsten allergologischen und ernährungswissenschaftlichen Einsichten und den damaligen Annahmen der Psychoneuroimmunologen entsprach.

Im Rahmen einer Fortbildungsveranstaltung lernte ich Sigrid Flade kennen. Die ehemalige pädiatrische Universitäts-Oberärztin und erfahrene Allergie-Spezialistin publizierte Testmethoden zur Bestimmung der unverträglichen Nahrungsmittel und anderer Krankheitsauslöser: Tierhaare, Hausstaubmilben, Chemikalien, Blütenpollen. Ihre Therapie baute auf der Ernährungsumstellung auf. Biologische Heilverfahren dienten der Stärkung des Immunsystems und der allgemeinen Kräftigung. Zur Behandlung der Haut – für das akute Stadium, zur Juckreiz-Linderung und zur Pflege – empfahl sie natürliche Heilmittel. Basierend auf diesem Wissen erarbeitete ich mein erstes bio-psycho-soziales Konzept.

Alle neueren, nicht-dermatologischen Konzepte gingen schon damals davon aus, dass es sich bei der Neurodermitis nicht um eine Hautkrankheit handle, sondern um die Folgen von Stress im weitesten Sinn. Ich vermutete den Stress im psychosozialen Bereich. Die Annahme, dass es sich bei der Neurodermitis um eine psychosomatische Krankheit handelt, war damals schon weit verbreitet. Die einen vermuteten den Stress in der Umwelt, die anderen im Essen, und wiederum andere meinten, der psychische Stress sei die Ursache der Neurodermitis. Ich ging von einer multifaktoriellen Verursachung aus.

Mein erstes Konzept beschrieb deshalb eine für die damaligen Verhältnisse sehr fortschrittliche bio-psycho-sozial begründete, das heißt ganzheitliche Behandlung. Es orientierte sich an der bis heute bestehenden Annahme, dass alles vermieden werden müsse, was dem Neurodermitis-Patienten Stress bereitete. Weitere Schwerpunkte des Konzepts lagen auf der Umweltmedizin und der Ernährungsmedizin. Umfangreiche Anamnesen, Tests, Blut- und Stuhluntersuchungen entsprachen der damals üblichen Suche nach Umwelt-Ursachen. Zwei Diplom-Ökotrophologen entwarfen drakonische Eliminationsdiäten, von deren therapeutischer Bedeutung ich eigentlich nie so recht überzeugt war. Die Therapien entsprachen aber der damaligen großen Hoffnung, die man mit der ökologischen Medizin verknüpfte. Das Konzept entsprang nicht meinen Erfahrungen, sondern orientierte sich an der Lehrmeinung und den Erwartungen der Patienten. Ein wissenschaftlicher Mitarbeiter der Universitäts-Kinderklinik Kiel übernahm die Supervision.

Von anderen Konzepten unterschied sich unseres durch die Einbeziehung sogenannter komplementärmedizinischer Verfahren. Nach meiner Überzeugung konnten chronische Krankheiten mit medikamentöser und apparativer Behandlung allein nicht erfolgreich behandelt werden, und ich glaubte, nebenwirkungsreiche allopathische, das heißt schulmedizinische Medikamente durch homöopathische Arzneimittel und durch die Behandlung mit Traditioneller Chinesischer Medizin sowie Probiotika ersetzen oder zumindest reduzieren zu können. Die neue Klinik wurde von allen Krankenkassen anerkannt und fand bei den Familien mit an einer Atopie erkrankten Kindern großen Anklang. Die

Behandlungsergebnisse übertrafen meine damaligen, eher bescheidenen Erwartungen. Rückblickend entsprach dieser erste Versuch im Wesentlichen dem damals aktuellsten Stand der Forschung. Vieles wird noch heute so praktiziert, obwohl die Wirksamkeit nie nachgewiesen worden ist.

Wir hatten in dieser Zeit eigentlich keine Ahnung, wie man diesen Kindern wirklich helfen konnte. Heute erinnere ich mich an Situationen, in denen ich der Lösung wesentlicher Probleme schon sehr nahegekommen war, sie aber nicht verstanden hatte. So ist mir ein siebenjähriger Junge mit einer schweren Neurodermitis, der schon mehrere Klinikaufenthalte hinter sich hatte, im Gedächtnis geblieben. Zuletzt war er bei einem Professor in der Gelsenkirchener Kinderklinik gewesen. Als der Kleine einen außergewöhnlich heftigen Schub entwickelte und wie ein Baby wimmerte, rief ich ihn an und fragte ihn, wie er die Situation einschätze. Er riet mir zur Kortisonbehandlung. Die Mutter des Jungen lehnte das jedoch kategorisch ab. Was also tun? Ich hatte damals das erste Mal die Idee, dass man vielleicht das Selbstbewusstsein dieses Kindes stärken müsse. Wir hatten damals auf Fehmarn eine Teakwondo-Schule, die auch Kurse für Kinder ab sechs Jahren anbot, und ich besprach mit dem Trainer einen Therapieversuch. 15 Jahre später besuchten mich Mutter und Sohn in meiner eigenen Fachklinik Bellevue. Der junge Mann war inzwischen Deutscher Judomeister geworden – und kerngesund!

Die unterschätzten Interessen der Investoren

Meine Vorstellungen von den Motiven, die zu solchen Investition führen, waren rückblickend betrachtet naiv. Ich glaubte, der Stadt sei es um die Verbesserung der Infrastruktur des Ostsee-Heilbades gegangen, und hatte die ökonomischen Interessen der Betreiber ignoriert. Tatsächlich mussten die Investitionen Gewinne generieren.

Und die fielen im ersten Jahr offenbar nicht wie geplant aus.

Auch als mich die Geschäftsleitung auf das Missverhältnis aufmerksam machte, hielt sich mein Verständnis in Grenzen, denn ich fühlte mich als leitender Arzt vor allem unseren Patienten und den Krankenkassen verpflichtet, mit denen ich die Versorgungsverträge ausgehandelt hatte. Es würde zu weit führen, alle Versorgungsmängel aufzuführen, mit denen ich mich auseinanderzusetzen hatte. Es fehlte an allem; selbst die Patientenverpflegung war ungenießbar. Ich beschwerte mich bei der Geschäftsleitung, bevor diese mich fristlos entließ.

Eine andere Einsicht, die ich während meiner Tätigkeit am Südstrand gewonnen hatte, war die, dass ein nicht unerheblicher Anteil der stationären Patienten ebenso gut hätte ambulant behandelt werden können. Der Anteil der schwer kranken Kinder betrug höchstens zehn Prozent, circa 40 Prozent waren leicht bis mittelschwer krank, der Rest war nur leicht betroffen. Schon damals hatte ich über die Möglichkeit alternativer, ambulanter Behandlungen, also ambulanter Rehabilitationen nachgedacht. Von der vergleichsweisen Entschädigung, die mir das Arbeitsgericht zugesprochen hatte, gründete ich eine Kinderarzt-Praxis. Als die niedergelassenen Kollegen in der Inselmetropole Burg von meinen Plänen hörten, mich in dem zehn Kilometer entfernten, 200 Einwohner zählenden Lemkendorf niederzulassen, zweifelten wahrscheinlich nicht wenige an meinem Verstand.

DER ERFÜLLTE TRAUM VON EINER LANDARZTPRAXIS

Ein altes Bauernhaus, seit 40 Jahren unbewohnt, wurde unser neues Zuhause und meine erste eigene Praxis. Leider konnte sich der Eigentümer nicht für einen Verkauf entscheiden, so bauten wir auf den unbefristeten Mietvertrag und investierten einen knapp sechsstelligen Betrag.

Die Patienten betraten das Haus durch den Haupteingang. Ein langer Terrazzoflur teilte das Haus in zwei gleichgroße Hälften: Rechts gelangte man in den Praxis-Wartebereich, folgte man dem Flur, befand man sich in unserem privaten Wohnbereich, das heißt, in der am Ende des Flurs liegenden großen Küche mit dem Zugang zum Obstgarten mit zahlreichen frei laufenden Hühnern und Ziegen und dem Pferdestall. Inzwischen waren Karin und ich verheiratet und hatten zwei Mädchen, Hannah und Friederike. Zu diesem Bild der ländlichen Idylle gehörten noch unsere Stute Sarah, der kleine Hund Don und unser Kater Micki.

In den zwei Jahren im Kinder-Reha-Zentrum hatte ich mir offenbar den Ruf eines »Experten für Neurodermitis« erworben, der ich zu dieser Zeit sicher noch nicht war. Gleichwohl bildeten Neurodermitis-Kinder bald einen Schwerpunkt meiner Tätigkeit.

Über die kinderärztliche Grundversorgung hinaus bot ich homöopathische Behandlungen und Akupunkturen an. Meine Begeisterung für diese Verfahren war grenzenlos, und ich versuchte, alles auf diesem Weg zu lösen. Die Befürchtungen meiner Kollegen waren unbegründet: Schon nach einem halben Jahr beklagten sich die benachbarten Bauern, dass sie mit ihren Landmaschinen nicht mehr an den vielen parkenden Autos vorbeikämen. Der Einzugsbereich meiner Praxis lag bald bei 150 Kilometern, und ich arbeitete rund um die Uhr. In dieser Zeit beschäftigte ich mich auch intensiver mit den verschiedenen Behandlungsmethoden. 1990 machte zum Beispiel ein neues Therapieverfahren von sich reden, die Bioresonanz-Therapie. Mit diesem Gerät sollte man Allergien vermeintlich diagnostizieren und »löschen« können. Ich besuchte einen Einführungskurs, kaufte mir ein solches Gerät und unterzog das Verfahren sofort einer kleinen, privaten Wirksamkeitsstudie. Ich untersuchte Kinder mit bekannten Allergien und versuchte, diese zu löschen. Nach knapp hundert Patienten war mir klar, dass mit diesem Verfahren weder Allergien nachgewiesen noch erfolgversprechend behandelt werden können. Ich musterte das Gerät aus und berichtete auf einem Kinderärzte-Kongress über die Ergebnisse meiner Untersuchungen. Sie wurden später durch mehrere Studien bestätigt.

In dieser Zeit erlebte vor allem die Homöopathie eine unglaubliche Renaissance. Tausende überwiegend junge Ärztinnen und Ärzte belegten die Fortbildungsveranstaltungen in St. Andreasberg im Harz, und auch ich war ein begeisterter Anhänger dieses Verfahrens. Die Dozenten vermittelten den Eindruck: Wenn man es nur richtig anstelle, könne man eigentlich jede akute und chronische Erkrankung mit einer gut gewählten Hochpotenz eines homöopathischen Einzelmittels erfolgreich behandeln. Ich bevorzugte dagegen die sogenannte »naturwissenschaftlich-kritische Homöopathie«, bei der man sich auf Arzneimittel beschränkt, in der die Ausgangssubstanz noch nachweisbar vorhanden ist.

Mit diesen niedrig potenzierten Arzneimitteln habe ich sicher vielen akut erkrankten Kindern schonend helfen können. Für diese Behandlungen nahmen die Eltern lange Anfahrten in Kauf. Meine Hausbesuche hatten auch bald einen Radius von 50 bis 100 Kilometern. Immer häufiger wurden mir auch Kinder mit Neurodermitis und Asthma bronchiale vorgestellt. Hier gelangte ich allerdings rasch an meine Grenzen. Ich konnte damals nicht behaupten, jemals nur einem neurodermitiskranken Kind mit einer homöopathischen Monotherapie zur nachhaltigen Besserung der Krankheit verholfen zu haben. Rückblickend war das auch verständlich. Homöopathische Behandlungen chronischer Krankheiten erforderten viel Erfahrung und galten in Insiderkreisen als Königsdisziplin.

Dagegen konnte ich nachweisen, dass akute asthmatische Beschwerden positiv auf Akupunktur reagieren. Die Linderung der Atembehinderung hielt aber nur 30 bis 60 Minuten an. Eine spätere klinische Untersuchung bestätigte meine Beobachtungen.

DAS THERAPEUTIKUM WESTFEHMARN UND DIE ERPROBUNG DER AMBULANTEN REHABILITATION

Im Frühjahr 1992 zeigte mir der damalige Bürgermeister der Gemeinde Westfehmarn eine Wiese am östlichen Ortsrand des benachbarten Petersdorf und fragte mich, ob ich nicht Lust hätte, eine neue Rehabilitationsklinik zu gründen, und wie es mit Krankenkassenverträgen aussähe. Er war mir als kommunalpolitisches und unternehmerisches Genie bekannt, und seine Visionen von einer eigenen Rehaklinik waren so rührend, dass ich einwilligte. Ich dachte dabei an meine Idee von den »ambulanten Rehabilitationen« und begann das »Therapeutikum Westfehmarn« zu planen.

Mit einer der gesetzlichen Krankenkassen schloss ich einen Vertrag über die »Ambulante Rehabilitation der Erkrankungen des atopischen Formenkreises«, das heißt über eine Behandlungsweise, die es 1992 im Sozialgesetzbuch noch nicht gab. Ich wollte damit den Beweis erbringen, dass die meisten Verlaufsformen dieser Erkrankungen erfolgreicher und kostengünstiger von niedergelassenen Kinderärzten und Ärzten für Allgemeinmedizin behandelt werden können. Die mussten sich nach meinen Vorstellungen lediglich von der tradierten Vorstellung verabschieden, dass diese Erkrankungen allein über das Rezept behandelt werden können. Und die Ärzte brauchten meiner eigenen Erfahrungen nach nur ein gewisses Basiswissen über die Allergologie, Psychosomatik und Ernährungsmedizin, das sie sich leicht autodidaktisch aneignen konnten. Bei der von mir gedachten Behandlungsweise waren erhebliche Medikamenteneinsparungen möglich. Selbst wenn man beispielsweise bei einem Asthma bronchiale zunächst aufgrund der primären Ausprägung die bisherige, empfohlene medikamentöse Therapie fortsetzen musste, konnte man sich überraschend schnell auf eine nebenwirkungsärmere Behandlungsweise beschränken, wenn man gleichzeitig komplementärmedizinisch behandelte. Das Konzept der »Ambulanten Rehabilitation« entsprach abgesehen vom anthroposophischen Schwerpunkt grundsätzlich dem Erklärungsansatz meines stationären Rehabilitationskonzepts.

In diese Planungsphase und in unsere beschauliche Landarzt-Idylle in Lemkendorf schlug Anfang 1993 die Kündigung des Mietvertrages vonseiten des Hauseigentümers wie eine Bombe ein. Der Landwirt begründete die Kündigung mit Eigenbedarf;

einer seiner Söhne wollte heiraten und beanspruchte das Haus für sich. Innerhalb eines Jahres hatten wir es zu räumen, selbst die Teilerstattung unserer Investitionen wurde abgelehnt.

Ende 1993 wurde das Therapeutikum Westfehmarn in Betrieb genommen, und ich konnte glücklicherweise auch meine Praxis schon dorthin verlegen. Dr. Christian Albrecht, ein Arzt für Allgemeinmedizin, versorgte die erwachsenen Patienten und ich die Kinder. Meine bisherige Praxis setzte ich fort, ein Weiterbildungsassistent unterstützte mich. Die Doppelbelastung brachte mich allerdings an meine Grenzen, zumal unsere Wohnsituation noch völlig offen war.

Eines Tages kam die Eigentümerin von Bellevue, Frau Ulrike Gräfin Walderdorff, in meine Sprechstunde. Bellevue war einer der traditionsreichen Gutshöfe Fehmarns. Das Anwesen lag nur einen Kilometer entfernt auf halbem Weg zwischen unserem Wohnsitz in Lemkendorf und Lemkenhafen. Ich war oft an Bellevue vorbeigefahren und hatte darüber sinniert, wie glücklich die Menschen sein mussten, die dort leben und arbeiten durften. Und jetzt saß mir die Eigentümerin gegenüber und fragte mich: »Wollen Sie Bellevue haben? Ich könnte mir vorstellen, dass Sie daraus eine schöne Kinder-Rehabilitationsklinik machen.« Am darauffolgenden Wochenende saßen meine Frau und ich mit ihr auf Bellevue vor dem Herrenhaus und stießen mit einem Glas Tyrell Brut auf eine mögliche Zusammenarbeit an.

Im Therapeutikum Westfehmarn hing inzwischen der Haussegen schief. Die Betreibergesellschaft hatte sich zerstritten, und die ganze Klinik wurde an einen Immobilienkaufmann verkauft. An einem Samstag im Winter 1993/1994 bat mich dieser zu sich und setzte mich von den neuen Eigentumsverhältnissen in Kenntnis. Er habe andere Pläne, die mit unserer Praxistätigkeit nicht in Einklang zu bringen seien. Er plane nämlich eine richtige Klinik, die später von seiner Tochter geleitet werden sollte, die zu jener Zeit noch Medizin studierte. Der Immobilienkaufmann bot mir eine Festanstellung und ein angemessenes Jahresgehalt an.

Ich brauchte keine lange Bedenkzeit. Die Vorstellung, mich erneut in die Abhängigkeit eines Kaufmanns zu begeben, war für mich abwegig. Ich entschied mich für das Projekt Bellevue. Der Immobilienkaufmann nahm dies zur Kenntnis und gestattete mir noch eine mehrmonatige Fortsetzung meines Praxisbetriebes.

Diese Entscheidung für Bellevue fiel mir deshalb leicht, weil ich kurz zuvor vom Vorstand einer anderen Krankenkasse das schriftliche Angebot für eine klinische Erprobung meines Behandlungskonzepts erhalten hatte. Außerdem hatte ich schon wegen unseres unvermeidbaren Wohnsitzwechsels die Verhandlungen mit den Eigentümern von Bellevue intensiv fortgesetzt. Es bedurfte eigentlich nur noch des notariellen Vertrags. Ein Architekt hatte mir bereits eine Kostenschätzung für den Umbau abgegeben, und ein Wirtschaftsprüfer hatte eine Wirtschaftlichkeitsberechnung für den beabsichtigten Klinikbetrieb erstellt. Mit diesen Unterlagen wandte ich mich an eine ortsansässige Bank und erhielt innerhalb einer Woche die Finanzierungszusage.

Die Umbauten auf Bellevue begannen mit zwei Dutzend Firmen im Frühjahr 1994 zeitgleich in vier Häusern, das heißt auf rund 2000 Quadratmetern Nutzfläche. 2000 Meter Versorgungsleitungen mussten verlegt werden, auf fünf Hektar Land entstand eine Neuaufforstung. Die Eröffnung des Klinikbetriebes war für Mai 1995 vorgesehen.

Der medizinische Bereich sollte zuerst fertiggestellt werden, weil ich im August mit dem Praxisbetrieb dort beginnen musste. Als die Bauarbeiten in vollem Gang waren, kamen die ersten Praxis-Patienten, vier Wochen später folgte unsere Wohnsitzverlegung von Lemkendorf nach Bellevue. Meine Frau erwartete zu dieser Zeit unser drittes Kind.

Als nach einem halben Jahr im Mai 1995 die ersten Klinik-Patienten anreisten, waren die Bagger noch dabei, die Bauschuttberge zu beseitigen. Es war eine turbulente Zeit.

DIE FACHKLINIK BELLEVUE –

EIN PARADIES FÜR PATIENTEN

UND ÄRZTE?

Wenn man der Vogelfluglinie nach Norden folgt und am Ende der Europastraße auf der letzten Anhöhe vor Heiligenhafen ankommt, sieht man in der Ferne die Insel Fehmarn, die »Krone im blauen Meer«. Und wenn man den »Kleiderbügel« hinter sich lässt, wie die Fehmarner die Brücke bezeichnen, über die die Insel seit 1965 mit dem Festland verbunden ist, nach Westen Richtung Petersdorf fährt und in dem Örtchen Lemkendorf links abbiegt, sind es noch eineinhalb Kilometer bis zum Ortsschild »Bellevue«. Am Ende einer Pflastersteinallee mit haushohen Birken und einem großen kiesbedeckten Hof sieht man ein weißes Herrenhaus, hufeisenförmig flankiert von mehreren eineinhalbgeschossigen Häusern mit giebelbesetzten Dächern. An die Hofanlage grenzt ein Park mit jahrhundertealten Bäumen. Tauben gurren, irgendwo gackern Hühner und wiehert ein Pferd. Vor den Häusern sitzen junge Frauen mit ihren Babys, eine Katze rekelt sich, und ein Hund streicht schwanzwedelnd um die Tische. Nirgendwo ist ein Hinweis auf eine Allergiker-Klinik zu entdecken. So ähnlich beschrieb ein Journalist in den Neunzigerjahren seine ersten Eindrücke von Bellevue.

1995 gründete ich auf einem der traditionsreichsten Gutshöfe Fehmarns die Fachklinik für Ganzheitsmedizin Hof Bellevue. In seiner bewegten Geschichte hatte das Anwesen mehrfach den Besitzer gewechselt, einer soll das Gut sogar beim Skatspielen verloren haben, woraufhin der dänische König angeblich das Setzen von Höfen beim Kartenspiel per Dekret untersagte. Erst ein Jahr zuvor waren der landwirtschaftliche Betrieb auf Bellevue eingestellt, die Flächen verpachtet und die Hofanlage zum Verkauf angeboten worden. Ich hatte die Gelegenheit beim Schopf gepackt und meinen Traum von einer Klinik verwirklicht, in der alles umgesetzt werden sollte, was mir verbesserungswürdig und sinnvoll erschien. Wir pachteten Bellevue zunächst mit Vorkaufsrecht und begannen mit der Planung.

Nach einer einjährigen Bauphase, während der die Gebäude unter denkmalschützenden und baubiologischen Vorgaben saniert und neu ausgebaut wurden, konnte im Frühjahr 1995 der Betrieb aufgenommen werden. Die Klinik bot das Ambiente eines Ferienhofes. Das Restaurant »Entenfang«, eine »Spielscheune«, ein Reitstall mit Halle und Reitplatz, der weitläufige, fünf Hektar große Park mit mehreren Teichen und kilometerlangen Wegen waren ein Paradies für Hunderte Tiere, Ponys, Ziegen, Schafe, Gänse, Enten, Hühner und Kaninchen, die in Eintracht mit Wildgänsen, Fasanen und Rehen lebten.

Die 25 Patienten-Familien wohnten in Zweiraum-Apartments mit Küchenzeile und Bad und wurden in unserem Restaurant »Entenfang« verpflegt.

EIN KOMPLEMENTÄRMEDIZINISCHES KONZEPT MIT SCHWERPUNKT HOMÖOPATHIE

Für die Versorgung und Behandlung standen circa 50 Mitarbeiter bereit, darunter drei angestellte Ärzte, zwei weitere Honorarärzte, eine Psychologin, eine Sozialpädagogin, eine Ökotrophologin, zwei Krankenschwestern und ein halbes Dutzend Erzieherinnen. Das Behandlungs- und Versorgungskonzept sah die vollständige medizinische Grundversorgung entsprechend der geltenden Lehrmeinung vor. Dazu gehörten die Physiotherapie, die Balneo-Fotherapie und die Bewegungstherapie. Bei der Balneo-Fototherapie handelte es sich um eine Behandlungsmethode, bei der salzhaltige Bäder zusammen mit UV-Bestrahlung eingesetzt wurden. Auch die Notfallversorgung bis hin zur maschinellen Beatmung war möglich.

Die Homöopathie – der Königsweg?

Ich kann nicht behaupten, dass wir nur nebenbei homöopathische Behandlungen, kinesiologische Verfahren, Akupunktur und Akupressur angeboten hätten. Vor allem die Homöopathie hatte in meinem damaligen »ganzheitsmedizinischen Konzept« eine überragende Bedeutung. Bei uns arbeiteten ausgewiesene Kapazitäten, wie Dr. Michael Kröger, Dr. Martin Schmitz, Frau Dr. Almuth Brandl oder Frau Dr. Ute Heppelmann. Dr. Schmitz war Mitautor eines Standardwerks für Homöopathie, und ich hielt zu dieser Zeit an der Universitäts-Klinik Kiel Vorlesungen über die Homöopathie und war Autor eines Buches über die homöopathische Behandlung von Säuglingen und Kleinkindern. Manchmal hatte ich den Eindruck, dass die Eltern nur wegen der Homöopathie zu uns kamen.

Wir behandelten in der Überzeugung, dass chronische Krankheiten eigentlich nur auf dem Weg einer konstitutionellen homöopathischen Behandlung geheilt werden können, und waren von der Gewissheit beseelt, dass allein das richtig gewählte homöopathische Arzneimittel in der Lage ist, eine zugrunde liegende Veranlagung zur Atopie zu überwinden.

Verschiedene Behandlungsformen

Einen hohen Stellenwert hatte nach wie vor die Ernährungsmedizin. Im Vordergrund standen jetzt aber nicht mehr das Aufspüren von Störfaktoren und die Vermeidung vermeintlicher Unverträglichkeiten mit komplizierten Diäten, sondern die Begrenzung der Diagnostik auf wissenschaftlich anerkannte Verfahren und der

Verzicht auf jede Form unbegründeter Einschränkungen. Für die eindeutigen, per Bluttest, Prick-Test und eventuell durch Provokation nachgewiesenen Nahrungsmittelallergien empfahlen wir allerdings nach wie vor die mindestens zweijährige Karenz, also die Vermeidung dieser Lebensmittel. Erst gegen Ende meiner späteren Studie unternahm ich Versuche mit der homöopathischen Desensibilisierung, das heißt mit homöopathischen Verdünnungen von Lebensmitteln und Konzentraten inhalativer Allergene, die wir von den Herstellerfirmen bezogen.

Ein weiterer Schwerpunkt wurde auf die systemische Familientherapie gelegt, die unsere Sozialpädagoginnen in der »klassischen« Form der Familienaufstellung nach Bert Hellinger praktizierten. Der Familienaufstellung lag die Idee zugrunde, dass alle Mitglieder einer Familie durch emotionale Bande miteinander verknüpft sind. Sind diese Verbindungen gestört – zum Beispiel, wenn ein Kind seine Eltern hasst oder wenn der Kontakt zwischen Familienmitgliedern abreißt –, kann dies zu psychischen Problemen oder Krankheiten bei einem oder mehreren Mitgliedern der Familie führen. Die Eltern unserer Patienten schätzten dieses Therapieverfahren, und es gab Familien, die nur deshalb zu uns kamen. Die Deutsche Gesellschaft für Systemische Therapie, Beratung und Familientherapie (DGSF) distanzierte sich 2003 von Bert Hellingers Vorgehensweise.

Vervollständigt wurde das Konzept durch das Therapeutische Reiten, die Tier-, Kunst- und Musiktherapie. Eine Theater- und Musik-AG und ein umfangreiches Schulungsprogramm rundeten das komplementärmedizinische Konzept ab, das damals in Patientenkreisen als beispiellos galt. So wurden in einem klinikeigenen Hörsaal am Vormittag Vorträge und Seminare gehalten, die aufgezeichnet wurden und am Abend am Fernsehbildschirm bei Bedarf noch einmal angesehen oder nachgeholt werden konnten. Eine Bücherei mit Hunderten Sachbüchern, Kinderbüchern und belletristischer Literatur war Tag und Nacht zugänglich.

Die Erprobung des Bellevue-Konzepts im Rahmen einer MDK-Studie

Die Grundlage dieses Projekts war die Vereinbarung über eine klinische Erprobung gemäß § 63 SGB V mit dem Landesverband der IKK Schleswig-Holstein, der federführend für die übrigen gesetzlichen Krankenkassen mit mir verhandelt hatte. Es sollte eine zukunftweisende Versorgung und Behandlungsweise für Erkrankungen des atopischen Formenkreises erprobt werden. Abgesehen von der ganzheitlichen, komplementärtherapeutischen Ausrichtung sollte auch die flexibel angepasste Behandlung, das heißt die ambulante Rehabilitation und die stationäre Vorsorge (§ 24 SGB V), untersucht werden. Die Patienten, beziehungsweise deren Eltern, sollten zu einer bewussten Lebensführung mit vermehrter Selbstständigkeit und Eigenverantwortlichkeit im Sinne der »Hilfe zur Selbsthilfe« hingeführt werden.

Die Studie sollte fünf Jahre dauern und vom Medizinischen Dienst der Krankenversicherungen Schleswig-Holstein (MDK S-H) wissenschaftlich begleitet werden. Für die abschließende Evaluation sollten am Ende hundert vom MDK nach dem Zufallsprinzip ausgewählte Krankenakten überprüft werden.

Wir, meine Frau Karin, unsere drei Mädchen und ich, lebten in dem ehemaligen Herrenhaus, in dem auch die Verwaltung, die Geschäftsleitung und mein Arbeitsplatz untergebracht waren. Unser Privatbereich war wie gesagt eigentlich kaum vom Klinikbetrieb getrennt, mein Sprechzimmer war nur durch eine Tür vom Verwaltungsbereich beziehungsweise von unseren privaten Räumen getrennt. Wir waren eigentlich das ganze Jahr und rund um die Uhr für die Patienten-Familien und unsere Mitarbeiter ansprechbar. Für meine Familie war das oft grenzwertig, doch für mich eröffnete sich so die Chance meines Lebens: Ich lernte auf diese Weise nicht nur die kleinen Patienten, sondern auch deren Eltern so intensiv kennen wie nie zuvor. Ich konnte mir ein besseres Bild machen von diesen Menschen, das sich immer deutlicher von dem unterschied, was die forschende Medizin bislang berichtet hatte. Diese oft hochallergisch veranlagten Menschen lebten bei uns in der Klinik in Eintracht mit allem, wovor die Allergologen, Dermatologen, Hals-Nasen-Ohren-Ärzte und Lungenfachärzte die Betroffenen gewarnt hatten: frühblühende und spätblühende Bäume und Gräser, Tierhaare und Tierepithelien, Schmutz, Staub, Hausstaubmilben, Insekten und so weiter. Im Verlauf der fünfjährigen Studie, während der wir circa 3500 Menschen jeweils durchschnittlich 28 Tage lang versorgten und behandelten, mussten wir nur in Ausnahmefällen Antiallergika oder kortisonhaltige Medikamente einsetzen.

Am Ende der Studie wurden, wie schon erwähnt, hundert nach dem Zufallsprinzip ausgewählte Krankenakten vom MDK Schleswig-Holstein ausgewertet. Die betreffenden Patienten wurden ein Jahr nach der Entlassung befragt und interne Daten der Krankenkassen überprüft. Dabei verglich man die Krankenhausaufenthalte, die Fehltage am Arbeitsplatz, die Zahl der Arztkontakte und den Medikamentenbedarf zwei Jahre vor und ein Jahr nach der Behandlung.

Das durchschnittliche Alter der 100 Patienten lag bei 14,7 Jahren. Der jüngste Patient war neun Monate, der älteste 70 Jahre alt. 31 Patienten wurden wegen Atopie, 24 wegen anderer Erkrankungen des Immunsystems und 45 wegen kombinierter Erkrankungen behandelt. Bei 82 Prozent der Patienten war bis zur Aufnahme keine bedarfsgemäße Diagnostik durchgeführt worden.

Nur drei Patienten der Stichprobe wurden rein schulmedizinisch, 36 überwiegend alternativ behandelt. Der Rest wurde kombiniert behandelt, das heißt ausgewogen allopathisch (»klassisch«) und komplementärmedizinisch (»alternativ«). Physiotherapeutische Maßnahmen nahmen 31 Patienten in Anspruch. Bezogen auf den Behandlungszeitraum ergab sich durchschnittlich alle zwei Tage ein Arztkontakt. Damit war eine intensive ärztliche Betreuung gegeben. Die Wirtschaftlichkeit der medikamentösen Behandlung wurde durch die zuständige Krankenhausapotheke geprüft und bestätigt. Einen deutlichen Schwerpunkt bildeten die

Schulungen, die von 78 Prozent der Patienten in Anspruch genommen wurden. Die ehemaligen Patienten bescheinigten sich in einer schriftlichen Befragung ein Jahr nach der Entlassung aus Bellevue ein höheres Maß an Selbstständigkeit in Gesundheitsfragen (71,9 Prozent), eine Besserung der körperlichen Befindlichkeit (89 Prozent), eine Besserung der psychischen Befindlichkeit (62,2 Prozent), die fortgesetzte Anwendung der erlernten naturheilkundlichen Methoden (72,5 Prozent) und die Änderung der Ernährungsgewohnheiten (82,8 Prozent).

Die objektiven wirtschaftlichen Auswirkungen erfassten die Krankenkassen durch die Befragung der Krankenkassengeschäftsstellen. Der Rücklauf der Fragebögen lag bei 92 Prozent. Überprüft wurde die Leistungsinanspruchnahme von 24 Monaten vor und zwölf Monaten nach der Maßnahme in der Fachklinik Bellevue. Das Ergebnis: In der Zeit danach nahmen die Krankenhausaufenthalte gegenüber der Zeit vor der Maßnahme um 90 Prozent ab. Die Fehlzeiten am Arbeitsplatz gingen um 55 Prozent zurück, und die Inanspruchnahme medikamentöser Behandlungen verringerte sich um 65 Prozent.

Zusammenfassend meinte der MDK Schleswig-Holstein: »Die Bewertung durch die ehemaligen Patienten ein Jahr nach der Behandlung ist geprägt durch insgesamt positive Rückäußerung. Das Ziel des Modellversuchs, ein erhöhtes Maß an Selbstständigkeit im Umgang mit der chronischen Erkrankung zu erreichen, wurde nach Angaben der überwiegenden Anzahl der Betroffenen erreicht. Das Konzept findet hohe Akzeptanz durch die Patienten und bewirkt subjektiv empfundene, bemerkenswerte Behandlungserfolge. Positive Auswirkungen im Sinne einer kostendämpfenden Wirksamkeit sind zu erwarten.«

Die Studie hatte die Überlegenheit eines ganzheitsmedizinischen Konzepts gegenüber der konservativen, überwiegend rein medikamentösen Behandlung ergeben.

Was ich aber damals nicht wusste oder vielleicht nicht wahrhaben wollte: Zwischen den Landesverbänden der Krankenkassen bestand über das von der IKK Schleswig-Holstein angeregte Erprobungsmodell keineswegs Einvernehmen. Insbesondere die großen Kassen verfolgten andere Ziele, unter anderem die flächendeckende Versorgung mit Einrichtungen, die einem vorgegebenen Anforderungsprofil entsprachen.

Mein »Traum von einer besseren Medizin« war für einige Wenige eine bereichernde und hilfreiche Erfahrung gewesen, er konnte aber niemals Vorbild für eine bundesweit flächendeckende Regelversorgung sein. Trotz der unbestreitbaren positiven Ergebnisse lehnten die großen Krankenkassen mein Modell ab. Der Versuch einer der kleineren Krankenkassen der IKK, mit diesem Modellprojekt einen Wettbewerbsvorteil zu erzielen, wurde von den großen Krankenkassen-Verbänden missbilligt. Der damalige Geschäftsführer einer der großen Ersatzkassen sagte mir später in einem vertraulichen Gespräch, diese Erprobung hätte von den großen Kassen ausgehen müssen und nicht von einer der kleinsten Kassen. Die MDK-Studie wurde nie veröffentlicht und war auf Nachfrage bei der IKK und dem MDK Schleswig-Holstein nicht mehr auffindbar.

Eigentlich hatte ich diese Bedenken schon während der Erprobungsphase immer dann, wenn ich von den Patienten erfuhr, warum sie zu uns gekommen waren. Obwohl ich stets bemüht war, deutlich zu machen, dass für mich die Medizin absolut im Vordergrund steht, kamen viele Versicherte offenbar wegen der »paradiesischen Verhältnisse« auf Bellevue – und ich vermisste längst die medizinische Herausforderung.

Die bekam ich mit der Aufnahme des damals dreijährigen Robert L. Seine Geschichte beschäftigt mich noch heute, und ich weiß, dass mir dieser Verlauf schon lange vor dem Abschluss des Erprobungsmodells gezeigt hatte, dass unser Ansatz, so schön er sich für viele dargestellt haben mag, falsch war.

Roberts Geschichte

Robert war drei Jahre alt, als er mit seinem Vater, einem Diplom-Ingenieur, bei uns aufgenommen wurde. Seine Eltern hatten sich vorher monatelang vergeblich um eine stationäre Behandlung in einem Krankenhaus bemüht. Erst als der Vater mit seinem für jedermann erkennbar schwer kranken Kind in der Hauptgeschäftsstelle der zuständigen Krankenversicherung erschien und den schreienden Robert auf den Tresen setzte, lenkte man ein. Innerhalb von 24 Stunden erhielt die Familie eine Kostenzusage. Ich wurde indirekt unfreiwillig Zeuge dieses Auftritts, weil der Vater mich in dieser Situation anrief und mich aufforderte, dem Abteilungsleiter meine Einschätzung mitzuteilen. Die ganze Geschichte wurde noch dadurch verkompliziert, dass Roberts Mutter hochschwanger war und unmittelbar vor der Niederkunft stand.

Wenige Minuten nachdem Herr L. und sein Junge bei uns in Empfang genommen worden waren, rief mich meine Assistentin an und bat mich dringend ins Sprechzimmer. Sie sei nicht mehr in der Lage, die Untersuchung des Kindes fortzusetzen.

Ich sah den entkleideten Dreijährigen in einem erschreckenden Zustand. Ich hatte so etwas bis dahin noch nie gesehen. Robert schrie wie von Sinnen und kratzte sich wie besessen, sodass er schon an vielen Stellen blutete. Wir brachen die Aufnahmeuntersuchung ab, verbanden das blutende Kind, und ich hoffte, der Junge würde sich bald beruhigen. Es dauerte Tage, bis wir uns dem Jungen nähern konnten, ohne dass er sofort wieder Schrei- und Kratzanfälle bekam. Irgendwann gelang sogar eine Blutentnahme. Das Ergebnis zeigte hochgradige Allergien sowohl gegen Nahrungsmittel als auch gegen inhalative Allergene, unter anderem gegen mehrere Pollenarten und Hausstaubmilben.

Dermatologie nach dem Ähnlichkeitsprinzip

Für die dermatologische Behandlung der an Neurodermitis erkrankten Kinder war unsere junge Hautärztin, Frau Anette Maas, zuständig. Sie schaute sich die Kinder immer sorgfältig an und unterhielt sich ausführlich mit den Eltern.

Frau Maas entwickelte mit mir ein dermatologisches Konzept nach dem traditionellen Prinzip »Trockene Anwendungen auf trockene Haut und feuchte auf feuchte Haut«, das durchaus dem homöopathischen Simile-Prinzip entsprach. Wir behandelten vor allem mit natürlichen, konservierungsstofffreien Wirkstoffen. Bei den leicht bis mittelschwer betroffenen Patienten klappte das auch meistens sehr gut.

Bei Robert kamen selbst ihr die Tränen. Sie hielt eine erfolgversprechende Behandlung ohne Kortison am Ende für ausgeschlossen. Roberts Mutter, selbst lebenslang von Neurodermitis geplagt, hatte mir das allerdings ausdrücklich untersagt. Sie hatte mit der Kortison-Behandlung schlechte Erfahrungen gemacht und über Jahre nur die fortschreitende Verschlechterung erlebt. Unsere Ökotrophologin mühte sich ebenfalls redlich. Wir führten »Such- und Provokationsdiäten« durch. In diesem Rahmen wurde im Zuge einer nur aus fünf Nahrungsmitteln bestehenden Basisdiät jeden dritten Tag ein neues, entsprechend den Ergebnissen der Allergiediagnostik geringer allergenes Nahrungsmittel ausprobiert. Leider führten nur sehr wenige dieser Tests zu einem guten Ergebnis. Mehrheitlich reagierte Robert auf diese Provokationen mit heftigen Kratzanfällen. Abgesehen davon ließ der Zustand der Haut allerdings kaum eine zuverlässige Beurteilung zu.

Unsere Psychotherapeutin machte mit dem völlig erschöpften Vater Autogenes Training. Ihm wurde außerdem gezeigt, wie Robert das Kratzen durch kräftiges Drücken oder sanftes Streicheln ersetzen kann. Robert fand während des gesamten Aufenthaltes leider keinen emotionalen Zugang zu der Psychotherapeutin. Unsere Sozialpädagogin versuchte über eine Familienaufstellung,

Licht in die Machtverhältnisse der Familie zu bringen. Sie riet dem Vater, stressige Situationen zu vermeiden, nicht auf Roberts Kratzen einzugehen und das Kind abzulenken.

Robert war ein außergewöhnlich intelligentes Kind und in seiner sprachlichen Entwicklung altersgleichen Kindern weit voraus. Er sprach wie ein Fünfjähriger, äußerte sich dabei aber eigenartig altklug, bevorzugt provozierend und verletzend. Wir beobachteten, dass er mit dem Vater machen konnte, was er wollte. Er schrie und kratzte einfach so lange, bis der Vater das machte, was er forderte. Er konnte die abwegigsten Forderungen stellen, der Vater tat alles, um den Jungen zu beruhigen. Und Robert fing an, auch uns zu manipulieren. So forderte er beispielsweise Gegenleistungen, damit er sich bei den Untersuchungen und Behandlungen nicht wehrte. Wer nicht auf ihn einging, wurde beleidigt, oder der Junge schrie bei der kleinsten Berührung um Hilfe.

Die Gesamtsituation drohte zu eskalieren, als der kleine Bruder, der 14 Tage vorher geboren worden war, einen schlimmen Milchschorf entwickelte, der die Mutter stark an Roberts Krankheitsbeginn erinnerte. Wenig später bestätigte sich der Verdacht: Auch Kersten, der kleine Bruder, litt unter einer Neurodermitis. Roberts Mutter war mit ihrer Kraft am Ende, sodass wir auch sie mit Kersten aufnahmen.

Dann verstarb Roberts Oma. Die Eltern baten mich deswegen um eine zweitägige Unterbrechung der stationären Behandlung. Roberts Rückkehr in die Klinik gestaltete sich dann so ähnlich wie die Erstaufnahme.

Wir behandelten den Jungen mit all unseren damaligen therapeutischen Möglichkeiten: mit klassischer Homöopathie, Bachblüten-Therapie, Traditioneller Chinesischer Medizin mit diversen Teezubereitungen, mit verschiedenen Bädern, antiseptischen Behandlungen mit Farbstoffen, mit Eigenblut- und Eigenurinbehandlungen, mit Nahrungsergänzungsmitteln und Probiotika – nichts half!

Vier Experten hatten sich wochenlang vergeblich Gedanken

um die homöopathische Behandlung gemacht. Einen durchgreifenden Erfolg haben wir zu keinem Zeitpunkt erkannt. Was hatten wir übersehen? Warum hatten wir bei schwer an Neurodermitis erkrankten Kindern mit homöopathischen Arzneimitteln keine Heilungschance? Ich begann über die Grenzen und Möglichkeiten dieses Heilverfahrens nachzudenken.

Roberts Eltern hatten sich inzwischen aufgrund des akuten Schlafdefizits völlig erschöpft. Wir mussten sie unbedingt entlasten und beruhigen. Auf ihre Stärke würde das Kind noch lange angewiesen sein. Ich organisierte Spieleabende mit meinen eigenen Kindern. Ich bat sie seinen Krankheitssymptomen dabei keinerlei Aufmerksamkeit zu schenken und ihn unbefangen in die Spiele einzubeziehen. Tagsüber ging er in den Kindergarten. Bei den Behandlungen durfte Robert mitentscheiden, was mit seiner Haut gemacht wird, und es zeigte sich, dass er sehr genau fühlte, was ihm guttat. Die Eltern, bislang verzweifelt bemüht, Robert zu helfen, wurden in dieser Phase intensiv beraten und geschult. Robert reagierte auf den »Rückzug« der Eltern, das heißt auf die Beendigung seiner Sonderrolle erstaunlich positiv. Wir hatten wieder etwas Ruhe und Ordnung in das aus den Fugen geratene Leben dieser Familie gebracht, was Robert offensichtlich sehr gut bekam. Die grundsätzliche Bedeutung der Selbstständigkeitsentwicklung hatte ich damals allerdings noch nicht verstanden.

Ich habe Robert noch lange Zeit ambulant begleitet. Zuletzt meldete er sich als Neunzehnjähriger bei mir. Während eines Schüleraustauschs hatte er sich ein Jahr lang in den USA aufgehalten und war durchgehend beschwerdefrei gewesen. Er hatte dann sein Abitur mit 1,1 abgeschlossen, er stand vor der Wahl zwischen einem Studium der Medizin oder der Politologie. Er konnte sich sowohl das Leben als Chefarzt als auch die Laufbahn im diplomatischen Dienst vorstellen. Als Robert den erhofften Studienplatz in Medizin nicht erhielt, entwickelte er einen so heftigen Krankheitsschub, wie er ihn seit Jahren nicht erlebt hatte. Inzwischen hatte ich viel dazugelernt und konnte ihn in dieser

Situation mit vielen Gesprächen beruhigen, sodass eine Besserung eintrat. Er erhielt 14 Tage später im Nachrückverfahren doch noch den Studienplatz. Robert ist inzwischen im zehnten Semester und schreibt seine Doktorarbeit über ein Thema aus dem Bereich Kinderkrebserkrankung. Er möchte Kinderarzt werden. Roberts Mutter hat mir geschrieben, wie sie ihre Zeit mit Robert in Erinnerung hat. Hier nur einige Auszüge aus diesem Rückblick:

»… dann kam Robert auf die Welt, erst kam der Milchschorf, dann kamen jede Menge Allergien, jede Menge Kontrolle meinerseits, jede Menge Versuche, das Leben in den Griff zu bekommen. Es funktionierte nicht. Ich wurde wieder schwanger, es wurde mit Roberts Haut immer schlimmer, bis auf seine Fußsohlen war die Haut zeitweilig überall offen, er fror bei 30 Grad im Schatten.
Meine Mutter starb an einem geplatzten Aneurysma im Kopf, die Welt stand still, ich brach zusammen, nichts funktionierte mehr. Ich musste funktionieren, es blieb mir keine Wahl – und ich funktionierte – vielleicht ein wenig wie ein Roboter. Ich versuchte alles zu tun, damit es Robert besser ging. Sein kleiner Bruder erkrankte auch schlimm an Neurodermitis. Ich wusste nicht mehr, was ich tun sollte. Ständig bekam ich gute Ratschläge. Es tat weh, ständig zu hören zu bekommen, was ich tun müsste, um endlich mal die Haut von Robert oder mein Leben oder was auch immer wieder in den Griff zu bekommen. Es tat weh zu hören, dass ich meinem Kind doch mal Kortison gönnen soll, damit es mal durchschlafen kann und ich auch mal wieder zur Ruhe kommen würde. Es tat weh zu hören: Koche einfach schon mal die Kartoffeln, dann ist das halbe Essen schon fertig, im Wissen, dass Robert allergisch auf Kartoffeln ist. Es tat weh zu hören, wie kann man noch ein Kind bekommen, wo das eine doch schon so krank ist. Es tat weh zu hören, geh doch mal zu einem richtigen Arzt, damit ihr das in den Griff bekommt.

Meine Entscheidungen wurden ständig von Besserwissenden infrage gestellt, ich hatte das Gefühl, immer in der Verteidigungsposition zu sein, mich rechtfertigen zu müssen, nichts richtig machen zu können. Damals dachte ich nur von Augenblick zu Augenblick und hatte das Gefühl, keine Zukunftsperspektive zu haben, alles allein auf meinen Schultern tragen zu müssen. Und ich hatte auch das Gefühl, an allem Schuld zu haben. Die Besserwisser haben das noch verstärkt. Sie haben es nur schlimmer für mich gemacht, obwohl sie es so gut gemeint haben.
Das klingt alles sehr negativ, und das war es damals auch. Heute schaue ich dankbar auf die Zeit danach zurück. Ich bin dankbar für drei gesunde Kinder, denn alle drei sind in meinen Augen heute gesund. Robert muss auf Hautpflege und auch auf seine Psyche achten, das muss ich auch. Und die anderen beiden niesen ab und zu im Frühjahr, schimpfen dann ein bisschen, und gut. Ich habe allen Grund, dankbar zu sein, und ich bin von Herzen dankbar, und ohne die Klinik Bellevue und Sie, Herr Dr. Liffler, wäre das nicht gelungen. Danke von ganzem Herzen, und wenn es heute schneller gelingt, diesen Kindern zu helfen, dann freue ich mich sehr darüber.«

DIE NEUAUSRICHTUNG DES KONZEPTS: AKTIVE AUSEINANDERSETZUNG STATT VERMEIDUNG

Roberts Geschichte war für mich ein Schlüsselerlebnis. Ich war zu der grundsätzlichen Einsicht gekommen, dass die schweren Verlaufsformen der Neurodermitis mit traditionsreichen, bewährten Heilverfahren wie der Homöopathie ebenso wenig erfolgreich behandelt werden können wie mit den empfohlenen dermatologischen Behandlungen. Es droht in beiden Fällen die Chronifizierung ohne Aussicht auf Heilung. Ich entschied mich deshalb für eine konzeptionelle Neuausrichtung zugunsten einer konsequent an den Ursachen ausgerichteten Behandlungsweise.

Die Homöopathie verlor in diesem neuen Konzept ihre bisherige Bedeutung. Weil noch heute jedes zweite Kind nach monate- oder jahrelanger vergeblicher homöopathischer Behandlung zu uns kommt, möchte ich diese Entscheidung etwas ausführlicher begründen.

Die homöopathische Methode »Similia similibus curentur curentur« (Ähnliches möge durch Ähnliches geheilt werden) geht auf Selbstversuche des Arztes Dr. Samuel Hahnemann (1755–1843) zurück: Krankheitssymptome können mit Substanzen neutralisiert werden, die beim Gesunden zu Krankheitssymptomen führen würden. So hilft Digitalis (Glykoside des Wolligen Fingerhuts) bei Herzinsuffizienz, führt aber beim Herzgesunden schon in geringer Menge zum Herztod. In seinem sechsbändigen Werk »*Die chronischen Krankheiten*« beschrieb Hahnemann die *miasmatische Infektion*. Hahnemann führte die chronischen Krankheiten auf die großen, unheilbaren Seuchen seiner Zeit zurück, auf die Krätze, die Gonorrhoe und die Syphilis. Hahnemann behandelte ausschließlich mit sogenannten Hochpotenzen, in denen allerdings kein Molekül der Ausgangssubstanz nachweisbar ist. Am Ende ließ er seine Patienten nur noch an den Arzneifläschchen riechen. 1828 hatte sich ein großer Teil der homöopathischen Ärzte wegen Hahnemanns obsessiv vertretenen Forderungen abgespalten und die sogenannte »Naturwissenschaftlich-kritische Homöopathie gegründet, die darauf bestand, dass in jeder Arznei der Wirkstoff vorhanden sein muss. Zusammenfassend vertrete ich zu diesem nicht enden wollenden Streit um die Homöopathie heute folgende Auffassung: Eine weiterentwickelte, reformierte Klassische Homöopathie könnte ein wertvolles ergänzendes Heilverfahren sein. Man müsste sich von der archaischen Auslegung der chronischen Krankheiten ebenso verabschieden wie von der Behauptung, dass es sich beim Einsatz der sogenannten Hochpotenzen um eine arzneiliche Behandlung handle. Die klassisch-homöopathische »Fallaufnahme« ist für mein Verständnis ein psychoanalytisches Kurzverfahren, in dem dem »Arzneimittel« nur noch eine symbolische Bedeutung zukommt. Einer der großen, zeitgenössischen Homöopathen, der Inder *Sanakran*, meinte dazu: »Was ist falsch daran, wenn Worte heilen?« Bei der Behandlung von Eltern neurodermitiskranker Kinder kann eine klassisch-homöopathische Behandlung im Einzelfall durchaus sinnvoll sein. Die Schwierigkeit besteht in der Erfassung der Persönlichkeitsmerkmale. Die klassisch-homöopathische Behandlung von Kindern, insbesondere solchen mit Neurodermitis, halte ich für völlig aussichtslos. Anders verhält es sich mit der »naturwissenschaftlich-kritischen Methode der Homöopathie«. Sie bedarf keiner Reform. Niedrig potenzierte homöopathische Einzelmittel können beispielsweise die dermatologische Behandlung neurodermitiskranker Kinder durchaus wirksam unterstützen.

Die Suche nach den Ursachen

Die Allergologen verstanden unter dem Begriff Atopie die sogenannte »IgE-vermittelte Sensibilisierung«, das heißt die Überempfindlichkeit des Immunsystems gegenüber an sich harmlosen Substanzen, die mit dem vermehrten Auftreten von Antikörpern der Klasse IgE einhergeht. Die Ursache dieser Überempfindlichkeit vermutete man in der genetischen Veranlagung. Die Vermeidung möglicher Allergene ist ein wesentlicher Teil des dermatologischen Therapiekonzepts; Empfehlungen, die ich seit jeher als untauglich betrachtete.

Der US-amerikanische Psychologe und Philosoph William James (1842–1910) meinte: »Man flieht nicht, weil man Angst hat, sondern man hat Angst, weil man flieht.« William James gilt als Begründer der Psychologie in den USA. Übertragen auf die Allergie bedeutet das: Es besteht auf der Seite des Patienten oder seiner Eltern grundsätzlich eine Vermeidungshaltung, die zur vermehrten Ängstlichkeit, das heißt psychischen Überempfindlichkeit und über kurz oder lang zur körperlichen Allergie führt. Ich glaubte, diese Zusammenhänge immer wieder beobachtet zu haben. In dem Maß, wie die Patienten ihre Angst vor der Allergie verloren und mehr Selbstbewusstsein entwickelten, verringerten sich ihre Empfindlichkeit und ihre allergische Reaktionsbereitschaft. War die allergische Reaktion nur ein übernervöser Fehlalarm der körperlichen Abwehr auf einen scheinbaren feindlichen Angriff?

Ich erinnere mich an Frau K., die sich am Tag ihrer Ankunft völlig aufgelöst im Büro meiner Frau meldete und von einer Katze, die sie auf dem Hof gesehen hätte, und davon berichtete, dass sie hochallergisch auf Katzenhaare reagieren würde. Karin bat die erregte Frau, doch Platz zu nehmen und sich zu beruhigen, versicherte ihr, dass wir schon Dutzende Katzenhaar-Allergiker ohne ernsthafte Zwischenfälle behandelt hätten, und erklärte ihr, dass die Tiere ein Teil des Therapiekonzepts wären. Außerdem wären die Ärzte in der Lage, jede bedrohliche Reaktion sofort wirksam zu behandeln, was aber bislang noch nie notwendig gewesen war. Frau K. erzählte meiner Frau, dass sie ganz besonders allergisch auf Katzenhaare reagieren würde, sie wüsste immer gleich, ob sich eine Katze im Raum aufgehalten hätte, weil sie stets sofort einen Asthmaanfall bekäme. Frau K. saß die ganze Zeit auf einem Besuchersessel, auf dem unser Kater Romeo seinen Mittagsschlaf zu halten pflegte. Sie hat keinen Anfall bekommen und war auch während der drei Wochen beschwerdefrei.

Viele ähnliche Beobachtungen haben mich in der Überzeugung bestärkt, dass Allergiker fast immer zur Vorsicht und Ängstlichkeit neigen, und dass sie weniger stark oder gar nicht auf das Allergen reagieren, wenn sie angstfreier damit umgehen. Zu dieser Zeit entwickelte ich die Idee, dass eine Allergie nichts anderes sei als eine Somatisierung, das heißt: eine Verkörperlichung der Angst.

Die IgE-vermittelte allergische Sofortreaktion

Patienten mit Erkrankungen des atopischen Formenkreises leiden mehrheitlich unter sogenannten IgE(Immunglobulin E)-vermittelten Allergien, einer überschießenden krankhaften Abwehrreaktion des Immunsystems auf bestimmte normalerweise harmlose Umweltstoffe (Allergene). Diese Reaktion beginnt mit vermehrter Produktion von IgE-Antikörpern nach einem ersten Allergen-Kontakt. Das Allergen wird überempfindlich als vermeintlicher Feind erkannt, der zukünftig bekämpft werden soll.

IgE-VERMITTELTE ALLERGISCHE SOFORTREAKTION

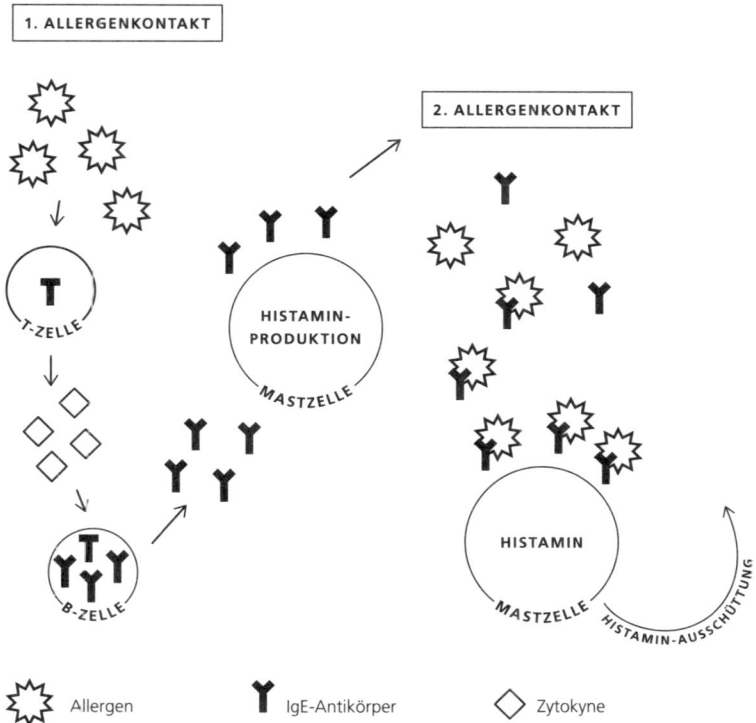

Beim zweiten Kontakt greifen sich die IgE-Antikörper die eingedrungenen Allergene und transportieren sie zu der inzwischen mit Histamin angefüllten Mastzelle. Die schüttet jetzt Histamin aus, um die vermeintlichen Angreifer zu vernichten. Die allergische Reaktion richtet sich gegen von außen einwirkende, meistens völlig harmlose Stoffe und Partikel, die irrtümlicherweise als gefährlich ausgemacht wurden. Dieser Irrtum beruht offensichtlich auf der erhöhten Sensibilität des Atopikers. Dieser Fehlalarm wird im Furchtzentrum des Zwischenhirns ausgelöst. Im Kapitel über die Biologie der Wahrnehmungsverarbeitung gehe ich ausführlich auf diesen bedeutsamen, bislang völlig vernachlässigten Aspekt ein.

Die Begriffe Pseudoallergien oder die Intoleranzen werden im allgemeinen Sprachgebrauch fälschlicherweise oft als Synonym für Allergie verwendet. Tatsächlich handelt es sich aber bei diesen Abweichungen um Unverträglichkeiten. Bei einer Nahrungsmittelunverträglichkeit oder -intoleranz ist der Organismus nicht in der Lage, bestimmte Nahrungsbestandteile zu verdauen beziehungsweise über den Stoffwechsel zu verwerten.

Die Allergie verstand ich immer mehr als das Endergebnis eines Lernprozesses, in dessen Verlauf die psychische Überempfindlichkeit zu chronischen Veränderungen des inneren, körperlichen Gleichgewichts führt. Diese Anpassung verläuft unwillkürlich, gefühlsmäßig. Die Angst vor an sich harmlosen Reizen konnte die Reaktionsbereitschaft steigern, deswegen musste das therapeutische Ziel die Verringerung der Ängste und der Abbau des Vermeidungsverhaltens sein. In unserem weiterentwickelten Konzept hatte dieser Aspekt einen deutlich höheren Stellenwert.

Wir rieten den Patienten und Eltern stattdessen, vermeintlichen Gefährdungen grundsätzlich weniger Beachtung zu schenken, mussten aber natürlich stark atopisch veranlagte Familien anders beraten als solche mit geringerer Veranlagung. Auf die Vorgehensweise werde ich noch näher eingehen. Sie unterschied sich nicht grundsätzlich; die Auseinandersetzung mit den Allergien verlief lediglich stufenweise durch allmähliche Annäherung.

Bei Kindern, die noch nicht unter nachweisbaren Allergien litten, sollte die Nichtbeachtung der vermeintlichen Gefährdung durch die Natur absolut im Vordergrund stehen, weil man nur so der Entwicklung der Überempfindlichkeit vorbeugen kann. Das erschien mir besonders wichtig, wenn Eltern von angeblichen Allergien und Unverträglichkeiten berichteten, die mithilfe wissenschaftlich nicht anerkannter Laboruntersuchungen, beispielsweise dem sogenannten IgG-4-Test oder mit Bioresonanz-Tests, nachgewiesen worden waren.

Ich denke in diesem Zusammenhang an den 13-jährigen Ralf, der angeblich unter schwersten Nahrungsmittelallergien litt. Als wir Ralf aufnahmen, befand er sich tatsächlich in einem bedenklichen Allgemein- und Ernährungszustand. Er hatte seit Monaten die Hauptschule nicht mehr besucht, litt ständig unter Magenschmerzen, migräneartigen Kopfschmerzen, Schlafstörungen und Sehstörungen. Zuletzt hatte er von zehn Nahrungsmitteln gelebt. Die diagnostische Grundlage der Diät waren 60 spezifische IgG-4-vermittelte Allergien und diverse mikroökologische Befunde.

Wir haben innerhalb von vier Wochen die vermeintlichen Allergien auf dem Weg der normalen Allergiediagnostik, das heißt mit placebo-geprüften Nahrungsmittel-Provokationen, ausgeschlossen. Als Ralf meiner Frau erzählte, dass er gar nicht mehr wisse, wie eine Kartoffel schmecke, kamen ihr fast die Tränen. Nachdem Mais ohne erkennbare Reaktionen getestet wurde, hat er zum ersten Mal in seinem Leben Popcorn gegessen. Sein größter Wunsch war es, einmal eine Tafel Schokolade zu essen. Das haben wir ihm für den letzten Tag in der Klinik versprochen. Wir haben dann selten jemanden mit solch einer Freude Schokolade essen sehen. Er hat sie bestens vertragen. Ralf hatte nie unter einer Allergie gelitten, sondern unter einer falschen Diagnose und einer absolut überflüssigen Einschränkung seiner Ernährung. Im Intelligenz-Test erzielte Ralf einen IQ von 148, woraufhin wir noch während des Klinikaufenthalts seinen Übertritt auf das Gymnasium organisierten.

Die Entwicklung der psychotherapeutischen Hyposensibilisierung

Die aktive Auseinandersetzung mit der Natur und mit den Tieren sowie der Verzicht auf überflüssige Diäten und überzogen biologische Ernährungsgewohnheiten sollten helfen, die Angst der Eltern vor vermeintlichen Gefährdungen abzubauen. Die Voraussetzung für eine solche den Leitlinienempfehlungen widersprechende Behandlungsweise war die vertrauensvolle Zusammenarbeit mit den Eltern. Bei einigen bestanden zunächst erhebliche Vorbehalte, da sie in Bezug auf die Behandlung der Krankheit bislang immer nur das Gegenteil gehört und gelesen hatten. Viele Eltern waren selbst atopisch veranlagt und mit vielen Vermeidungsempfehlungen aufgewachsen. Da diese Entbehrungen und die damit verbundenen medikamentösen Behandlungen bei keinem von ihnen jemals zu einer anhaltenden Besserung geführt hatten, konnten wir nahezu alle Eltern für diese Kehrtwende gewinnen. Vor allem der Hinweis auf eine bekannte Studie, wonach Kinder vom Land, umgeben von allem, was nach der Meinung der Dermatologen krank macht, am seltensten Allergien entwickeln, hat die meisten endgültig überzeugt.

Wir konfrontierten sie mit dem, was ihnen Angst machte, und veranlassten sie, sich aktiv mit ihren Befürchtungen auseinanderzusetzen. Entsprach die aktive Auseinandersetzung mit dem vermeintlich Krankmachenden nicht auch dem homöopathischen Ähnlichkeitsprinzip?

Die ersten Schritte zur Hyposensibilisierung

Wie ich vorher angedeutet hatte, mussten Kinder, bei denen IgE-vermittelte Sensibilisierungen vorlagen, dagegen anders behandelt werden. Bei inhalativen Allergien, zum Beispiel gegen Tierhaare, praktizierten wir die systematische Desensibilisierung, das heißt die schrittweise Annäherung an die »kritischen« Tiere.

Die Kinder betrachteten zunächst Bilder dieser Tiere oder lasen Tiergeschichten. Im nächsten Schritt näherten sie sich den Tieren und beobachteten sie aus sicherer Entfernung. Später begannen sie, die Tiere zu berühren. Diese systematische Desensibilisierung war ein Prozess, der Wochen und Monate dauerte, aber mit Unterstützung der Eltern oft zum Erfolg führte. Gelegentlich reagierten die Kinder bei zu langem und intensivem Kontakt, es störte sie aber weniger, und am Ende wollten sie deswegen auch nicht mehr auf ihre neuen Freunde verzichten. Der Verzicht auf die Tiere hätte negativere Folgen gehabt als die geringen Reaktionen, mit denen sie umzugehen lernten. Die aktuellen AWMF-Leitlinienempfehlungen zur Vorbeugung der Allergien haben diesen Erkenntnissen inzwischen Rechnung getragen und beurteilen Vermeidungsempfehlungen bezüglich Tieren heute auch sehr zurückhaltend.

Eine der größten Fachzeitschriften für Pferdefreunde, die »Reiter-Revue«, bat mich in den Neunzigerjahren um einen Beitrag zum Schwerpunktthema »Pferdehaar-Allergie«. Anstatt einen eigenen Beitrag zu verfassen, bat ich den Vater eines kleinen Jungen, der bei mir wegen einer Pferdehaar- und Gräserpollen-Allergie in Behandlung gewesen war, einen Erfahrungsbericht für diese Zeitschrift zu schreiben. Dieser Vater schickte der Zeitschrift ein Foto, das ihn und seinen Sohn auf einem sattellosen Pferd über eine blühende Wiese gallopierend zeigte. Sein kurzer Kommentar: »Mein Sohn hatte eine Pferdehaar- und Gräserpollen-Allergie!«

Aber auch Kinder mit nachgewiesenen Nahrungsmittelallergien sollten weniger verzichten müssen. In Absprache mit den Eltern ersetzten wir bei geringen Allergien bis zur Klasse 2–3 die bisherigen Eliminationsdiäten durch »Rotationsdiäten«: Bei solchen Diäten wird nach genauen Plänen das kritische Nahrungsmittel nicht einfach weggelassen, sondern zunächst einmal bis mehrfach pro Woche grammweise dosiert den Hauptmahlzeiten beigemengt und stufenweise erhöht. Hochgradige Nahrungsmittelallergien der Klassen 4–6 behandelten wir »homöopathisch«. Das heißt, wir begannen, die Kinder mit homöopathisch verdünnten Nahrungsmitteln (D 6, D 12 und D 18) zu »desensibilisieren«. Dafür nahmen wir Placebo-Globuli und beträufelten sie mit verdünnten Nahrungsmittellösungen oder verdünnten Zubereitungen der damals noch im Handel erhältlichen Testlösungen. Bei inhalativen Allergien, beispielsweise gegen Pollen, verdünnten wir die im Handel befindlichen Therapielösungen entsprechend. Dieses Verfahren hatten wir in Einzelfällen schon während der zurückliegenden Studie praktiziert. Die Zahl der Patienten mit hochgradigen Allergien, sieht man von Robert ab, war aber zu gering gewesen, sodass eine Erprobung im Rahmen einer guten klinischen Studie nicht möglich war.

Ich suchte jetzt bewusst nach »schweren Fällen« und informierte die Patientenverbände und die Kassen. Meine Mitarbeiter zweifelten damals wahrscheinlich an meinem Verstand. Wie kann man nur für die Zuweisung entsprechender Patienten dankbar sein? Ich freute mich aber über jeden »schweren Fall«.

Die mehr als zehnjährigen Erfahrungswerte mit der »psychischen« und immunologischen Desensibilisierung waren zweifelsfrei positiv. Sie trugen eindeutig zu Einsparungen bei der medikamentösen Behandlung bei und haben auch heute noch einen wichtigen Anteil an der nachhaltig erfolgreichen Behandlung.

Die psychosomatische Medizin setzten wir damals vor allem für die Aufklärung und Beratung der Eltern ein. Um die Allergien behandeln zu können, versuchten unsere Psychologen und Sozialpädagogen, den Eltern die Vorbehalte und Ängste zu nehmen und die Patienten zu motivieren, diese Behandlungen zu Hause fortzusetzen.

Ungeduld und überzogene Anspruchshaltung

Ich hatte mir von der Behandlung der Ängste auch eine Entspannung der Kinder und eine Besserung der Hautsymptome erhofft, die aber in den meisten Fällen ausblieb. Aufgrund der Desensibilisierungen konnten wir frühestens innerhalb von ein bis zwei Jahren mit positiven Auswirkungen auf den Hautbefund rechnen. Während dieser Zeit behandelten wir die akuten Ekzemsymptome wie bisher möglichst wirkstoffarm mit naturheilkundlichen Rezepturen.

Unsere psychotherapeutischen Bemühungen hatten sich wie bereits erwähnt ganz auf den Zusammenhang Angst, Vermeidung und Allergie konzentriert. Die Eltern-Kind-Interaktion an sich hatten wir als Ursache noch nicht erkannt. Wir wurden auf diesen Aspekt aufmerksam, weil sich ein Problem zeigte, das den Desensibilisierungen bis heute anhaftet, die häufigen Abbrüche aufgrund der unzureichenden Geduld der Patienten, beziehungsweise deren Eltern.

Um die Kontinuität der Desensibilisierungen sicherzustellen und den Verlauf der Neurodermitis besser kontrollieren und im Zweifelsfall eingreifen zu können, bot ich allen Patienten deshalb eine kostenlose, unbefristete Nachsorge an. Dabei erlebte ich immer wieder, dass Eltern die Geduld verloren. Sie hatten zwar weniger Angst, hatten sich aber eine raschere und durchgreifendere Besserung der Neurodermitis erhofft. Obwohl aus meiner Sicht oft schon deutliche Fortschritte erkennbar waren und die Kinder gut mit dem Restproblem umgingen, brachen viele Eltern die Behandlung ab. War es die überzogene Anspruchshaltung oder der abnehmende Leidensdruck, der dazu beigetragen hat? Abbrüche beobachteten wir auch dann, wenn neue Ärzte oder Heilpraktiker ins Spiel kamen, die den Eltern von einer Fortsetzung abrieten und eine vermeintlich bessere Methode anboten.

Der unterschätzte Elternfaktor

Es waren die Eltern, denen die völlig makellose Haut wichtiger erschien als die Bewältigung der Allergie. In dem Maß, wie mir die Bedeutung der Eltern klar wurde, stellte sich die Frage, warum sie so großen Wert auf die Beseitigung des letzten Restes des

Ekzems legten, obwohl die Kinder sich nicht beklagten oder darunter litten. Manchmal ging mir diese Pingeligkeit wegen der kleinen Restflecken doch zu weit. Tatsächlich war aber oft der Einfluss aus dem Umfeld der Eltern ausschlaggebend. Die Mütter berichteten auf Nachfrage von dem Druck, dem sie sich ausgesetzt sahen: »Geh doch endlich mal zu einem guten Arzt!« Roberts Mutter hatte mir nach Jahren geschrieben, wie sie den Einfluss des sozialen Umfelds empfunden hatte und dass dieser Druck letztendlich für ihren psychischen Zusammenbruch verantwortlich war. Oder reagierten sie nur überempfindlich auf die wohlgemeinten Empfehlungen und Ratschläge?

Hatte ich es nicht selbst oft genug erlebt? Sagte man zu wenig, waren sie enttäuscht, sprach ich ein Wort zu viel, brachen sie in Tränen aus!

Psychische Faktoren standen seit einem halben Jahrhundert im Verdacht, für die Entwicklung der Neurodermitis verantwortlich zu sein. Seit den Vierzigerjahren des vorigen Jahrhunderts gab es Dutzende Untersuchungen, die sich mit den Ursachen der Neurodermitis befassten. Vielleicht hatten wir über der Konzentration auf die Allergien die Bedeutung anderer psychischer Faktoren aus den Augen verloren. Nicht alle Neurodermitis-Patienten litten auch unter Allergien. Mehrheitlich ging man bei Neurodermitis von einer psychosomatischen Erkrankung aus, in der psychischer Stress eine wichtige Rolle spielen sollte. Diese Annahme war schon seit Beginn des vorigen Jahrhunderts weit verbreitet. Redewendungen wie »Erröten vor Scham«, »Erbleichen vor Schreck«, »etwas geht unter die Haut«, »aus der Haut fahren«, »sich nicht wohlfühlen in seiner Haut«, »in seiner Haut möchte ich nicht stecken« oder »sich mit Haut und Haaren für etwas einsetzen« sowie »die Haut ist der Spiegel der Seele« weisen bereits auf die enge Beziehung zwischen Haut und Psyche hin.

Was ist die Ursache für den krankmachenden Stress?

Psychische Faktoren spielten in der Ursachenforschung der Neurodermitis eine große Rolle. Die Untersuchungen befassten sich mit der Auswirkung akuter Stressbelastungen und bestimmter Lebensereignisse, wie Kriege oder Naturkatastrophen. Man suchte aber auch nach spezifischen Persönlichkeitsfaktoren oder psychischen Erkrankungen und ging lange Zeit von einer Atopikerpersönlichkeit aus, die für die Neurodermitis verantwortlich sein könnte.

Der Verdacht, dass psychischer Stress die Ursache sein könnte, wurde durch die Untersuchungen des ungarisch-kanadischen Mediziners Hans Hugo Bruno Selye ausgelöst. Der hatte 1936 das »Allgemeine Adaptionssyndrom« beschrieben. Nach Selyes Theorie führt der *Stressor* als der belastende Reiz zur Antwort des Organismus in Form der *Stressreaktion*. Dauerstress führt zu Erschöpfung und zu Krankheiten wie Bluthochdruck, Magen-Darmbeschwerden, Asthma und Hautkrankheiten. Selyes Anpassungssyndrom wurde seit den Neunzigerjahren durch die moderne Psychoneuroimmunologie bestätigt. Man kennt seither die körperliche Stressreaktion bis ins kleinste Detail. Nur die Frage, wer oder was für die Stressreaktion des Neurodermitis-Patienten verantwortlich ist, blieb bislang unbeantwortet.

Die Elternpersönlichkeiten wurden mehrfach wissenschaftlich auf übereinstimmende Merkmale untersucht. Dabei war auch die Neigung zur Überfürsorglichkeit aufgefallen, ohne dass man erklären konnte, warum damit eine Hautkrankheit ausgelöst werden könnte. Andere Untersuchungen machten glauben, eine eher ablehnende Haltung der Eltern als mögliche Ursache beobachtet zu haben, und Dritte konnten keinen Unterschied zwischen Eltern neurodermitiskranker Kinder und Eltern gesunder Kinder finden. Den vorläufigen Abschluss bildete eine Untersuchung von Petra Kratzer aus dem Jahr 2000, mit der die Interaktion der Mütter neurodermitiskranker Kinder untersucht werden sollte.

Die Autorin fand keine Unterschiede in der Mutter-Kind-Interaktion.

Die Suche nach dem krankmachenden Stress zog sich wie ein roter Faden auch durch die zahllosen Untersuchungen der Psychosomatischen Dermatologie. 1995 wurde unter der Leitung von Prof. Dr. Uwe Gieler an der Universitäts-Hautklinik und der Klinik für Psychosomatische Medizin in Gießen die Abteilung Psychosomatische Dermatologie gegründet. Gieler war ein europaweit anerkannter Experte in der Ursachenforschung der entzündlichen Hauterkrankungen und hatte sich vor allem mit seiner »Neurodermitisschulung« einen Namen gemacht. Seit 2000 untersuchte Eva Peters, die Leiterin der beiden Psychoneuroimmunologischen Labore an der Charité und in Gießen, die körperlichen Stressreaktionen.

Es fanden sich weder Persönlichkeitsfaktoren noch Persönlichkeitsstrukturen, die auf eine Atopiker- oder Elternpersönlichkeit hingewiesen hätten. Ebenso wenig waren traumatisierende Lebensereignisse für die Entwicklung der atopischen Dermatitis verantwortlich.

Zusammenfassend kann man sagen, dass die jahrzehntelange psychosomatische Forschungstätigkeit zu dem Ergebnis geführt hatte, dass intensiver psychischer Stress mindestens den Verlauf einer Neurodermitis, möglicherweise auch ihre Entwicklung negativ beeinflussen kann. Außerdem hatte man bei Neurodermitispatienten vermehrt krankheitsverstärkende Verhaltensgewohnheiten, beispielsweise Depressionen, beobachtet. Übereinstimmende krankheitsverursachende äußere Stressoren haben aber auch aktuelle Untersuchungen bis heute nicht nachgewiesen. Die Atopie gilt deshalb zurzeit als genetisch vorbestimmte Überempfindlichkeit der Haut und der Schleimhäute mit IgE-vermittelten allergischen Reaktionen.

»Stress Without Distress« – die individuell unterschiedliche Wahrnehmung blieb unbeachtet

Die wissenschaftliche Dermatologie hatte während der jahrzehntelangen Forschung eine wichtige Erkenntnis vernachlässigt, auf die Hans Selye, der Begründer der Stressforschung, in seinen Bestsellern »The Stress of Life« und »Stress Without Distress« schon in den Fünfzigerjahren hingewiesen hatte: Stress ist auch ohne die Anwesenheit eines Stressors möglich. Seine Einsichten wurden mehrfach bestätigt.

Der US-amerikanische Psychologe Richard Lazarus vertrat schon 1964 die Auffassung, Stress werde durch Einstellung und Vorerfahrung beeinflusst und deshalb unterschiedlich intensiv wahrgenommen. Und Robert A. Karasek und Margarete Edelmann meinten 2002: »Stress entsteht dann, wenn die Anforderungen hoch und der Entscheidungsspielraum klein ist.« Und U. Wittchen, der Direktor des Instituts für Klinische Psychologie und Psychotherapie der TU Dresden, vertrat 2011 in seiner Publikation über das Diathese-Stress-Modell die Auffassung, dass für die Auslösung der Stressreaktion weniger die Art des Stresses verantwortlich sei als der individuell unterschiedliche Verarbeitungs- und Bewertungsprozess und das Anpassungsbestreben. Unter diesem Aspekt waren nicht die tatsächlichen Stress-Ereignisse wie Naturkatastrophen, Verluste, Auseinandersetzungen und Niederlagen bedeutsam, sondern die Empfindlichkeit der Wahrnehmung entscheidend, mit der Menschen Ereignisse erleben. Unter diesem Blickwinkel gewannen die Elternpersönlichkeiten wieder Bedeutung. Sie waren immer wieder als bedeutsam erschienen, ohne dass irgendetwas Übereinstimmendes gefunden worden wäre, was man für die Entwicklung der Neurodermitis verantwortlich hätte machen können. War es ihre Überempfindlichkeit gegenüber geringen äußeren Reizen, beispielsweise einer geringen Verschlechterung des Hautbildes?

DIE ELTERN

Das folgende Kapitel soll beschreiben, wie Eltern aufgrund ihrer Empfindsamkeit und übermäßigen Sorge um das Wohl ihrer Kinder unbewusst Stress ausüben können. Es soll darstellen, wie beide dann unter diesem Konflikt leiden, aber auch zeigen, dass sie selbst schwer kranken Kindern durch ein verändertes Verhalten, mehr Gelassenheit und zielstrebiges Handeln eindrucksvoll helfen können und die Kinder schneller und dauerhaft gesund werden.

Vor allem die Hinweise von Professor U. Wittchen hatten mich auf die Bedeutung der individuellen Wahrnehmung aufmerksam gemacht. Er brachte mich auf die Idee, dass manche Eltern auf völlig harmlose Reize einfach überempfindlich reagieren. Und je mehr ich über diesen Umstand nachdachte, umso mehr erinnerte ich mich, dass mir die Eltern der an Neurodermitis erkrankten Kinder schon während meiner Weiterbildung zum Kinderarzt aufgefallen waren. Ich dachte an die Mütter, die mich mit ihrer übertriebenen Fürsorglichkeit und Pingeligkeit zur Verzweiflung getrieben hatten. Diese Mütter und teilweise auch die Väter hatten mich schon damals irgendwie persönlich berührt. Und irgendwann wusste ich auch, warum. Sie hatten mich an meine eigene Mutter und ihre übermäßige Besorgtheit erinnert, deren Verhalten mich oft zur Weißglut gebracht hatte. Ich habe lange gebraucht, bis ich verstand, was sie dazu getrieben hatte.

Mir fiel es irgendwann wie Schuppen von den Augen, dass diese übertriebene Bemutterung, die ich so gehasst hatte, das Besondere an diesen Eltern sein könnte, das wiederum ihre Kinder ungewollt krank machte. Ich fing an, noch genauer hinzusehen und Fragen zu stellen, wie die Eltern sich selbst und ihr Handeln beurteilen, und stellte fest, dass sich ihre unverhältnismäßig vorsichtig-vermeidende Einstellung keineswegs auf die Angst vor Allergien beschränkte. Sie ging deutlich darüber hinaus. Immer öfter hatte ich den Eindruck, das Leben dieser Eltern gleiche einem Korridor aus selbst auferlegten Einschränkungen. Und irgendwann war ich mir sicher: Diese Menschen nehmen die Welt mit anderen Augen wahr. Sie sehen nicht nur Gefährdungen anders, sondern auch ihre sozialen Beziehungen und ihre Verantwortung, und sie neigen dazu, sich selbst die Schuld zu geben. Dabei vermittelten diese Familien den Eindruck der absoluten Normalität: freundlich, einfühlsam und fürsorglich. Es handelte sich überwiegend um Angehörige der gehobenen Mittelschicht. Sie verfügten über höhere formale Bildungsabschlüsse und gingen angesehenen Berufen nach: Lehrer, Ärzte, Therapeuten, Journalisten, Designer oder Beamte im gehobenen Dienst. Sie lebten alle in wirtschaftlich geordneten Verhältnissen. Verantwortungsbewusst und zielstrebig überließen sie nichts dem Zufall. Sozial kompetent planten und handelten sie stets weit vorausschauend. Das bemerkten wir schon im Vorfeld einer stationären Behandlung. Vom ersten Moment an demonstrierten diese Familien soziale Stabilität und Harmonie. In den routinemäßigen testpsychologischen Untersuchungen erwiesen sie sich mehrheitlich als unauffällig. Hinweise auf psychische Störungen fanden sich höchst selten.

Der Eindruck, dass sich hinter diesem Bild etwas verbirgt, was für die Krankheit der Kinder mitverantwortlich sein könnte, entwickelte sich bei mir langsam über viele Jahre, da wir ja mit diesen Familien wochenlang Tür an Tür lebten und arbeiteten und sie auch in den dienstfreien Stunden trafen. Auffällig erschienen mir von Beginn an die außergewöhnlich innige Beziehung zu ihren Kindern und die eindeutige Bevorzugung alternativer Heilmethoden.

Im Rahmen der systemischen Familientherapie suchten wir nach Störquellen im Familiensystem oder im näheren Umfeld. Wir sprachen über diese oft weit zurückreichenden Konflikte. Viele Eltern berichteten von schlimmen Ereignissen, die sie ein Leben lang begleitet hatten, andere erinnerten sich aber nur an eine liebevolle, fürsorgliche Kindheit. In diesen Gesprächen bemerkte man ihre Empfindsamkeit. Sie waren bemüht, Licht in den Nebel der Vergangenheit zu bringen, und zeigten sich dann leicht gerührt oder sogar den Tränen nahe. Allzu oft endeten diese Gespräche aber, ohne dass sich daraus eine abschließend, zuverlässige Erkenntnis ergeben hätte. Tatsächlich boten die Vorgeschichten keinerlei Übereinstimmung, die irgendwelche ursächlichen Rückschlüsse erlaubt hätte.

Verletzlich und beeindruckbar

War eine vertrauensvolle Basis hergestellt, zeigten die Eltern Seiten, die man eingangs nicht vermutet hätte. Es reichten geringfügige oder unvorhergesehene Ereignisse, um Eigenschaften zum Vorschein zu bringen, mit denen niemand gerechnet hätte. Schon bei kleinen Rückschlägen oder unerwarteten Änderungen fielen ihre leichte Beeindruckbarkeit, Empfindsamkeit und Verletzlichkeit auf. Alles ging ihnen zu schnell, sie fühlten sich rasch unter Druck gesetzt und überfordert, selbst wenn man alle Schritte behutsam besprochen, geplant und korrekt durchgeführt zu haben glaubte. Vor allem die Mütter erwiesen sich als extrem verletzlich. Unversehens sah man sich mit einer unerwarteten Gereiztheit oder mit tränenerstickter Bedrücktheit konfrontiert. In solchen Situationen kam ihre eigentümliche Wahrnehmung zum Vorschein. Sie nahmen Situationen und Personen oft grundsätzlich anders, gefühlsbetonter wahr. Sie erlebten und interpretierten die sozialen Beziehungen in einer Weise, die im erstaunlichen Widerspruch zu ihren kognitiven Fähigkeiten stand. Die Empfindlichkeit gegenüber sozialen Konflikten, die sie rascher überforderten als andere, war eine Schwäche, die bei den einen nur gering, bei anderen sehr stark ausgeprägt sein konnte.

Dieses auffällige Nebeneinander von Stärken und Schwächen hatte die bisherige Forschung für unvereinbar gehalten und deshalb als übereinstimmendes Merkmal ausgeschlossen. Man hatte stattdessen nach etwas übereinstimmend »Krankmachendem« gesucht.

Ich weiß nicht mehr, wann ich das erste Mal den Eindruck hatte, dieses eigenartig widersprüchliche Nebeneinander könnte doch das Besondere dieser Elternpersönlichkeiten sein. Hunderte Familiengeschichten hatten sich irgendwann in mir zu dieser Überzeugung verdichtet. Das auffällige Parallelität von Stärken wie Empathie und Freundlichkeit, Fürsorglichkeit und Zuverlässigkeit auf der einen Seite und Unsicherheit und Zweifel, Ängstlichkeit und Erregbarkeit auf der anderen waren die Merkmale, die bei den Wissenschaftlern als uneinheitlich und miteinander unvereinbar galten und deshalb als irrelevant betrachtet worden waren.

Generationenübergreifende soziale Konflikte und ihre gesundheitlichen Folgen

Unser Verhalten erklärt sich oft mit unserer Biografie, das heißt mit unserer Veranlagung, unseren Kindheitserlebnissen und unserer Erziehung. Daraus entwickeln wir unbewusste Ziel- und Wertvorstellungen, die auch den Umgang mit unseren Kindern entscheidend beeinflussen. Auf der Seite der Eltern bestehen Absichten und Erwartungen, und auf der Seite des Kindes eigene triebhafte Entwicklungsbestrebungen. Das Problem besteht oft im Ungleichgewicht zwischen den elterlichen Motiven und den Bestrebungen des Kindes. Daraus kann sich ein Konflikt entwickeln, in dem das Kind als schwächerer Konfliktpartner keine Chance hat.

Der Konflikt in der Eltern-Kind-Interaktion entsteht aus den Motiven der Eltern, das heißt aus ihrer Bereitschaft, sich optimal an die jeweiligen Anforderungen anzupassen. Die Meinung der Eltern entscheidet, was bedeutsam für das Wohl ihres Kindes ist und was nicht.

Das Verhalten der Eltern muss man sich deshalb im generationenübergreifenden Zusammenhang erklären.

Die Kriegselterngeneration war mit dem Wiederaufbau beschäftigt, hielt aber an ihrer bürgerlichen Werteordnung und nicht selten sogar am Gedankengut der Nazis fest. Der Erziehungsstil war autoritär. Die Nachkriegsgeneration lehnte sich mit der 68er-Bewegung gegen die politischen und wirtschaftlichen Ziele der jungen BRD, insbesondere die Wiederbewaffnung, auf. Der Erziehungsstil war permissiv bis antiautoritär. Ziel war eine solidarischere Gesellschaft. Die Bewegung scheiterte an der Wirtschaftspolitik der BRD. Es entwickelten sich eine Ellenbogengesellschaft und ein besorgniserregender demografischer und sozialer Wandel. Wegen der drohenden Exklusion reagieren Eltern verunsichert mit Rückzug und Überbehütung. Es folgte eine fortschreitende soziale Spaltung.

Bei den Eltern stießen meine Vermutungen, das überbehütende Verhalten verstärke die Krankheit des Kindes, fast immer auf energischen Widerspruch und wurden grundsätzlich als völlig abwegig aufgefasst. Und mir fehlten oft die Worte, ihnen diesen Zusammenhang plausibel zu machen. Denen erschien es als paradox, dass Liebe dem Wohl des Kindes schaden solle. In diesen Gesprächen wurde mir aber auch bewusst, dass diese Einstellungen weniger rational als emotional begründet waren. Vor allem die Mütter ließen keine Diskussion über ihre Gefühle zu, die sie zu ihrem überfürsorglichen Verhalten veranlassten. Selbst wenn ihnen meine Argumente logisch und plausibel erschienen, sahen sich manche außerstande, ihr Verhalten zu ändern. Diese Besonderheit

GENERATIONENÜBERGREIFENDE SOZIALE ENTWICKLUNG

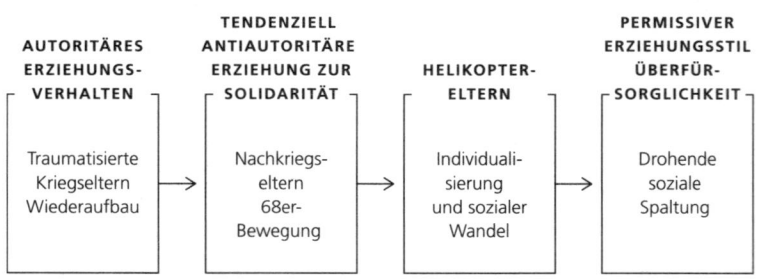

erschien mir schon früh als charakteristisch für die Eltern neurodermitiskranker Kinder.

Das Paradoxon der Liebe

In der Beziehungspsychologie wird die Liebe als Wunsch nach Vervollständigung der eigenen Persönlichkeit betrachtet. Das heißt, wir wünschen uns beim Partner oder Kind Eigenschaften, die wir in uns selbst nicht finden können. Paradoxerweise sind das genau die Eigenschaften, an denen es uns selbst gemangelt hat und die wir uns über den anderen aneignen wollten. In der Psychologie nennt man das »Projektion«. Bernd Nickel, systemischer Paartherapeut aus Grünstadt, meint dazu: »Wir sind immer auf der Suche nach dem ›fehlenden Puzzleteil‹. Für die Lösung des Paradoxons der Liebe gibt es nur eine Lösung: die eigene Persönlichkeit als vollständiges Ganzes zu akzeptieren, sie anzunehmen und nicht mehr auf die Suche nach einem Menschen zu gehen, der das eigene, unvollständige Wesen vervollständigen soll.« Je größer unsere gefühlten Mängel sind, je mehr Puzzleteile zu unserem Selbstbild fehlen, desto höher sind unsere Erwartungen an den Partner beziehungsweise das Kind. Solange wir nur lieben, um uns selbst zu verwirklichen, verursachen wir einen unlösbaren Konflikt.

Bleibt das Problem unerkannt, beginnt der Nähe-Distanz-Kampf. Sucht das Kind Distanz, sehnt sich die Mutter nach Nähe. Es entsteht ein Machtkampf. Das Paradoxon ist eng mit dieser Konfliktauffassung verbunden. Denn wir neigen intuitiv dazu, die Ursache des Konfliktes im Kind oder im Partner zu sehen: »Du bist schuld daran, dass wir jetzt kämpfen.«

In der Eltern-Kind-Interaktion beobachten wir große Abhängigkeitsdramen. Der eine Partner klammert und will immer mehr. Der andere zieht sich zurück und sehnt sich nach Freiheit. Nickel: »Genau diese Situation legt zwei zentrale Wunden frei: Die Abstandsreaktion des einen auf die intensiven Annäherungsversuche kann sehr verletzend wirken. Der andere will mehr, ohne es zu bekommen. Stattdessen spürt er Ablehnung. Umgekehrt braucht der andere Luft zum Atmen und wird stattdessen erstickt.«

FALLBEISPIELE UND DOKUMENTATIONEN

In der Medizin erklärt man komplexe Zusammenhänge von Krankheiten seit jeher mit Fallbeschreibungen. Dabei handelt es sich nicht um exakte Dokumentationen tatsächlicher Verläufe, sondern um Fallbeispiele, die sich an authentischen Verläufen orientieren, in denen aber die Personen durch erfundene ersetzt werden. Ähnlichkeiten mit tatsächlichen Personen sind also rein zufällig.

Es handelt sich nicht um Erfolgsgeschichten nach dem »Vorher-nachher-Prinzip«, sondern um die Veranschaulichung der typischen Verlaufsformen und der charakteristischen Schwierigkeiten, die sich daraus ergeben können.

Die folgenden Falldarstellungen sollen das Spektrum zwischen leichten und schweren Verläufen andeuten und zeigen, in welchem Maß die Elternpersönlichkeiten über das Schicksal der kranken Kinder, das heißt über die Schwere von deren Krankheitsverlauf, entscheiden können, wenn sie ihre eigenen Motive infrage stellen.

Aus der Vielzahl von Verläufen ließen sich fünf Hauptgruppen bilden, die allerdings fließend ineinander übergehen. Diese Gruppen orientieren sich nicht an der Schwere des kindlichen Krankheitsbildes, sondern an den Elternpersönlichkeiten. Dabei zeigt sich, dass die Merkmale der Eltern nicht von der Schwere der Krankheit abhängen, sondern umgekehrt alles dafür sprach, dass die elterlichen Motive und die daraus resultierende Eltern-Kind-Interaktion über das Schicksal der Kinder entscheiden.

Die Gruppenbildung dient dem besseren Verständnis

Die ausführlichen Falldarstellungen sollen den Betroffenen und Beteiligten helfen, sich selbst einzuordnen. Nur wenn sich die Eltern ihre Konflikte bewusst machen und bereit sind, daran zu arbeiten, ist es möglich, ihnen und den Kindern gezielt und ursächlich zu helfen.

Die Skalierung der Merkmale und die Einteilung in Gruppen sind eine unverzichtbare Voraussetzung für das Verständnis der Verschiedenartigkeit der Verläufe und der sich daraus ergebenden therapeutischen Anforderungen. Die beschriebenen Persönlichkeiten können sich in beide Richtungen ändern, sie können sich auf ihre Stärken besinnen oder ihren Schwächen nachgeben. Das dargestellte Spektrum soll zeigen, dass selbst Eltern schwerstkranker Kinder auf eindrucksvolle Weise ihren Kindern helfen können, wenn sie sich die Zusammenhänge bewusst machen.

Die Eltern werden also nicht in Schubfächer gesteckt, sondern in Fallgruppen kategorisiert. Nach M. I. Jordan und S. Russel basieren Kategorien auf bestimmten Ähnlichkeiten oder auf dem Abgleich mit dem theoretischen Vorwissen. Die Kategorienbildung ist ein fundamentaler Vorgang bei der Interpretation und Bewertung von Wahrnehmungsinhalten, dem Verständnis von Konzepten, bei Entscheidungsprozessen und bei allen Arten der Interaktion mit der Umwelt. Franz Austeda zufolge sind Kategorien die Grundbegriffe unseres Denkens.

Die folgenden Falldarstellungen orientieren sich an echten Familienschicksalen, sind aber so verfremdet, dass eine Identifikation nicht möglich ist. Wenn der Leser glaubt, eine Familie zu erkennen, ist das lediglich auf den allgemeinen Realitätsbezug zurückzuführen, das heißt auf die tatsächliche Existenz dieser außergewöhnlichen Charaktere, die es mittlerweile immer häufiger gibt. Von einigen dieser Eltern wurden wir weitgehend von der Schweigepflicht entbunden und bevollmächtigt, den genauen Verlauf, einschließlich des Schriftverkehrs mit der Klinik, im

Wortlaut wiederzugeben und Fotos zu veröffentlichen. Den Eltern von Leon, Mick, Felix, Max, Olaf und Robert möchte ich an dieser Stelle danken.

Die Spannbreite der Skala zwischen nahezu unauffälligem und krankhaft übertriebenem Verhalten ist groß. Seit einigen Jahren beobachten wir nicht nur die Zunahme der Empfindsamkeit der jungen Eltern, die sie immer häufiger in die Arztpraxen treibt, sondern auch die Zunahme der Fälle, die uns große Sorgen bereiten. Anfangs handelte es sich um Ausnahmen, wenn Eltern neurodermitiskranker Kinder in schwere psychische oder psychosoziale Krisen gerieten. Inzwischen sehen wir leider immer häufiger solche Familien.

Die Krankenkassendaten bestätigen diesen Trend und gehen inzwischen von einer Verdopplung der psychischen Erkrankungen in den vergangenen zehn Jahren aus. Kinder, junge Menschen und Mütter sind inzwischen besonders gefährdete Risikogruppen, die offenbar den gesellschaftlichen Anforderungen immer weniger gewachsen zu sein scheinen. Die Fallbeschreibungen werden auch auf diesen Trend eingehen. Es handelt sich um die fünf folgenden Gruppen:

ELTERNGRUPPEN NEURODERMITISKRANKER KINDER

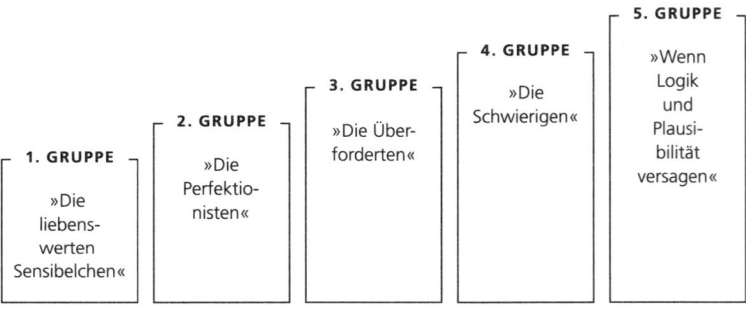

1. Gruppe: Die Überbesorgten

Hauptmerkmale der Eltern: empfindsam, empathisch, sehr besorgt, kooperativ

Die Bezeichnung »Die Überbesorgten« soll nicht als Geringschätzung, sondern als Ausdruck meiner Sympathie für diese Menschen verstanden werden. Die Welt wäre ein Stück friedlicher, wenn es mehr von diesen Persönlichkeiten gäbe.

Das Gros dieser Eltern unterscheidet sich häufig schon in den Vorgesprächen oder im E-Mail-Schriftverkehr von anderen Eltern, die eher sachbezogen kommunizieren. Und das Kind wird eigentlich immer von beiden Eltern während des mehrwöchigen Klinik-Aufenthaltes begleitet.

Wegen der primär eher leichten Ausprägung des Ekzems beim Kind, aber den erkennbaren psychosozialen Problemen der Eltern im Umgang mit der Krankheit handelt es sich um stationäre Rehabilitationen. Bei diesen Maßnahmen stehen nicht die akuten Probleme, sondern die Unsicherheit in der Beurteilung der Schwere der Krankheit, die Sorge um deren Entwicklung, der Wunsch nach eingehender Aufklärung und Beratung sowie nach sanfter, nebenwirkungsarmer Behandlung im Vordergrund.

Die Kleinen sind das Spiegelbild ihrer Eltern

Am wohlsten fühlen sich die Kinder im innigen Körperkontakt mit den Eltern. Die gehen auf jede Regung, vor allem aber auf Zeichen der Unzufriedenheit sofort ein und reagieren mit Zuwendung und Zärtlichkeit. Ein weinendes Kind können diese Eltern nicht ertragen. Sie interpretieren das Weinen als Hinweis auf einen Mangel, den sie zu verantworten haben und der ihrem Kind schadet. Dabei reagieren oft beide Eltern geradezu reflexartig, um den vermeintlichen Mangel sofort zu beheben.

Um keine Missverständnisse aufkommen zu lassen: Fürsorgliches, beschützendes Verhalten der Eltern und die liebevolle körperliche Zuwendung der Mutter sind bei Säuglingen normal und wünschenswert. Die Kleinen sind in dieser Phase ihres Lebens darauf angewiesen. Das Verhalten dieser besonders empfindsamen Eltern geht aber deutlich über deren Bedürfnisse hinaus.

Sie geben von allem zu viel

Der Aufwand, den die Eltern betreiben, ist unverhältnismäßig. Sie verfolgen jede Regung der Kleinen und reagieren beim geringsten Anzeichen von Unzufriedenheit und eigentlich immer zeitgleich. Im Gespräch mit den Eltern hat man den Eindruck, sie hören überhaupt nicht zu, weil sie ständig mit ihren Kleinen beschäftigt sind.

Damit den Eltern nichts entgehen kann, schlafen die Kleinen nachts bei ihnen. Auf diese Weise können die Nächte für Eltern und Kind rasch zur Qual werden. Im fortgeschrittenen Stadium, vor allem dann, wenn ein Elternteil auf die Nachtruhe angewiesen ist, weil er zur Arbeit gehen muss, wechselt derjenige, der sich in der Hauptsache um das Kind kümmert, in der Regel die Mutter, mit dem Kind ins Kinderzimmer.

Manche Mütter stillen sogar jahrelang

Manche Mütter stillen wegen der Krankheit des Kindes ihr Kind jahrelang. Die Ansichten über die generelle Stilldauer sind zusätzlich verwirrend. Es gibt Kritiker, die behaupten, überlanges Stillen schade der Selbstständigkeitsentwicklung des Kindes, die anderen verweisen auf Naturvölker, die unbegrenzt lange stillen. Selbst die WHO hält das Stillen bis zum zweiten Lebensjahr für sinnvoll. Hin- und hergerissen fragen sich Eltern also, wie lange gestillt werden soll.

Freunde, Bekannte und die Großeltern werden aufmerksam. Die einen meinen, das sei doch alles nicht so schlimm, die anderen berichten von schrecklichen Verläufen im Freundeskreis. Zahllose Ratgeber und Internetseiten tragen auch kaum zur Beruhigung bei. Die Eltern fürchten, ihr Kind leide unter einer unheilbaren chronischen Hautkrankheit, die lebenslang mit nebenwirkungsreichen Medikamenten behandelt werden müsse.

Die ständigen Arztbesuche bringen den Alltag der Eltern endgültig durcheinander. Das Kind wird dabei immer unruhiger, schreit immer mehr und länger, was die Eltern wiederum durch vermehrte liebevolle Zuwendung zu bessern versuchen. Durch die vorübergehende Beruhigung des Kindes in ihrer Haltung bestärkt, sehen sie keinerlei Möglichkeit, an ihrer Verhaltensweise irgendetwas zu ändern. Die Kinder werden für ihr Schreien und Kratzen belohnt.

Wie sollte sich auch etwas ändern? Die Eltern sind aufgrund ihrer ausgeprägten Empfindsamkeit und Einfühlsamkeit, also unverschuldet, in eine Situation geraten, in der sie das Kind in seinem Verhalten ständig bestärken.

Falldarstellung 1: Leon (11 Monate)

»Mein Name ist Jennifer F., ich bin 32 Jahre alt. Am 06. 08. 2017 ging mein größter Traum in Erfüllung: Leon wurde geboren! Er ist unser Sonnenschein, bereichert jeden Tag unsere Familie. Leon leidet an Neurodermitis. Ungefähr im 3. Lebensmonat fing alles an. Milchschorf, rote Stellen im Gesicht und am ganzen Körper, manchmal krustig, manchmal nässend oder stark blutend. Starker Juckreiz, der immer schlimmer wurde und nie verschwindet.
Mittlerweile ist es so schlimm, dass er keine Nacht durchschläft und sich nicht erholen kann. Seit Wochen stecken seine kleinen Hände in Fäustlingen, er kann kaum das Greifen lernen. Er

weint und guckt mich mit großen Augen an. Versteht natürlich nicht, was mit ihm los ist. Unsere Kinderärztin und unsere Hautärztin sind zwar besorgt und verschreiben immer wieder neue Cremes oder Medikamente, aber helfen tut nichts. Ich bin gegen Kortison oder Antibiotika in so einem jungen Alter. Leider hat er beides im Verlauf eines Krankenhausaufenthaltes bekommen. Danach sah er wunderschön aus, aber nachdem die Wirkung nachgelassen hat, kam alles noch viel schlimmer zurück.
Momentan haben wir eine angerührte Creme aus der Apotheke, bestehend aus Olivenöl und Glycerin. Dazu bin ich jeden Tag mehrere Stunden mit ihm an der frischen Luft.
Leon wird gestillt. Seit Ende des 5. Monats bekommt er Beikost. Ich koche den Mittagsbrei selber. Anfangs hat es sehr gut geklappt, aber mittlerweile möchte er den Brei gar nicht mehr. Er wehrt sich richtig. Also bin ich wieder jede Mahlzeit am Stillen.
Ich bin so verzweifelt und weiß nicht mehr, was ich tun soll. Ihn jeden Tag so leiden zu sehen, bricht mir das Herz! Abends, wenn er im Bett ist, muss auch ich weinen. Ich weiß, dass ihm das nicht hilft. Aber manchmal geht es nicht anders. Die Sorge und die seit Wochen schlaflosen Nächte zerren an den Nerven.«

Für uns vollkommen ungewohnt, kam Frau F. zum Aufnahmegespräch und legte Leon sofort auf den Fußboden. Leon fing an zu spielen, sich zu drehen, und machte einen rundum zufriedenen Eindruck. Ich konnte mich mit Frau F. unterhalten, ohne dass sie sich ständig nach dem Kind umdrehte. Auch als sich Leon halb unter einen Schrank gewälzt hatte, blieb sie vollkommen relaxt. Aber so entspannt sie im täglichen Umgang mit dem Kind war, so vorsichtig und beobachtend war sie in Bezug auf seinen Hautzustand. Jedes Fleckchen oder Pickelchen fiel ihr auf, ich musste oft meine Brille aufsetzen, um es zu erkennen.

Der elf Monate alte Leon war das erste Kind atopisch veranlagter Eltern. Der Junge entwickelte im dritten Lebensmonat Milchschorf, der wenige Wochen später in eine schubweise verlaufende, tendenziell generalisierende Neurodermitis überging. Im November 2017 wurde der damals drei Monate alte Säugling drei Tage stationär behandelt. Die Neurodermitis wurde unter anderem mit einer gängigen Kortison-Creme behandelt, außerdem wurde ein Neurodermitis-Overall verordnet. Trotzdem litt Leon wegen der Kratz-Attacken inzwischen unter schweren Schlafstörungen. Aufgrund von Infekten musste Leon damals wiederholt antibiotisch behandelt werden.

Bei der stationären Aufnahme (vgl. Foto auf Seite III) bei uns zeigte Leon einige leicht trockene, schuppige Ekzemstellen mit Rötungen im Bereich beider Beine, im Bauchbereich, am Hals und im Gesicht. Der SCORAD (betroffene Hautoberfläche) lag bei 17 Prozent der Körperoberfläche, mit geringer bis mäßiger Intensität des Juckreizes. Ansonsten war Leon altersentsprechend entwickelt. Er wurde bis zur stationären Aufnahme bei uns gestillt.

Das Gesamt-IgE, ein Ausdruck für die grundsätzliche Reaktionsbereitschaft, lag bei 80 kU/l (normal < 40), die spezifischen Sensibilisierungen gegen Milch lagen bei Klasse 4 von 6, gegen Erdnuss bei 3, gegen Haselnuss bei 2 und gegen Hühnereiweiß bei 1.

Mit dem Abstillen führten wir die hypoallergene Säuglingsnahrung Neocate® als Milchersatz ein und begannen zugleich eine orale Desensibilisierung der Kuhmilch. Das Desensibilisierungsschema wurde mit der Mutter besprochen und ihr als Merkblatt ausgehändigt. Die Mutter wurde außerdem ernährungsmedizinisch beraten und in den bilanzierten Nahrungsaufbau eingewiesen.

Die Ekzemherde von Leon behandelten wir wie gewohnt zurückhaltend mit Bolus alba ol olivarum, die Kratzspuren mit Zusatz von Dexpanthenol. Die seltenen, leicht nässenden Herde im Gesicht reagierten gut auf Bolus alba Lotio. Nebenwirkungsstarke Wirkstoffe zur äußerlichen Anwendung, wie Glukokortikostereoide, Calcineurininhibitoren oder H1-Antihistaminika wurden nicht benötigt. Auf Sonderbekleidung, wie einen Neurodermitis-Overall, konnte ebenfalls verzichtet werden.

Aufgrund der psychologischen Tests und einer ausführlichen biografischen und psychosozialen Anamnese ergaben sich bei der Mutter Hinweise auf eine erhöhte Empfindlichkeit, Unsicherheit sowie erhöhte Gesundheitssorgen.

Wir haben den Eltern die Zusammenhänge zwischen der atopischen Veranlagung und der Überbehütung und Überfürsorglichkeit erklärt und konnten beide für die aktive Beteiligung an der Therapie gewinnen. Neben der kindbezogenen Verhaltenstherapie boten wir den Eltern vor allem eine Erziehungsberatung an. Im Zuge dieser wurden einige Veränderungen der Eltern-Kind-Interaktionen eingeführt: so der Abbau der symbiotischen Beziehung durch Abstillen, eine Strukturierung des Tagesablaufs und insbesondere die Ritualisierung der Schlaf- und Essensphasen.

Die eingeleiteten Maßnahmen wirkten bei der Mutter und bei Leon in idealer Weise, sodass die Beruhigung, Besserung und Stabilisierung seines Hautbildes schnell fortschritten. Leon war am Ende der Behandlung ausgeglichener und schlief besser. Wir konnten den Jungen nach drei Wochen völlig erscheinungsfrei entlassen (vgl. Foto auf Seite III).

Falldarstellung 2: Jan (1 Jahr, 8 Monate)

Auffallend war, dass Frau L. jeden Tag im Mantel in die Sprechstunde kam. Es war ein wunderschöner Frühsommer während ihres dreiwöchigen Aufenthalts bei uns. Beide Elternteile wuselten immer um Jan herum, und es war manchmal schwer, an den kleinen Mann heranzukommen, um ihn zu untersuchen. Trotz der Überängstlichkeit der Eltern waren sie vom ersten Tag an bereit, sich auf unser Konzept einzulassen. Es hat viel Spaß gemacht, mit den beiden zu arbeiten und zu sehen, wie Jan »nebenbei« gesund wurde.

Der 20 Monate alte Jan wurde mit seiner 28-jährigen Mutter, einer Ergotherapeutin, und ihrem 45-jährigen Ehemann, einem Ingenieur, wegen einer schweren Neurodermitis und des Verdachts auf Nahrungsmittelunverträglichkeiten für eine stationäre Krankenhausbehandlung eingewiesen. Die Mutter war selbst atopisch veranlagt.

Die Krankheit bei Jan hatte sich zunächst als Milchschorf geäußert, wechselte aber schon im zweiten Lebensmonat in eine Neurodermitis. Jan wurde sieben Monate voll und bis zum elften Lebensmonat teilgestillt.

Er wurde homöopathisch mit Phosphorus C 30 und probiotisch mit Omnio Biotic Panda, Symbioflor 1 und Symbioflor 2 behandelt. Außerdem bekam Jan Vigantol, Nachtkerzenöl wurde oral und äußerlich angewendet. Zuletzt erhielt er eine Eigenblutbehandlung und Omega 3 Loges. Die Haut behandelten die Eltern mit Stiefmütterchen- und Schwarztee-Wickeln. Er erhielt außerdem täglich 250 Milliliter Stiefmütterchen-Tee zu trinken und wurde zweimal wöchentlich mit Salz vom Toten Meer, Stiefmütterchen-Tee, Schwarztee und Zistrosen-Tee gebadet. Die Eltern hatten nicht weniger als zehn verschiedene Salben ausprobiert.

Die Allergiediagnostik im Vorfeld ergab mit 32 kU/l ein normales Gesamt-IgE und geringe spezifische Reaktionen auf eine Nussmischung. Die Wohnung war ergebnislos umweltmedizinisch auf Formaldehyd, Duftstoffe und Hausstaubmilben untersucht worden.

Jan trug einen Ganzkörperoverall, wurde vorsorglich glutenfrei und histaminarm und ausschließlich mit Demeter- und Bioprodukten ernährt, weil die Eltern davon überzeugt waren, dass Jan auf behandelte Nahrungsmittel und solche aus der konventionellen Landwirtschaft mit Quaddeln, Schwellungen usw. reagieren würde.

Jans Mutter berichtete von schwerwiegenden Kindheitserlebnissen und hatte auch schon Psychotherapie in Anspruch genommen. Ihre Eltern hatten ebenfalls schwere Krisen erlebt und mussten beide psychotherapeutisch behandelt werden. Auch Jans Vater berichtete von einer ähnlichen Vorgeschichte seiner Eltern. Er selbst hatte aber noch nie psychotherapeutische Hilfe in Anspruch genommen. Jan war nach Einschätzungen seiner Eltern sehr empfindsam, mit einem sehr guten Kurzzeitgedächtnis; er reagierte empfindlich auf Unruhe oder lautes Sprechen, war rasch erregbar, schnell frustriert und reagierte wechselweise aggressiv oder babyhaft regressiv. Jan schlief bei den Eltern im Bett.

Die Eltern waren sich gemäß ihrer Selbsteinschätzung oft uneinig in Erziehungsfragen, pflegten einen mehr permissiven, lockeren Erziehungsstil und lebten eher isoliert. Die Krankheit des Kindes hatte inzwischen ihr Leben so verändert, dass es drohte, aus dem Gleichgewicht zu geraten. Das Schlafdefizit, die Arztbesuche, die vielgestaltigen Einschränkungen bereiteten ihnen zunehmend Schwierigkeiten, ihren alltäglichen und beruflichen Aufgaben nachzukommen.

In unserer psychologischen Routinediagnostik zeigte die Mutter mehr als der Vater Hinweise auf eine erhöhte Empfindlichkeit, beispielsweise auch eine extreme Geruchsempfindlichkeit. Beide Elternteile waren davon überzeugt, jemand hätte in ihrer Klinik-Wohnung geraucht. Meine Frau musste an Toilettenpapier und Küchenrollen schnuppern, weil diese angeblich nach Rauch rochen. Dem war aber nicht so.

Unsere allergologische Diagnostik ergab ein aktuelles Gesamt-IgE von 216 kU/l, (normal < 100 kU/l) und mäßige Reaktionen auf eine Reihe von Nahrungsmitteln, so auch auf Hühnereiweiß, Kuhmilch, Hülsenfrüchte und Kokosnuss. Gegen diese Allergien starteten wir vorsorglich eine spezifische sublinguale Immuntherapie (SSLIT). Eine Anleitung dafür wurde der Mutter ausgehändigt und ausführlich besprochen.

Nach intensiver Erörterung und Bewusstmachung der Ge-

samtsituation zeigten sich beide Elternteile sehr motiviert und kooperativ. Jan schlief nach kurzer Zeit stolz in seinem eigenen Bett, wurde von Tag zu Tag selbstbewusster und konnte sich problemlos von den Eltern trennen. Die Schreianfälle und Juckreiz-Kratz-Attacken ließen erkennbar nach, und der Hautzustand besserte sich trotz zurückhaltender Pflege sichtbar. Nach nur acht Tagen war Jan nahezu erscheinungsfrei.
Er konnte nach drei Wochen in sehr gutem Allgemeinzustand entlassen werden.

2. Gruppe: Die Perfektionisten

Hauptmerkmale der Eltern: hochintelligent, kritisch, perfektionistisch, ausgeprägtes Gerechtigkeitsbewusstsein

Es waren oft besonders gut gebildete Eltern von Einzelkindern, die unsere ungeteilte Aufmerksamkeit forderten. Freundlich, kontrolliert und selbstbewusst, ähneln sie zunächst den zuvor beschriebenen »überbesorgten« Eltern. Unaufgeregt schildern sie ihre Erfahrungen. Im Rahmen der vorstationären Kommunikation berichten sie in der Regel von einer Odyssee durch die medizinischen Versorgungsstrukturen. Sie kennen die Direktoren der Universitätskliniken und alle sonstigen Experten im Umkreis von mehreren hundert Kilometern, wissen über die gesamte einschlägige Literatur und die speziellen Selbsthilfegruppen Bescheid. Die Mütter archivieren alle Befunde, führen Tagebuch und schicken auf meine Fragen nach dem bisherigen Verlauf Tabellen, in denen jeder Arztbesuch und die erhaltenen Informationen, Empfehlungen und Verordnungen detailliert vermerkt sind. Ganze Aktenordner voller Laborbefunde, Therapieempfehlungen und Abschlussberichte bekommen wir zu sehen. Nicht selten werden auch Wetteraufzeichnungen und die jeweilige psychische Verfassung des Kindes protokolliert. Um auf den Unterschied zu den überbesorgten Eltern zurückzukommen, fällt hier das Nebeneinander von evidenten Befunden und Ergebnissen mehr oder weniger absurder Außenseitermethoden auf. Dabei ist die Neigung der Eltern, eben diese Verfahren zu bevorzugen, nicht zu übersehen. Bei allem messerscharfen Verstand, durch den sich diese Eltern auszeichnen – sie verfügen nahezu ausnahmslos über ein abgeschlossenes Hochschulstudium –, scheint es sie nicht zu interessieren, dass viele dieser Verfahren – oft durch mehrere zuverlässige Studien belegt – wirkungslos sind. Sie haben das Vertrauen in die medizinischen »Koryphäen« verloren und sich irgendwann entschieden, das Heft des Handelns in die eigenen Hände zu nehmen und die Behandlung selbst zu gestalten. Vor allem die Mütter neigen dazu, sich die Heilung ihres Kindes zur Lebensaufgabe zu machen. Nicht selten bringen sie selbst gestandene Chefärzte dazu, ihre Grenzen einzugestehen. Dritten gegenüber treten sie stets kontrolliert auf und äußern ungern ihre Gefühle.

Diese Eltern sind bemüht, der Krankheit ihrer Kinder auf den Grund zu gehen, und suchen die Ursache in irgendeinem Detail, das von den Experten übersehen wurde. Insofern scheinen ihnen die Grenzbereiche der Medizin besonders bedeutsam. Die Ernährung und den Darm haben sie meistens zu bevorzugten Forschungsobjekten erklärt. Diese Eltern strahlen nicht nur auf uns Ärzte, sondern auch auf ihre Kinder Kompetenz und Macht aus. Sie lieben und überversorgen ihre Kinder auf eine besondere Weise. Diese Eltern fallen nicht durch Zärtlichkeit und körperliche Nähe zu ihren Kindern auf, sondern durch eine subtile Form der symbiotischen Abhängigkeit – indem sie beispielsweise ständig die körperlichen Funktionen ihrer Kinder kontrollieren, und das ohne Rücksicht auf deren Alter und deren Schamgefühl. Ihnen entgeht nicht die geringste Abweichung der Farbe und Konsistenz des Stuhls oder eine kleine Rötung beispielsweise im Genital- oder Analbereich. Grenzwertig auffällige Laborbefunde werden oft jahrelang kontrolliert.

Diagnostik und Therapie dieser Mütter findet nie ein Ende

Manche Psychoanalytiker würden diesen Persönlichkeiten analen Charakter attestieren, der nach Freud Persönlichkeitseigenschaften wie Ordnungsliebe bis zur Pedanterie, Eigensinn, Pünktlichkeit, Sauberkeit, Genauigkeit und sonstige zwangsartige Verhaltenseigenschaften zeigt.

Worauf dieses Verhalten auch immer zurückgeführt wird: Die Argumente dieser Eltern zu widerlegen ist eine unvergleichbare Herausforderung.

Nachdem ich drei Wochen mit einer solchen Mutter alle in Betracht kommenden Aspekte besprochen hatte und sie für eine Zusammenarbeit gewonnen zu haben glaubte, fragte sie im abschließenden Gespräch, ob sie vielleicht doch noch einige grenzwertige Befunde kontrollieren lassen solle. Ich verlor einen Moment die Beherrschung und antwortete barsch: »Lassen Sie endlich Ihr Kind zufrieden!«

Es reicht bei diesen Eltern nicht, das eine oder andere Verfahren als Irrweg zu entlarven, sondern man muss eine überzeugende Alternative anbieten. Das war mir bei dieser Mutter offenbar noch nicht gelungen. Wenn man diese Eltern überzeugt, sind sie die besten Co-Therapeuten, die man sich nur wünschen kann. Sie können alle Empfehlungen gut umsetzen und sind in der Lage, auch komplexe medizinische Therapien zu unterstützen und nach kurzer Einübung eigenständig auszuführen. So können sie beispielsweise einen sogenannten fett-feuchten Kopfverband, der sechsstündig gewechselt werden muss, nachts eigenständig wechseln. Die Zusammenarbeit mit diesen Eltern funktioniert nach erfolgreicher Überzeugung vorbildlich.

Und erst wenn man es geschafft hat, ihr Vertrauen zu gewinnen, zeigen sie ihre Empfindsamkeit und Einfühlsamkeit. Dann gehen sie auf psychosomatische Beratungen ein und übernehmen auch in diesem Bereich Verantwortung. Auf diese Weise konnten und können selbst schwerste Krankheitsverläufe eindrucksvoll gebessert werden.

Falldarstellung 3: Volker (6 Jahre)

Dem Aufenthalt von Volker ging ein extrem detaillierter Schriftwechsel voraus. Wir alle sahen mit einer nicht geringen Spannung der Anreise von Patient und Begleitung entgegen. Und es ist nicht übertrieben, wenn ich sage: Frau D., Volkers Mutter, kam wie ein Orkan über uns. Eine liebenswerte Frau mit einem Mitteilungsbedürfnis, wie ich es noch nie erlebt hatte. Sie hatte so viel zu berichten, dass sie während des Gesprächs immer schneller wurde und ich atemlos daneben saß und mich fragte, wann sie mal Luft holte. Volker dagegen war ein vollkommen ruhiger, unauffälliger Junge. Oft dachte ich, er hofft, übersehen zu werden. Denn seine Mutter hatte nicht nur ein Auge auf ihn.

Volker war das einzige Kind einer heute 41-jährigen Hausfrau mit abgebrochenem Hochschulstudium und eines 49-jährigen Diplom-Ingenieurs. Die Mutter war selbst atopisch veranlagt, entwickelte eine länger anhaltende Schwangerschaftspsychose und litt seitdem unter einer unipolaren Depression.

Der Junge hatte im vierten Lebensmonat eine mäßige Neurodermitis entwickelt. Es wurde eine Nahrungsmittelallergie vermutet, woraufhin er auf das Hydrolysat Neocate®, eine hypoallergene Flaschennahrung, eingestellt wurde. Es folgten zahlreiche Untersuchungen auf Störungen der Magen-Darm-Funktion beziehungsweise Veränderungen der Darmflora, die wiederum zu Diäten, dem Einsatz von Nahrungsmittelzusatzstoffen und probiotischen Behandlungen führten. Schon Wochen vor der stationären Aufnahme lagen uns umfangreiche, chronologisch geordnete Befunde und Berichte zahlreicher Ärzte, Therapeuten und Labore vor. Diesen Befunden lagen seitenlange, außergewöhnlich akribische Kommentierungen der Mutter bei.

Wir sahen am Aufnahmetag einen Sechsjährigen in hervorragendem Allgemein- und Ernährungszustand. Sein Hautzustand war unauffällig. Es fanden sich auch keinerlei Hinweise auf eine Veranlagung zur Neurodermitis. Auch die Entwicklung des Jungen erschien orientierend betrachtet völlig normal.

Bei den allergologischen Untersuchungen ergab sich ein Gesamt-IgE von 217 kU/l – bei einem Normalwert von 150 kU/l also nur unbedeutend erhöht. Das Gesamt-IgE gibt die Menge der zirkulierenden Antikörper an, die für eine allergische Reaktion verantwortlich gemacht werden.

Bei der Untersuchung auf Nahrungsmittelallergien oder Nahrungsmittelunverträglichkeiten fand sich eine mäßige Allergie gegen Haselnuss und Pinienkerne (Stärke 2 von 6). Bei den Untersuchungen der Allergien gegen Substanzen, die über die Atemwege aufgenommen werden, ergaben sich geringe spezifische Reaktionen gegen Birkenpollen (Stärke 2 von 6) und Lieschgras (Stärke 1 von 6).

Alle anderen bisher verdächtigten Allergien gegen Hühnereiweiß, Erdnuss, Sojabohne, Tomate, Lachs, Eigelb, Hühnerfleisch, Sellerie, Banane, Dinkel, Milch, Kasein, Katzenschuppen, Hundeschuppen, Schimmelpilze und Hausstaubmilben hatten sich nicht bestätigt.

Volker war während des gesamten Aufenthalts klinisch unauffällig. Eine dermatologische Behandlung war bei ihm ebenso wenig notwendig wie eine pädiatrische. Auch eine spezifische Immuntherapie gegen die geringen Sensibilisierungen erübrigte sich.

Mit den Eltern wurde eine ausführliche Ernährungsanamnese durchgeführt.

Mit Rücksicht auf die aktuellen Befunde sollte sich Volkers Ernährung so weit wie möglich an einer »altersgemäßen optimalen Mischkost« orientieren. Eine Diät war nicht notwendig. Die mäßig unverträglichen Nahrungsmittel sollte er nicht vorsätzlich meiden, sondern im Sinne der oralen Hyposensibilisierung (OHS) rotierend und dosiert einsetzen. Hierüber erhielt die Mutter Informationsmaterial.

Des Weiteren empfahlen wir eine eher histaminarme Kost und rieten zum sparsamen Gebrauch scharfer und reizender Gewürze (Pfeffer, Paprika, Curry, Muskat et cetera). Zitrusfrüchte sollten ebenfalls zurückhaltend angeboten werden.

Die testpsychologischen Untersuchungen der Eltern ergaben bei der Mutter deutlich von der Norm abweichende Ergebnisse. Die Mutter war außergewöhnlich empfindsam und empfindlich, war stark an den sozialen Erwartungen orientiert, fühlte sich sozial abgelehnt und zeigte eine Tendenz zur emotionalen Distanz. Sie sah sich selbst als sehr konfliktanfällig und starr in ihren Überzeugungen. Auffällig war ihre Neigung zum esoterischen Denken. Emotional labil, fühlte sie sich häufig angespannt und überfordert und litt unter psychosomatischen Beschwerden.

Beim Vater fanden sich dagegen keine auffälligen Befunde. Er beschrieb sich als außergewöhnlich geduldig und gefügig, gesundheitsbewusst, auf sich selbst achtend.

Volkers Mutter erinnerte sich an schwerwiegende Kindheitserlebnisse, die offenbar ihr ganzes Leben beeinflusst hatten. Als sie ihren Mann kennengelernt und geheiratet hatte, brach sie das Studium ab und arbeitete als Angestellte. Von der Schwangerschaftspsychose, die sie nach Volkers Geburt erlitten hatte, hat sie sich nie wirklich erholt. Irgendwann gab sie das Beschäftigungsverhältnis ganz auf. Zu Hause verbrachte sie den ganzen Tag mit irgendwelchen nebensächlichen Beschäftigungen im Garten und vor allem mit Internetrecherchen. Volkers atopische Veranlagung machte ihr zunehmend Sorgen. Die Arztbesuche und die Ausarbeitung von Protokollen über den Krankheitsverlauf ihres Jungen nahmen sie so in Anspruch, dass sie kaum noch Zeit für andere Dinge hatte. Sie konnte nicht kochen, hasste die Hausarbeit und ging zum Mittagessen in ein nahegelegenes Restaurant. Für die Hausarbeit beschäftigte sie eine Haushaltshilfe.

Sie hatte sich die Heilung von Volkers »Krankheit« zur Lebensaufgabe gemacht.

In solchen Fällen geht es nie um die Bedürfnisse des Kindes, sondern um das eigene Selbstwertgefühl. Die Mütter erhoffen sich damit die Zuwendung und Anerkennung, die ihnen abhandengekommen ist. Das Kind wird unbewusst instrumentalisiert und kann grundsätzlich nie erfolgreich behandelt werden.

Die unbegründeten Sorgen und Ängste der Mutter um Volker waren durch wissenschaftlich nicht anerkannte Untersuchungsmethoden und falsch interpretierte Laborergebnisse geschürt und ihre ohnehin übersteigerte Sensibilität gegenüber negativen Reizen dadurch verstärkt worden.

Unser eigentlicher Patient Volker musste nicht behandelt werden. Auffällig waren seine altklugen Äußerungen im Rahmen der Kinderbetreuung. Das heißt, er nutzte jede Gelegenheit, um sein »enormes Wissen« zu zeigen, das ihm die Mutter vermittelt hatte. Dabei verteidigte er die umfangreichen Anstrengungen der Mutter und wusste die vielen Untersuchungen zu begründen: Nur deshalb sei er so gesund.

Die Aufklärung und Beratung der Mutter waren in diesem Fall die eigentliche Herausforderung.

Wir haben ausführlich mit ihr über ihre Ängste und Sorgen gesprochen. Es gab nichts, worum sie sich hätte Sorgen machen müssen, und wir empfahlen ihr, Ärzte und Therapeuten zu meiden und die Arztbesuche auf das notwendige Maß zu beschränken. Vor allem sollte Frau D. sich bemühen, Motive für eine ihrer Intelligenz und ihrem jungen Alter entsprechende Lebensplanung zu entwickeln. Im Grunde beschränkte sich unser Therapieangebot auf die einfühlsame Vermittlung dieser Zusammenhänge und das Wecken der Motivation und Therapiebereitschaft. Eine wirksame Behandlung der zugrunde liegenden psychischen Probleme war in der zur Verfügung stehenden Zeit im Rahmen einer Kinder-Rehabilitationsmaßnahme nicht möglich.

Die kindbezogene Verhaltenstherapie konzentrierte sich auf das Essverhalten, mit dem Ziel der Förderung einer gesunden und kindgerechten Ernährung. Im Vordergrund stand die Erziehungsberatung.

Im Zuge dessen wurden während des stationären Aufenthalts die folgenden Veränderungen im Rahmen der Eltern-Kind-Interaktionen besprochen: Die Mutter sollte sich über die Notwendigkeit des Abbaus von Ängsten in Bezug auf Erkrankungen des Jungen bewusst werden; sie sollte sich über die Nutzlosigkeit mancher Gedanken und Verhaltensweisen Klarheit verschaffen und versuchen zu lernen, vernünftig auf unbedeutende Reize zu reagieren. Sie sollte alternative Strategien im Umgang mit psychosozialen Belastungen von Eltern und Kind erproben, die alltäglich wiederkehrenden Tagesabläufe besser strukturieren und insbesondere die Essens- und Schlafphasen ritualisieren. Wir gaben den Eltern eine Anleitung für den autoritativen Erziehungsstil zur Förderung der Selbstständigkeit und der Individualisierung des Kindes.

3. Gruppe: Die Überforderten

Hauptmerkmale der Eltern: intelligent, hoch empfindsam, skrupulös (fühlen sich schuldig), altruistisch (hilfsbereit, sozial verantwortliches Denken)

Diese Familien unterscheiden sich von den vorangegangenen Eltern-Gruppen vor allem durch das Ausmaß ihrer psychosozialen Erschöpfung.

Das Problem der Doppel- und Mehrfachbelastung der Mütter wird in den beiden vorangegangenen Gruppen erst auf ausdrückliches Nachfragen bestätigt. Die Frauen sprechen nicht darüber, weil sie sich selbst die Schuld geben, den Anforderungen nicht gewachsen zu sein. Tatsächlich zieht sich die Schwierigkeit, den Beruf, den Haushalt und die Familie gleichermaßen befriedigend unter einen Hut zu bringen, wie ein roter Faden durch diese Familiengeschichten. In dieser dritten Gruppe wird das Problem erstmals sichtbar. Denn die Eltern sind oft nur noch eingeschränkt in der Lage, ihrem Beruf nachzugehen. Ihr Zustand bereitet so große Sorgen, dass sich für uns oft die Frage stellte, wer hier vorrangig behandlungsbedürftig sei. Die offensichtliche psychische Instabilität der Eltern neurodermitiskranker Kinder wurde in der Forschung vor allem auf die Krankheit der Kinder zurückgeführt. Tatsächlich zeigte sich schnell, dass diese Eltern, oft vor allem die Mütter, sich nur alles mehr zu Herzen nehmen als andere.

Für sie ist »das Glas immer halb leer«

Die Eltern dieser Gruppe sind extrem unsicher, verängstigt und wissen nicht mehr, was sie tun und was sie lassen sollen. Sie fühlen sich von allen Seiten bedrängt und schuldig an der Krankheit ihres Kindes. Und es ist tatsächlich so, dass der Zustand der Mutter beziehungsweise der überforderten Eltern sich negativ auf das Kind auswirkt. So kleine Kinder verstehen noch keine großen Zusammenhänge, sie haben aber sehr feine Antennen für Stimmungen. Und wenn sie in die Augen ihrer überforderten Mütter schauen, bekommen sie es mit der Angst zu tun. Sie erleben ihre Mütter als psychischen Stress, der ihre Krankheit verschlechtert. Diesen Teufelskreis gilt es zu durchbrechen.

Die Elternteile dieser Gruppe sind nicht mehr die zartfühlenden, besorgten Eltern wie bei der ersten Gruppe, bei ihnen dominiert vielmehr ein Gefühl der Aussichtslosigkeit aufgrund der eigenen Überwältigung. Diese Eltern, meistens die Frauen, können die vielen Eindrücke und Informationen nicht mehr rational verarbeiten und reagieren nur noch gefühlsmäßig – oft mit Tränen in den Augen. Alle diese Mütter, die ich kennengelernt habe, waren warmherzige, intelligente Frauen, empfindsam und besonders einfühlsam. Es war das Übermaß an negativen Gefühlen, das sie zur Verzweiflung trieb und sie am Ende lähmte.

Falldarstellung 4: Emma (2,5 Jahre)

Frau K. war eine sehr sensible Frau, die sich selbst und ihre Bedürfnisse durch die Belastung mit ihren zwei süßen Mädchen vollkommen aus dem Blick verloren hatte. Als sie sich damit konfrontiert sah, die Basiskost für ihre Töchter selbst zubereiten zu müssen, gestand sie, nicht kochen zu können und auch nicht zu wollen. Ihre Mutter, eine perfekte Hausfrau, hatte sie schon früh in die frauliche Opposition getrieben. Zum Glück hatte Frau K. einen Mann, der gern und gut kochte.

Die 36-jährige Lehrerin schrieb mir vor der stationären Aufnahme, sie sei völlig fertig. Sie liege jede Nacht auf der linken Seite und halte ihre zweieinhalbjährige Tochter fest, damit die sich nicht kratzen könne. Etwa stündlich müsse sie die Kleine stillen. Bei der geringsten Störung kratze sich das Kind blutig. Inzwischen habe sie so starke Rückenschmerzen, dass sie sich kaum auf den Beinen halten könne. Im Bett des Ehemannes, eines IT-Experten, schlafe die fünfjährige Schwester. Die Gesamtschlafzeit der Eltern betrage weniger als vier bis fünf Stunden pro Nacht. Die Eltern seien aufgrund der unruhigen Nächte völlig erschöpft und längst an den Grenzen der Belastbarkeit angelangt.

Emma litt seit ihrer Geburt unter einer leichten bis mittelschweren Neurodermitis mit Verdacht auf Allergien. Beide Eltern hatten atopische Vorgeschichten. Die Mutter litt zudem an allergischem Asthma bronchiale, Urtikaria (Nesselsucht), Neurodermitis und unter Allergien gegen Pollen, Tierhaare, Hausstaubmilben, Antibiotika und Jod. Der Vater hatte Allergien gegen Katzenhaare und Pollen.

Emma hatte in den ersten Lebenswochen starken Milchschorf entwickelt, der im vierten Lebensmonat in eine Neurodermitis überging und sich im ersten Lebensjahr über den ganzen Körper ausbreitete. Es wurden Allergien gegen Kuhmilch und Weizen vermutet. Eine vollständige Allergiediagnostik war nach Aussage der Ärzte aufgrund des Alters nicht sinnvoll. Emma wurde entsprechend der dermatologischen Leitlinien mit verschiedenen Basispflegemitteln, topischen Glukokortikosteroiden (wie Kortison) und Antibiotika behandelt. Die Eltern achteten auf verträgliche Waschmittel, seifenfreies Händewaschen, sie badeten und duschten das Kind mit Mitteln ohne Zusätze und wuschen seine Haare mit medizinischen Shampoos. Die Familie verbrachte ihre Urlaube an der See oder im Mittelgebirge und bemühte sich um ein möglichst stressfreies Familienleben. Alle Bemühungen änderten aber kaum etwas am Fortschreiten von Emmas Erkrankung.

Die Neurodermitis beherrschten wir problemlos wirkstofffrei. Die infektiösen Schübe behandelten wir antiseptisch mit Kaliumpermanganat-Waschungen und Triclosan, UEA (Unguentum emulsificans aquosum) und vorübergehenden Verbänden. Akute, nichtinfektiöse Hautrötungen beziehungsweise Hautreizungen reagierten gut auf wässrige Lösungen, beispielsweise Bolus Lotio. Ansonsten konnten wir uns auf Basiscremes mit Olivenöl beschränken. Obstruktive, das heißt asthmatische Atembeschwerden wurden während des dreiwöchigen Aufenthalts nicht bemerkt.

Die Allergiediagnostik ergab eine geringe Sensibilisierung gegen Katzenepithelien und im Prick-Test minimale Reaktionen auf Karotte, Tomate, Weizenmehl, Soja, Erdnüsse, Pfirsich und Erdbeere. Bei den oralen Provokationen wurden jedoch keine Reaktionen beobachtet.

Der Schwerpunkt unserer Therapie lag eindeutig im Bereich der psychosomatischen Medizin.

Emmas Mutter war eine sehr empfindsame, leicht erregbare und überempfindliche Frau, was sich auch in ihrer extremen Geruchsüberempfindlichkeit äußerte. So glaubte sie bei der stationären Aufnahme im Schlafzimmer Zigarettenrauch zu riechen, obwohl in diesen Räumen noch nie jemand geraucht hatte und kein anderer ihren Verdacht bestätigen konnte. Auch hier musste meine Frau wieder eine Riechprobe an der Toilettenpapierrolle durchführen. Wir konnten nichts feststellen.

Unsere Verhaltenstherapie verlief sehr erfolgreich. Emma wurde schnellstmöglich abgestillt und erhielt einen vom Elternschlafzimmer getrennten, eigenen Schlafplatz. Sie schlief nach 14 Tagen von abends 20 Uhr bis morgens um 7 Uhr ohne Unterbrechung durch. Die Eltern beendeten ihr extrem überprotektives Verhalten und vereinbarten neue Regeln für das familiäre Miteinander. Sie bemühten sich um die gezielte Erziehung zur Selbstständigkeit des Mädchens und vermieden widersprüchliche Anforderungen. Die Eltern achteten auf die bewusste Strukturierung der alltäglichen Abläufe und ein klareres Zeitmanagement. Da Emmas Neurodermitis völlig abgeklungen war, nennenswerte Allergien ausgeschlossen waren und sich die gesamte Situation normalisiert hatte, entschied sich die Mutter, wieder als Lehrerin zu arbeiten – was ihr drei Wochen zuvor noch als völlig ausgeschlossen erschienen war. Von Emma habe ich dann zwei Jahre nichts mehr gehört.

Auf meine schriftliche Nachfrage, wie es Emma gehe, schrieb mir die Mutter, mit Emma habe sie es »nicht geschafft«. Nachdem ein Urlaub »völlig im Eimer« gewesen sei, weil Emma nicht alleine schlafen wollte, schlafe sie seither wieder bei ihr. Jetzt bestehe der Verdacht auf allergisches Asthma, weil sie nachts Atemnot habe.

Weitere Versuche, den Umgang mit Emma zu normalisieren, seien unterblieben, weil sie ansonsten recht gesund gewesen sei und weil sie und ihr Mann auch sehr »unter Stress waren«. Bei ihrem Mann sei im Herbst 2017 ein Nierenversagen diagnostiziert worden. Seitdem funktioniere sie »an der Belastungsgrenze«. Auch sie sei wegen einer unerkannten Streptokokkensuperinfektion und eines Meniskusschadens immer wieder krank gewesen. Jetzt sei sie wieder in Ordnung, nur »ziemlich ausgebrannt«. Sie meinte, ihre Verfassung habe sicher auch Einfluss auf Emma gehabt, und deshalb habe das Kind zwei schwere und langwierige Atemwegsinfektionen gehabt (unter anderem Mykoplasmen). Man habe ihr nun Montelukast verschrieben, ein Medikament, das die Entzündung der Bronchien verringern soll. Während der Infektionen sei klar geworden, dass sie nun doch auf die Katzen reagiere, aber nur wenn sie krank sei. Und auf Hausstaub reagiere sie wahrscheinlich auch, meine der Arzt. Ihre Priorität bis zum Jahresende sei ein Kinderzimmer mit zwei Betten mit Allergiebettwäsche. Emma inhaliere mit Pariboy und Salbutamol und habe jetzt ein Notfallspray bekommen. Sie habe Angst, zum »Pulmologen« zu gehen, da der wieder nur die körperliche Seite betone, und gerade Asthma sei »ja so sehr psychisch«. Sie fühle sich »partiell wie ein Versager«, weil sie es nicht geschafft habe, die guten Vorsätze nur zur Hälfte umzusetzen. Es tue ihr leid, vielleicht habe sie sich deshalb nicht gemeldet. Sie wisse jetzt überhaupt nicht weiter. Sie habe ja auch noch ihre Teilzeitstelle mit viel Autofahren/Abholen und musste sich im vergangenen Jahr um ihren alten Vater und zwei Umzüge kümmern und sein Haus verkaufen. Sie sei sehr fleißig gewesen und habe sich eigentlich tapfer geschlagen, nur ihre arme Emma ...

Falldarstellung 5: Mick (9 Monate)

Frau B. war nicht nur durch die Erkrankung des kleinen Mick überlastet. Sie hatte auch noch eine sehr selbstbewusste vierjährige Tochter. In der ersten halben Stunde des Aufnahmegesprächs wurde klar: Diese Frau braucht nicht nur Hilfe für den kleinen Sohn, sondern auch Hilfe, um den Alltag überhaupt zu bewältigen. In den ersten Tagen saß Frau B. gefühlt immer auf gepackten Koffern und war nach unserem Eindruck drauf und dran, den vielen Aufgaben zu entfliehen. die wir ihr gestellt hatten. Gleichzeitig hatte sie aber so viel Hoffnung in die Therapie gesetzt, dass »Durchhalten« zu ihrem Mantra wurde. Frau B. hat es geschafft. Unsere Zusammenarbeit war nach wenigen Tagen schon vorbildlich. Gern erinnere ich mich an die Abendvisite, die ich immer während des Abendessens in der Patientenwohnung durchführte. Es stand jedes Mal eine Tasse Tee für mich auf dem einladend gedeckten Tisch, und ich konnte mich von den alltäglichen Fortschritten selbst überzeugen.

Mick wurde bei uns wegen einer schweren Neurodermitis mit eitriger Entzündung der Haut, dem Verdacht auf Nahrungsmittelallergien und Störungen des Schlafrhythmus stationär aufgenommen (vgl. Foto, Seite IV).

Der Kleine war das zweite Kind einer 43-jährigen Lehrerin und eines Redakteurs. Beide Eltern hatten eine atopische Vorgeschichte. Mick wurde nach unauffälliger Schwangerschaft wegen geburtsunfähiger Lage per Kaiserschnitt geboren. Er wurde voll gestillt. Im vierten Lebensmonat entwickelte sich Milchschorf, der wenige Wochen später in eine Neurodermitis mit heftigem Juckreiz überging. Im fünften Lebensmonat breiteten sich die Ekzemherde zunehmend über den ganzen Körper aus. Mick wurde daraufhin in der Universitäts-Kinderklinik ambulant vorgestellt. Nachdem die empfohlene Therapie zu keiner Besserung geführt hatte, das Kind kaum noch schlief und die Mutter völlig erschöpft war, wurde der Säugling dort stationär aufgenommen. Es wurde eine lokale Intervallbehandlung mit einer kortisonhaltigen Salbe eingeleitet, Laborbefunde wurden nicht erhoben. Eine eingehende Beratung, insbesondere in Bezug auf Nahrungsmittelunverträglichkeiten, wurde ebenso wenig angeboten wie eine psychotherapeutische Beratung.

Die äußerliche Therapie führte kurzzeitig zu einer Besserung. Wenig später trat die Dermatitis aber wieder heftiger auf als zuvor. Die Eltern suchten daraufhin noch zwei weitere niedergelassene Ärzte auf. Dort wurde der Verdacht auf eine Nahrungsmittelallergie geäußert, aber keine zuverlässige Diagnostik betrieben. Derweil schritt das Krankheitsbild fort. Da jeder Versuch einer Beikosteinführung scheiterte, wurde Mick Tag und Nacht gestillt.

Wir sahen am Aufnahmetag einen unruhigen, sich heftig kratzenden Säugling im hochakuten Schub einer völlig aus dem Ruder gelaufenen Neurodermitis: das Gesicht stark gerötet, bedeckt mit schmierig-nässenden, teilweise stark verkrusteten Ekzemherden an den Wangen, am Kinn, an den Schläfen, auf dem behaarten Kopf und hinter den Ohren. Stark gerötete, nässende Herde fanden sich auch an den Streckseiten der Extremitäten und im Windelbereich. Insgesamt waren 70 Prozent der Körperoberfläche betroffen.

Durch Abstriche von den Wangen und den Ohren wurden

massenhaft Bakterien des Typs Staphylococcus aureus und Streptokokken nachgewiesen. Das Körpergewicht und die Körpergröße waren mit 8300 Gramm und 69 Zentimetern normal. Die mikroökologische Untersuchung einer Stuhlprobe war auffällig: Die gesamte immunologisch bedeutsame Darmflora war stark reduziert. Das Wachstum der Lactobacillus Spezies lag unter der Nachweisgrenze.

Die Mutter war für jedermann leicht erkennbar der gesamten Situation nicht mehr gewachsen und zeigte bei der Aufnahme alle Merkmale einer schweren psychischen Erschöpfung. Auch bei den psychologischen Tests fanden sich bei der Mutter deutliche Hinweise auf völlige Erschöpfung. Der erhöhte Neurotizismuswert erklärte ihre emotionale Labilität, Empfindsamkeit, Erregbarkeit und die geringe Frustrationstoleranz. Die erkennbare Neigung zur depressiven Verstimmung verdeutlichte ihre Überforderung und ihre sehr begrenzte Fähigkeit zum strukturierten Handeln.

Schon die ersten Laborbefunde zeigten, dass Mick unter hochgradigen Allergien litt und auf keinen Fall weiter gestillt werden durfte. Das Gesamt-IgE als Ausdruck für die grundsätzliche Allergiebereitschaft war mit 2492 kU/l (normal 16 kU/l) stark erhöht. Wir mussten der Mutter dementsprechend zum sofortigen Abstillen raten und auf ein sogenanntes Hydrolysat, eine hypoallergene Flaschennahrung, umstellen. Ergänzend mussten wir hypoallergene Basis-Nahrungsmittel als Beikost einführen.

Das Abstillen mit Abpumpen, der schrittweise Wechsel auf Flaschennahrung und die Trennung der Schlafplätze von Mutter und Kind brachten eine deutliche Erleichterung. Nach Monaten konnte sie erstmals mehrere Stunden zusammenhängend schlafen.

Entsprechend der vorliegenden Befunde starteten wir auf der Grundlage der empfohlenen Basiskost und dem Hydrolysat Neocate infant® mit den Nahrungsmittelprovokationen.

Der Kleine reagierte sogar gegen die normalerweise hypoallergenen Basisnahrungsmittel. Inzwischen lagen die spezifischen IgE-Werte vor, und wir erkannten das Ausmaß der Allergien. Mick war gegen sämtliche Nahrungsmittel der Basiskost hochgradig sensibel. Vor allem gegen die Grundnahrungsmittel, wie Milch, Ei und Kartoffel, fanden sich spezifische IgE der höchsten RAST-Klassen.

NAHRUNGS-MITTEL	KU/L	KL. (1–6)
Nahrungsmittel-screening	> 100	
Eiklar	> 100	6
Kartoffel	> 100	6
Milcheiweiß	78,60	5
Eigelb	22,20	4
Truthahnfleisch	3,85	3
Dinkel	3,77	3
Roggenmehl	3,58	3
Weizenmehl	2,34	2
Lammfleisch	1,47	2
Hirse	1,32	2
Gerstenmehl	1,31	2
Weißkohl	1,10	2
Kürbis	1,08	2
Sellerie	1,01	2
Pastinake	0,76	2
Fenchel	0,74	2
Zucchini	0,88	2
Tomate	0,87	2
Blaubeere	0,86	2
Preiselbeere	0,80	2
Karotte	0,80	2
Hafermehl	0,50	1
Schweinefleisch	0,48	1
Reis	0,45	1
Quinoa	0,46	1
Apfel rot	> 0,35	1

NAHRUNGS-MITTEL	KU/L	KL. (1–6)
Johannisbrot	0,71	2
Rapssamen	0,71	2
Weintraube	0,67	1
Gurke	0,66	1
Spinat	0,65	1
Brokkoli	0,64	1
Grüne Bohnen	0,63	1
Blumenkohl	0,63	1
Melone	0,61	1
Olive	0,61	1
Avocado	0,60	1
Rote Beete	0,59	1
Senf	0,58	1
Mango	0,58	1
Forelle	0,55	1
Grüner Apfel	0,55	1
Seelachs	0,51	1
Hafermehl	0,50	1
Sojabohne	0,30	1
Süßkartoffel	0,27	(1)
Birne	0,22	(1)
Rindfleisch	0,20	(1)
Hühnerfleisch	0,18	(1)
Erdnuss	0,14	(1)
Runkelrübe	< 0,35	(1)
Porree	< 0,35	(1)
Rhabarber	< 0,35	(1)
Buchweizenmehl	0,34	(1)

In den Provokationstests reagierte Mick selbst auf grenzwertige Sensibilisierungen, die nur wenig über dem Normalwert lagen, sofort mit extremer Unruhe und starken Kratzanfällen. Wir testeten nun jedes Nahrungsmittel zunächst tropfenweise an der Haut und dann an den Lippen, und wenn das gut ging, teelöffelweise oral. Auf diese Weise ermittelten wir 20 Nahrungsmittel, die in geringer Menge und mit zeitlichem Abstand toleriert wurden.

Die Ekzemschübe, die mit diesen Tests einhergingen, behandelten wir zurückhaltend und ständig neu angepasst mit Ungt. emulsificans oder mit Bolus alba Lotio. Bei drohender Eiterung setzten wir lokal den Farbstoff Eosin ein. Nachts schützten wir Micks Gesicht stundenweise mit einem feucht-fetten Strumpfkopfverband. Entsprechend der infektiösen Gefährdung wuschen oder badeten wir Mick wöchentlich in Kaliumpermanganat-Lösungen, Schachtelhalm-Tee oder Balneum Hermal Plus. Außerdem erhielt der Junge wöchentlich eine Injektion unter die Haut mit zwei Immuntherapeutika, die die Antikörperbildung zur Abwehr der bakteriellen Hautinfektionen fördern sollten.

Wegen des auffälligen mikroökologischen Befundes leiteten wir bei Mick eine probiotische Behandlung mit Pro Symbioflor und Symbiolact Comp. Pur ein.

Nach Abschluss der Tests starteten wir eine orale Desensibilisierung nach dem Rotationsprinzip (OHS), ein Verfahren, das die normokalorische Nahrungszusammensetzung, das heißt die altersentsprechende Ernährung, ermöglicht. Der Anteil des Hydrolysats lag zuletzt bei 45 bis 50 Prozent der Gesamtnahrung. Wir mussten allerdings davon ausgehen, dass Mick auch unter der Rotationsdiät in nächster Zeit nicht völlig erscheinungsfrei sein würde.

Mick war sechs Wochen bei uns. Die beschriebene, wirksame medizinische Behandlung war eine vertrauensbildende Maßnahme, ohne die eine verhaltenstherapeutische Behandlung der Eltern nicht möglich ist. Damit möchte ich ausdrücken, dass wir gerade in den Fällen, in denen wir es mit schwer angeschlagenen Müttern oder Vätern zu tun hatten, nicht sofort mit der Verhaltenstherapie begannen, sondern mit den Maßnahmen, die zur Beruhigung der ganzen Situation beitrugen: überlegtes und strukturiertes medizinisches Handeln, Ordnung und Zeitmanagement. Das erfolgreiche Abstillen und die erfolgreiche Umstellung des Schlafverhaltens waren die entscheidenden Voraussetzungen für die Verhaltenstherapie.

Die Zusammenarbeit mit Micks Mutter war geradezu lehrbuchhaft. Frau B. konnte jede Empfehlung 1:1 umsetzen und überraschte mich ein ums andere Mal mit eigenen Ideen. So hatte sie eine Methode entwickelt, wie sie Mick aus einem Juckreiz-Kratz-Zyklus befreien konnte. Sie saß hinter ihm und streichelte die Innenseite seiner Arme. Mick schloss die Augen und beruhigte sich augenblicklich.

Verglichen mit der Ausgangssituation hatte sich sein Zustand erstaunlich gebessert. Mick war überwiegend gut gelaunt, interessiert, spielte und entwickelte sich auch grobmotorisch sehr erfreulich. Die Eltern hatten sich während dieser Zeit alle notwendigen Kenntnisse und Fähigkeiten angeeignet, übernahmen zusehends die Initiative und trafen eigenverantwortliche Entscheidungen.

Abschließend leiteten wir die spezifische sublinguale Immuntherapie (SSLIT) gegen die hochgradigen Nahrungsmittelallergien ein. Dieses von uns entwickelte Verfahren beschreibe ich im letzten Kapitel »Die Systemische Hyposensibilisierung«. Außerdem sollte die probiotische Behandlung entsprechend dem ausgehändigten Plan fortgesetzt und wöchentlich eine der Staphaureus- und Streptokokken-Nosoden subkutan injiziert werden. Die Behandlung des Restekzems sollte betont zurückhaltend mit den bisherigen Rezepturen erfolgen. Im Rahmen der ambulanten Nachsorge konnten sich die Eltern jederzeit bei uns melden.

Ein solches schwerkrankes Kind schickt man auch nach sechs Wochen nicht geheilt nach Hause. Dafür sind die Allergiebereitschaft zu hoch und die Reaktionen auf zu viele Nahrungsmittel erst durch langwierige Rotationen und spezifische Immuntherapien zu beheben. Aber nicht nur wir, sondern vor allem auch die Eltern sehen durch den Heilungsverlauf ein ganz helles Licht am Ende des Tunnels. Und mit dieser Hoffnung und dem guten Gefühl, selbst zu wissen, was man dazu beitragen kann, beziehungsweise jederzeit in der Klinik nachfragen zu können, fahren die Familien gestärkt nach Hause.

Die Prognose dieser schweren Verläufe mit vielen hochgradigen Allergien ist normalerweise eher ungünstig. In diesen Fällen ist der frühe Übergang in eine chronische Erkrankung fast immer absehbar. Umso mehr konnten wir uns über eine anhaltend positive Entwicklung freuen. Abgesehen von den altersentsprechend gehäuften Infekten, die bei ihm allerdings oft mit Atembeschwerden einhergingen, war der Kleine erstaunlich gesund. Die normale psychische Entwicklung ist nach meiner Erfahrung das wichtigste Beurteilungskriterium.

Ein Jahr nach dem Aufenthalt in unserer Klinik schrieb mir die Mutter, wie sich Mick entwickelt hatte:

»Mick geht es richtig gut. Er ist ein weiterhin zufriedener und abenteuerlustiger Junge, der eine augenscheinlich positive Wirkung auf seine Mitmenschen hat. Kinder und Erwachsene sind gern in seiner Nähe und man kann wirklich viel Spaß mit ihm haben. Er grenzt sich jedoch auch ab und zeigt deutlich, was er will und was er dringend braucht, und er kann auch sehr gut für sich alleine sein und spielen. Das Tanzen ist weiterhin seine Leidenschaft, und kleine Instrumente werden von ihm begeistert und erfolgreich genutzt. Überhaupt ist auffällig, wie genau und schnell er Dinge beobachtet und nachmacht. Auch Spiele in der Gruppe begreift er fix und tanzt besonders gern Tanz-Sing-Spiele aktiv mit. Seine Entwicklung macht uns allen viel Freude.«

Falldarstellung 6: Olaf F. (1,5 Jahre)

Frau F. (35) saß mit ihrem Sohn auf dem Schoß noch keine zwei Minuten vor mir, als ihre Augen feucht wurden und sie verschämt den Kopf schüttelte. Ich hatte sie nur willkommen geheißen und uns eine gute Zusammenarbeit gewünscht. Sie beruhigte sich rasch und meinte, ich solle das nicht persönlich nehmen. Sie habe schon so viel Gutes über uns gelesen und glaube ... Der Rest endete erneut mit tränenerstickter Stimme. Olaf umschlang seine schluchzende Mama und fing auch an zu weinen. Frau F. bemerkte offenbar meinen besorgten Gesichtsausdruck und meinte, ich solle mir bitte keine Sorgen machen, hier sei alles in Ordnung, das mit der Weinerei sei bei ihr normal. Sie sei seit zehn Jahren in psychotherapeutischer Behandlung. Der letzte Psychiater habe schon nach 15 Minuten aufgegeben und gesagt, dass er sie nicht behandeln könne, wenn sie dauernd weint.

Frau F. war seit Monaten krankgeschrieben und konnte sich auch nicht vorstellen, jemals wieder ihrem Beruf nachzugehen. Was soll man mit einer ständig in Tränen aufgelösten Krankenschwester anfangen? Sie habe mittlerweile auch kein Interesse mehr an einer beruflichen Tätigkeit.

Olaf war Frau F.s einziges Kind. Sie und ihr Mann (32), ein leitender Angestellter, waren beide atopisch veranlagt und im Kindesalter an Neurodermitis erkrankt.

Bei Olaf entwickelte sich das Ekzem im dritten Lebensmonat und wurde immer schlimmer. Die Allergiediagnostik war unauffällig. Frau F. stillte vorsorglich bis zum 15. Monat. Die Behandlung der Haut mit verschiedenen Cremes und Salben änderte wenig. Versuche mit pflanzlichen Arzneimitteln halfen ebenso wenig wie die Osteopathie.

Olaf war am Aufnahmetag nicht von seiner Mutter zu trennen, eine ordentliche Untersuchung war kaum möglich. Er litt unter einem typischen Säuglings- beziehungsweise Kleinkindekzem im Gesicht, vor allem an den Wangen und am Kinn, und an Ekzemen

an den Fingerkuppen (vgl. Foto auf Seite VII). Nur zehn Prozent der Körperoberfläche waren betroffen. Ein Hautabstrich von der Wange ergab den Nachweis von massenhaften Bakterien des Typs Staphylococcus aureus. In einer Stuhlprobe fanden sich vermehrt Clostridien. Die schützende Darmflora war verringert. Es bestand insofern ein immunologisches Ungleichgewicht.
Die gesamte Allergiediagnostik verlief negativ. Auch Tomate und Spinat, die im Verdacht standen, unverträglich zu sein, ergaben bei der Provokation keine Reaktionen.

Die routinemäßige testpsychologische Untersuchung der Mutter zeigte einen stark erhöhten Neurotizismuswert, das heißt emotionale Labilität mit erhöhter Erregbarkeit, Empfindlichkeit, Anspannung und Stressanfälligkeit, eine deutlich verringerte Frustrationstoleranz und eine erhöhte Neigung zum esoterischen Denken. Ansonsten neigte sie zur Gefügigkeit und Durchlässigkeit.
  Der Vater war lebensunzufrieden mit geringer Leistungsorientierung und wenig Kontrolle. Auch sein Neurotizismuswert war erhöht: Er war emotional labil und introvertiert mit Tendenz zur Isolierung. Auch er neigte zum übersinnlichen Denken.

Olaf litt unter einer mittelschweren Neurodermitis vorzugsweise in der unteren Gesichtshälfte und an den Fingern beider Hände. Der Eineinhalbjährige zeigte deutliche psychische Verhaltensstörungen. Er war anfangs kaum von der Mutter zu trennen. Jede Trennung oder die geringste Verweigerung führten zu lang anhaltenden Schreiattacken. Sein Verhalten wechselte zwischen babyhaft regressiv und aggressiv. Sein Schlafverhalten und das der Eltern, vor allem der Mutter, waren schwer gestört.
  Die Hautverletzungen zog er sich nicht durch Kratzen zu. Tagsüber sahen wir ihn jedenfalls nie kratzen. Die Verletzungen, die wir am Morgen behandeln mussten, brachte er sich am Abend und am frühen Morgen bei. Dazu bohrte er das Gesicht in das Kopfkissen und rieb sein Gesicht so intensiv und so lange, bis das

Kissen blutverschmiert war. Dieses Verhalten erinnerte mich an die stereotypen Schüttel- und Schleuderbewegungen bei seelisch gestörten Kleinkindern. Der Zusammenhang zwischen unbewussten und bewussten Erregungszuständen war eindeutig. Allergische Ursachen gab es nicht.

Die dermatologische Behandlung beschränkten wir auf eine schonende Behandlung mit natürlichen Substanzen. Infektiöse Herde behandelten wir kurzzeitig bakeriostatisch, die trockenen Hautveränderungen mit Bolus alba ol olivarum und die aufgekratzten Areale mit Bolus alba Dexpanthenol. Auf eine wasserbindende Dauerbehandlung konnten wir verzichten, ebenso wie auf Wirkstoffe wie topische Glukokortikosteroide und Calcineurinantagonisten oder H1-Antihistaminika. Mit der fortschreitenden Beruhigung des Kindes besserte sich sein Hautbild. Wir haben die Mutter in unsere Behandlungsprinzipien eingeführt.

Wegen des auffälligen Stuhlbefundes haben wir eine probiotische Behandlung eingeleitet. Die Ernährung des Jungen sollte sich so weit wie möglich an einer »altersgemäßen optimalen Mischkost« orientieren. Den Eltern wurde Informationsmaterial über »Altersgemäße Lebensmittelverzehrmengen in der optimalen Mischkost« ausgehändigt. Außerdem empfahlen wir, scharfe und reizende Gewürze (Pfeffer, Paprika, Curry, Muskat etc.) und Zitrusfrüchte nur bedingt einzusetzen. Die Nahrungsmittel sollten arm an Zusatzstoffen und möglichst naturbelassen sein.

Unsere Behandlung konzentrierte sich mehr auf die Mutter. Ohne ihre Stabilisierung würden wir bei Olaf nichts erreichen und nur jeden Morgen das behandeln, was er sich am Abend oder am Morgen zugefügt hatte. Nachdem zehn Jahre Psychotherapie zu keiner Besserung geführt hatten, standen unsere Chancen für eine durchgreifende und nachhaltig wirksame Stabilisierung eher ungünstig. Diese Aufgabe sprengte eigentlich unseren Behandlungsauftrag und überstieg unsere therapeutischen Möglichkeiten. Wir waren im Glauben gewesen, es handle sich nur um Olafs Neurodermitis. Auf der anderen Seite war Frau F. mit Olaf aus circa 1000 Kilometern angereist und hatte ihre ganzen Hoffnungen auf diesen Klinikaufenthalt gesetzt. Ich entschied mich deshalb für einen Therapieversuch.

Das, was in den darauffolgenden Wochen geschah, grenzte an ein Wunder. Entgegen allen Erwartungen gelang uns nach einer mehrtägigen kognitiven Vorbereitung eine systematische Hyposensibilisierung mit erstaunlichem Ergebnis. Wir hatten Frau F. klargemacht, dass der Weg zu Olafs Gesundung nur über ihre Stabilisierung vorstellbar sei.

Seine Mutter verstand, dass Olaf mit ihr litt, sich schuldig fühlte und mit dieser Situation hoffnungslos überfordert war. Ihr war klar geworden, dass sie ihren Sohn von dieser Verantwortung befreien musste. Und das war die entscheidende und motivierende Einsicht. Sie ließ sich auf eine sehr intensive Therapie ein, die eigentlich über das übliche, zumutbare Maß hinausging.

Wir skalierten die Situationen, Zeichen und Signale, die bei ihr zu depressiven Schüben und zum unwillkürlichen Weinen führten. Wir erarbeiteten dann der Reihe nach alternative Gedankenmodelle, die zu anderen, verträglicheren Empfindungen führten. Die eingeleitete psychotherapeutische Desensibilisierung zeigte eine außergewöhnlich gute Wirkung. Frau F. stabilisierte sich zusehends, sodass wir sie auch für eine kindbezogene Verhaltenstherapie gewinnen konnten.

In der letzten Woche war auch Olafs Vater anwesend. Wir erarbeiteten ein einvernehmliches familiäres Regelwerk, die Strukturierung der Tagesabläufe und die Etablierung eines autoritativen Erziehungsstils zur Förderung der Selbstständigkeit und der Individualisierung des Kindes. Die Eltern erlernten Fertigkeiten zur Förderung des assoziativen Lernens durch positive Verstärkung und die Nichtbeachtung von unangemessenen Forderungen und Verhaltensweisen, beispielsweise bei regressivem, nicht altersgerechtem Verhalten. Sie vermieden zukünftig Über- oder Unterforderung durch realistische, an den Entwicklungsstand des Kindes angepasste Anforderungen und Aufgaben.

Beide Eltern konnten die erzieherischen Empfehlungen sehr gut umsetzen und haben sich aktiv beteiligt, was sich schon nach dieser relativ kurzen Behandlungszeit in vielerlei Hinsicht sehr positiv ausgewirkt hat. Frau F. erschien auch ihrem Mann wie ausgewechselt. Sie weinte überhaupt nicht mehr. Ihr ganzes Auftreten und ihre Körperhaltung strahlten jetzt gleichzeitig Selbstbewusstsein und Gelassenheit aus. Wir konnten den Jungen und seine Eltern in insgesamt deutlich stabilerer Verfassung entlassen.

4. Gruppe: Die Schwierigen

Hauptmerkmale der Eltern: testpsychologisch erkennbare psychische Störungen, emotionale Instabilität, Konfliktanfälligkeit, eingeschränkte Kooperationsfähigkeit

Bei dieser Gruppe handelt es sich um Verläufe, die mir zunehmend große Sorgen bereiten. Die Zahl der Fälle, bei denen wir es entweder mit schwer gestörten Familien und/oder mit psychisch kranken Eltern zu tun haben, nimmt seit Jahren zu. Diese Beobachtungen decken sich mit den zahlreichen epidemiologischen Untersuchungen der großen Forschungsinstitute und der Krankenkassen. Die Zahl der behandlungsnotwendigen psychischen Störungen und die damit verbundenen Fehlzeiten haben sich nach Angaben der Krankenversicherungen innerhalb der letzten zehn Jahre um 80 bis 100 Prozent erhöht! Bei diesen Eltern ging es um soziale Konflikte, die in schwere psychische Krisen übergegangen waren. Diese Eltern haben oft jahrelange Psychotherapien hinter sich. Sie erwecken zunächst den Eindruck der psychischen und sozialen Stabilität. Sie treten ausgesprochen selbstbewusst auf und versichern, das Kind stets ordnungsgemäß versorgt zu haben. Auf den geringsten Zweifel reagieren sie erregt und aggressiv. Diese Eltern verbauen sich oft jeden Weg zurück zu einem kooperativen Miteinander. Unversehens stehen die Mütter im Mittelpunkt und erfordern die gesamte therapeutische Aufmerksamkeit. Eine einzige psychisch kranke Mutter kann einen Therapiebetrieb massiv stören. Die nachfolgenden Fallbeschreibungen veranschaulichen diese Probleme und die sehr begrenzten therapeutischen Möglichkeiten.

Falldarstellung 7: Katharina (11 Monate)

Was für eine Bilderbuchfamilie! Aber nicht jedes Buch hat ein Happy End.
Die 37-jährige, selbst atopisch veranlagte Erzieherin Claudia K. kam mit ihrer elf Monate alten Tochter Katharina zu uns. Katharina wurde noch gestillt. Die Mutter zeigte sich zunächst betont ruhig und kontrolliert. Sie unterstützte aktiv die allergologischen Untersuchungen. Frau K. verfügte über umfangreiche medizinische Erfahrungen und Kenntnisse. Von Beginn an ließ sie durchblicken, dass sie Ärzten und Psychotherapeuten kritisch gegenüberstehe. Katharina litt zweifellos unter einer heftigen Neurodermitis und unter Allergien, sodass wir von einer langen Odyssee der Familie ausgegangen waren, die bei Frau K. zu dieser Haltung geführt hatte. In Bezug auf die Bereitschaft, sich einzulassen, unterschied sich Frau K. aber von diesen Eltern nach wenigen Tagen merklich. Als sich erhebliche Nahrungsmittelallergien bei Katharina herausstellten und über die weitere Vorgehensweise gesprochen werden musste, lenkte sie unsere Aufmerksamkeit auf den Vater, der ihrer Meinung nach erheblich zu der Erkrankung beitrug. Wir versprachen, mit dem Vater, dessen Besuch bevorstand, ausführlich zu sprechen, und erklärten der Mutter, dass beim Nachweis von Nahrungsmittelallergien dieses Ausmaßes das Abstillen und die Umstellung auf eine hypoallergene Säuglingsmilch die beste Lösung seien. Nach elfmonatigem Stillen müsse sie sich keine Sorgen machen. Die Mutter wandte erneut ein, dass sie die Ursache mehr in der Person des Vaters sehe, für den sie inzwischen keinerlei Zuneigung mehr verspüre.

Zunächst zögernd willigte sie in unsere Behandlungsvorschläge ein. Es sollten auf der Basis der hypoallergenen Flaschennahrung sogenannte placebogeprüfte Nahrungsmittelprovokationen durchgeführt werden, um auf diesem Weg eine verträgliche Beikost zu finden und den Nahrungsaufbau einzuleiten. Die Mutter ließ uns im Glauben, sie habe abgestillt, und wir wunderten uns, dass Katharina nach acht Tagen hartnäckig selbst kleinste Mengen Breinahrung verweigerte. In diesen Fällen bieten wir die Beratung und die Hilfe einer Krankenschwester oder Erzieherin an, was Frau K. aber ohne jede Kompromissbereitschaft ablehnte.

Inzwischen war der Vater angereist, ein ruhiger, freundlicher Diplom-Ingenieur. Seine testpsychologischen Untersuchungen und die biografische Anamnese ergaben optimale Ergebnisse, es fanden sich bei ihm keinerlei Hinweise auf psychische Instabilität.

Dagegen hatten die biografische Anamnese und die testpsychologischen Untersuchungen der Mutter inzwischen außergewöhnliche Belastungen in der Kindheit und mehrjährige Psychotherapien ergeben. Testpsychologisch zeigte sie sehr auffällige Ergebnisse mit deutlichen Hinweisen auf erhebliche psychische Störungen. Ihre Ehe bezeichnete Frau K. als schwer gestört. Ihrem Mann war sie offenbar geradezu feindlich gesinnt. Sie ließ durchblicken, dass sie vor allem ihn für die Krankheit ihrer Tochter verantwortlich mache.

In den Teambesprechungen wurde klar, dass Frau K. ständig danach trachtete, die Mitarbeiter gegeneinander auszuspielen. Sie suchte nach Schwachstellen im klinischen Alltag und versuchte, die anderen Mütter aufzuwiegeln. Sie hatte heimlich weitergestillt, sodass die durchgeführten Untersuchungen wertlos waren.

Uns wurde dann klar, dass wir die Situation zu spät erkannt hatten, nämlich zu einem Zeitpunkt, als diese Frau sich längst im Abwehrmodus befand und für unsere Empfehlungen nicht mehr zugänglich war.

Dieser Verlauf zeigt, wie wichtig es ist, die jeweilige Situation rasch und richtig zu beurteilen. Der Arzt oder Therapeut muss zu jedem Zeitpunkt die Reaktion des hilfesuchenden Patienten verstehen und darf nicht zum Konfliktpartner werden. Das heißt, der berufliche Helfer muss seine Grenzen kennen. Wenn der psychotherapeutische oder psychiatrische Behandlungsbedarf der Eltern den gesetzten Rahmen sprengt, besteht keine Behandlungsmöglichkeit des Kindes. Für die Behandlung eines Säuglings oder Kleinstkindes ist die Mutter unverzichtbar.

Wenn die Familien auseinanderbrechen

Die Eltern neurodermitiskranker Kinder bemühen sich zwar mehrheitlich um ein harmonisches Eheleben, die Beziehungen geraten aber wegen der oft zu stark voneinander abweichenden Auffassungen in Versorgungs- und Erziehungsfragen nicht selten in eine bedrohliche Schieflage. Wie tiefgreifend die Beziehungskrise ist, erfuhren wir oft sehr spät. Beziehungskonflikte haben für die sensiblen, an einer Atopie erkrankten Kinder nach meinen Erfahrungen schwerere Folgen, als heute allgemein angenommen wird. Die Kinder sollen das lädierte Ego der Eltern heilen und ihnen die Liebe und Zuneigung schenken, die sie verloren haben.

Die nachfolgende Falldarstellung beschreibt die typischen Probleme, die sich nach einer gescheiterten Partnerschaft ergeben. Eine geordnete Behandlung des Kindes erscheint oft unmöglich, weil sich die Ereignisse fast täglich überschlagen und die Konfliktpartner nicht zur Ruhe kommen.

Die Eltern haben das Recht auf den Einblick in die Krankenakte. Findet ein Elternteil eine einzige Bemerkung, die auf Parteinahme hinweist, findet man sich unversehens in einen familiengerichtlichen Streitfall verwickelt. Ich wurde von Vätern bedroht, weil sie den Eindruck hatten, ich hätte mich einseitig für die Interessen der Mütter eingesetzt.

Man bemüht sich weiter um Neutralität, was wiederum die Mutter erregt, die sich für die Sorge- und Besuchsrechtsauseinandersetzungen Hilfe und Unterstützung von der Klinik erhofft hatte. Kein noch so einfühlsames Gespräch kann zur Beruhigung beitragen, und wir können uns nur bemühen, die Wunden zu heilen, die sich die Kinder unter dem Eindruck dieser Dramen nachts zufügen.

Falldarstellung 8: Carlo (9 Monate)

Carlo hatte seine Mutter voll im Griff – und damit den Platz auf ihrer Hüfte gepachtet. Sie hätte ihn so gern mal abgelegt, um zu sich selbst zu kommen. Doch schon der Gedanke daran bereitete ihr ein schlechtes Gewissen. So war sie ständig hin- und hergerissen und weinte ebenso viel wie ihr Sohn.

Der neun Monate alte, neurodermitiskranke Carlo wurde mit seiner Mutter, der 34-jährigen Logopädin Svenja S., bei uns aufgenommen. Der Vater, ein Gartenbauingenieur, war nach Auskunft der Mutter selbst atopisch veranlagt und befand sich seit Längerem in psychotherapeutischer Behandlung. Drei Monate nach der Geburt hatte sich Frau S. von ihrem Partner getrennt. Seither hieß Carlos Vater nur noch »Herr L.«. Frau S. hatte wegen einer depressiven Episode nach der Geburt früh abgestillt. Sie galt testpsychologisch und klinisch betrachtet nach wie vor als psychisch gestört: hypersensibel mit deutlich erhöhtem Neurotizismus, erhöhte Rigidität, isoliert, geringe Frustrationstoleranz, depressiv, zwanghaft, erhöht erregbar, unbeherrscht, angespannt, unzufrieden, selbstbezogen.

Der Vater hatte für ein verlängertes Wochenende seinen Besuch angekündigt. Zunächst verlief alles ruhig. Wir konnten mit dem Vater Gespräche führen. Er gab bereitwillig Auskunft und willigte sogar in testpsychologische Untersuchungen ein. Die Ergebnisse unterschieden sich kaum von der seiner Konfliktpartnerin: geringes Selbstwertgefühl, hypersensibel mit erhöhtem Neurotizismus, emotional labil, geringe Frustrationstoleranz, unzufrieden, gehemmt, erregbar, angespannt und überfordert.

Obwohl wir beide Elternteile eindringlich gebeten hatten, im Interesse des Kindes auf Streitigkeiten zu verzichten, eskalierte der Besuch zu einer wütenden, für Frau S. tränenreichen Auseinandersetzung. Carlos Zustand verschlechterte sich darunter sichtbar. Frau S. war in der verbleibenden Zeit nicht in der Lage, Carlo in der therapiefreien Zeit zu versorgen, geschweige denn, sich aktiv an der Behandlung zu beteiligen. Sie weinte viel, und Carlos Zustand verschlechterte sich von Tag zu Tag.

Frau S. bat mich am Ende um einen Arztbericht, mit dem das Besuchsrecht des Vaters ausgesetzt beziehungsweise stark eingeschränkt werden sollte. Unversehens befand ich mich im Mittelpunkt dieses Interessenkonflikts. Sollte ich einseitig das Besuchsrecht zugunsten der Mutter einschränken, weil sich der Elternkonflikt ungünstig auf den Verlauf der Krankheit auswirkt? Und das in Kenntnis der Tatsache, dass die Mutter selbst nur sehr eingeschränkt in der Lage war, das Kind ordnungsgemäß zu versorgen?

Ich verfasste einen Bericht und empfahl dringend eine familiengerichtliche Entscheidung über das Sorgerecht und die psychotherapeutische Behandlung beider Eltern. Ein knappes Jahr nach diesem Bericht ist nichts geschehen. Die Konfliktpartner bekriegen sich unverändert über ihre Anwälte.

5. Gruppe: Die für Logik und Plausibilität Unzugänglichen

Hauptmerkmale der Eltern: unerreichbar, rein triebgesteuert, für logische und plausible Erklärungen nicht zugänglich, keine Gesprächsbereitschaft

Bei den Eltern dieser Fall-Gruppe beschränken sich die Vorgespräche auf das Wesentliche. Die Vorabinformationen, die wir von ihnen erhalten, sind eher spärlich. Bei den vorausgehenden Telefongesprächen geht es eigentlich nur um logistische und organisatorische Details. Es handelt sich bei dieser Eltern-Gruppe immer um intelligente, selbstbewusst erscheinende Mütter, die mit ihrem Kind zur Aufnahme kommen oder gebracht werden. Der Vater ist in aller Regel beruflich unabkömmlich. Diese Frauen sind mit 38 bis 43 Jahren älter als die vorher beschriebenen. Die Kinder dieser Elterngruppe sind oft Nachkömmlinge. Die Mütter sitzen ernst und zurückhaltend vor mir, ihre Vorbehalte und ihr Misstrauen sind spürbar. Die Kinder schreien meist schon, wenn sie aus dem Auto steigen, sind kaum zu beruhigen, und eine Untersuchung ist kaum durchführbar. Während ich mich um ein Gespräch bemühe, streicheln und liebkosen die Mütter das sich eng an sie schmiegende Kind. Während ich die bevorstehenden diagnostischen Schritte beschreibe, beginnen viele demonstrativ zu stillen.

Das Kernproblem besteht darin, dass diese Frauen nur noch ihren mütterlichen Triebimpulsen und Instinkten folgen. Ich hatte oft den Eindruck, dass sie für mich nicht erreichbar waren und dass jedes Wort, jede Geste oder Handlung als feindlich betrachtet wurde. Jene Frauen genießen oft die letzte Mutterschaft und neigen dazu, die enge Beziehung zu ihrem Kind zu verlängern. Sie können nicht auf die damit verbundenen Gefühle verzichten. Und alle geben ihnen recht. Überall können sie es nachlesen, und jeder sagt ihnen: »Du hast recht, das ist doch die normalste Sache der Welt.«

Manchmal ist es aber auch so, dass sie sich selbst an eine unschöne frühe Kindheit erinnern und ihren Kindern ein ähnliches Schicksal ersparen wollen.

Falldarstellung 9: Stefan (4,5 Jahre)

Man sah ihn nicht, aber hörte ihn umso lauter. Stefan schrie schon, bevor er überhaupt das erste Mal durch unsere Tür kam. Auf dem Arm der Mutter war eine Unterhaltung unmöglich, und ihn von der Mutter zu trennen, ebenfalls. Er wurde pausenlos getragen. Und wenn sie das nicht tat oder von Stefan etwas verlangte, was der nicht wollte, schrie er unter Umständen stundenlang. Und das am ersten Tag noch vor der Aufnahmeuntersuchung. Etwas Vergleichbares hatte ich noch nie erlebt und mir schwante Übles. Es lagen offenbar drei extrem anstrengende Wochen mit nervenaufreibenden Diskussionen über die Zusammenhänge der Mutter-Kind-Interaktion mit Entwicklungsstörungen vor mir. In dieser Situation fragte ich mich das erste Mal ernsthaft, warum ich mir das antat.

Die zweiundvierzigjährige, selbst atopisch veranlagte Mutter kam mit zweien ihrer drei Kinder zur stationären Aufnahme zu uns: mit ihrem viereinhalbjährigen, jüngsten Sohn Stefan und seiner zwei Jahre älteren Schwester Sofie. Beide litten an Neurodermitis. Stefan war deutlich stärker betroffen und hatte schon drei stationäre Behandlungen hinter sich, die letzte hatte erst drei Monate zuvor stattgefunden. Die bisherige Behandlung war überwiegend »alternativ«. Ein Jahr lang wurden mit einem Bioresonanzgerät Allergien »diagnostiziert« und wöchentlich für 250 Euro »gelöscht«.

Der Viereinhalbjährige lag bei der Vorstellung in unserer Klinik auf dem Schoß der Mutter und suchte ihre Brust, obwohl er schon vor Monaten abgestillt worden war. Sie sei eigentlich ganz zufrieden mit dem Verlauf seiner Krankheit und möchte auch nichts grundsätzlich ändern, erklärte uns die Mutter. Die bisherigen zahlreichen Ratschläge hätten auch nie etwas geändert.

Die Untersuchungssituation vermittelte dann einen ersten Eindruck von den tatsächlichen Verhältnissen: Der Bitte des Arztes folgend, trug die Mutter den Vierjährigen zur gegenüberstehenden Wickelkommode, die eigentlich der Untersuchung von Säuglingen diente. An eine geordnete Untersuchung war nicht zu denken, der Junge klammerte sich wimmernd und schreiend an die Mutter, die ihn streichelte und küsste. Die Mutter meinte, der Arzt sollte den Kleinen nicht anfassen. Sie schien der Situation nur sehr eingeschränkt gewachsen und konnte selbst auf einfache rationale Argumente und Empfehlungen nicht eingehen. Auf der anderen Seite wollte sie aber endlich wissen, was ihrem Kind eigentlich genau fehlte. In einem ausführlichen Gespräch erklärte ihr einer der Ärzte die Systematik der allergologischen Diagnostik: dass allen Untersuchungen zunächst die Anamneseerhebung vorausgehe und wie sich die verschiedenen Methoden unterscheiden. Er versprach ihr, dass nichts ohne ihr aktives Mitwirken geschehe.

Frau R. aber ließ sich im Weiteren durch nichts und niemanden von ihrem Stefan trennen. Der quittierte den geringsten Versuch einer Trennung von der Mutter mit hochgradiger Erregung, anhaltendem Schreien und hemmungslosen Kratzattacken. Stefan schrie auch außerhalb der Sprechstunden wegen der geringsten Anlässe stundenlang. Sprach ich die Mutter darauf an, meinte sie, das wäre doch nicht so schlimm, daran hätte sie sich gewöhnt.

Das Verhalten dieser Frau stand im krassen Widerspruch zu ihren intellektuellen Fähigkeiten. Obwohl sie die Folgen ihres eigenen Verhaltens, die wir ihr nach und nach klarmachten, einsah und die therapeutische Notwendigkeit akzeptierte, sah sie sich außerstande, an ihrem Verhalten etwas zu ändern. Bei einem Gespräch gestand sie sogar, dass diese Entwicklung sicher etwas mit ihr zu tun hätte. Sie wäre in erster Linie Mutter und hätte das Muttersein immer ihrem Beruf übergeordnet. Diese Eigenschaft hätte sie von ihrer eigenen Mutter übernommen, die genauso eine »Übermutter« gewesen war. Da Stefan nach Absprache mit dem Ehemann das letzte Kind sein sollte, wollte sie an diesem Zustand so lange wie möglich festhalten. Das Stillen hatte für sie ganz sicher eine gewisse libidinöse Bedeutung.

Mit beträchtlichem psychotherapeutischem Aufwand gelang es uns, innerhalb von 14 Tagen diese Symbiose zwischen Mutter und Kind zu lösen. Der Junge ging allein in die Kinderbetreuung und verhielt sich dort zunehmend altersentsprechend. Sobald die Mutter in seine Nähe kam, verfiel er wieder in die alten Verhaltensmuster. Diese Phasen wurden immer kürzer, weil die Mutter inzwischen in der Lage war, diese eingeschliffene Art der Kommunikation abzulehnen. Nach drei Wochen schlief Stefan in seinem eigenen Bett und kooperierte überwiegend gut, beispielsweise bei den Gaben der Nahrungsmittelprovokationen. Die Kratzattacken beschränkten sich nur noch auf Phasen, in denen er mit der Mutter um seine alten Gewohnheitsrechte kämpfte. Stefan konnte sowohl in körperlich besserem Zustand als auch mit annäherungsweise altersentsprechendem Verhalten entlassen werden.

Falldarstellung 10: Dimitri (9 Monate)

Ich habe Frau G. nicht erreicht. So fühlt sich Ohnmacht an.

Wir alle waren wie vor den Kopf gestoßen, als die Laborergebnisse vorlagen. Ein 66-fach erhöhtes Gesamt-IgE, mit dem Hinweis auf höchstgradige Allergien von Nahrungsmitteln und inhalativen Allergenen.

Der neun Monate alte Dimitri wurde mit seiner Mutter, der 39-jährigen Elena G., wegen Neurodermitis und des Verdachts auf Nahrungsmittelallergien stationär in unserer Klinik aufgenommen. Wenige Wochen zuvor hatte sich das Ekzem über seinen ganzen Körper ausgebreitet, sodass eine mehrwöchige lokale Kortisonbehandlung durchgeführt werden musste. Dabei hatte sich das Hautbild gebessert. Die Mutter hatte uns vor der Aufnahme in unserer Klinik ein tabellarisches Verlaufsprotokoll und Fotos geschickt.

Frau G. war studierte Industriedesignerin. Als sie heiratete und zwei Kinder bekam, arbeitete sie nur noch freiberuflich. Ihr Ehemann war als Redakteur bei einer größeren Tageszeitung angestellt.

Die Mutter fiel nach ihrer Ankunft sofort durch ihr übertrieben mütterliches Verhalten auf. Sie trug den Kleinen ständig auf dem Arm, küsste und herzte das Kind im Minutenabstand und ließ es im 20-Minuten-Takt – bevorzugt während der Sprechstunde oder der Visiten – an der Brust nuckeln. Sie wünschte eine vollständige Allergiediagnostik und gestattete auch die Blutentnahme, untersagte uns allerdings nachdrücklich, Dimitri in irgendeiner Weise dabei festzuhalten.

Die Ergebnisse der serologischen Untersuchungen waren auch für uns schockierend: Dimitri hatte ein Gesamt-IgE von mehr als 6000 kU/l (normal ist < 90 kU/l) und höchstgradige Allergien gegen nahezu alle für die Kindesernährung essenziellen Nahrungsmittel. Wir mussten in diesem Fall das Abstillen und die Umstellung auf eine hypoallergene Säuglingsmilch sowie den kontrollierten Nahrungsaufbau empfehlen. Wir klärten Frau G. ausführlich über die Risiken anaphylaktischer Reaktionen auf. Während ich Frau G. dies erklärte, saß sie vor mir auf dem Fußboden und ließ Dimitri an der Brust nuckeln. Dabei erschien sie mir irgendwie abwesend. Unvermittelt meinte sie, das käme für sie nicht in Betracht. Sie ließ keines meiner absolut plausiblen Argumente gelten und erklärte mir, sie würde mit diesen Risiken leben; bei ihr zu Hause hätte ein Nachbarkind auch Allergien, die Mutter hätte dafür ständig Spritzen bei sich. Frau G. eröffnete mir dann, sie würde am nächsten Tag die Behandlung abbrechen und nach Hause fahren. Ich habe nie wieder von ihr und ihrem Kind gehört.

Falldarstellung 11: Emil (2,5 Jahre)

Frau B. und Emil mussten vom Bahnhof abgeholt werden. Der schreiende Junge auf dem Arm der Mutter wollte dort unter keinen Umständen in das Auto einsteigen und riss während der Fahrt sogar die Autotür auf. Die Fahrerin hat heute noch Angst, Patienten vom Bahnhof abzuholen, so tief sitzt der Schreck.

Frau B. war bereit, alle Untersuchungen durchführen zu lassen, nur durfte das Kind dabei nicht angefasst werden. Die Mutter selbst war eigentlich auch nicht in der Lage, das Kind anders anzufassen, als es in Liebe zu hüllen. Alles, was gegen den Willen des Kindes war, eigentlich alles, war tabu.

Frau B., 41 Jahre alt, war Gymnasiallehrerin für Mathematik und Physik, Mutter von drei Kindern und selbst atopisch veranlagt. Ihr drittes Kind, ein Junge, entwickelte im vierten Lebensmonat eine Neurodermitis.

Wir erhielten kaum Vorabinformationen, obwohl das Kind wegen der Schwere der Erkrankung für eine Krankenhausbehandlung eingewiesen wurde. Bereits bei unserem Versuch einer Aufnahmeuntersuchung bot Emil das Bild eines schwer gestörten Kleinkindes. Der Junge war nicht von seiner Mutter zu trennen, klebte förmlich an ihr und verfiel in lautes Geschrei, sobald man versuchte, ihn ein wenig von der Mutter zu lösen. Als der Arzt das Kind berührte und meinte, das müsste er doch ertragen, es gäbe nun mal Situationen, in denen das unvermeidbar wäre, schob die Mutter den Arzt mit der Bemerkung beiseite, ihr Sohn müsse überhaupt nichts ertragen. An eine geordnete Untersuchung oder Blutentnahme war so nicht zu denken.

Wurde Emil nicht beachtet, schlief er wie ein Säugling auf dem Schoß der Mutter ein. Frau B. konnte sich dann sehr ruhig und vernünftig äußern. Ich bemühte mich, ihr die entwicklungspsychologischen Zusammenhänge zu erklären, und machte sie darauf aufmerksam, dass ihre enge Bindung zu ihrem Kind für dessen Krankheit bedeutsame Folgen haben könnte.

»Sie haben wahrscheinlich recht«, meinte Frau B., »alles, was Sie sagen, ist logisch und plausibel, aber ich kann nicht anders!«

Wir erfuhren, dass sie als Kind früh von der Mutter getrennt worden war und sie ihre Kindheit in schlimmer Erinnerung hätte. Die Behandlung musste leider abgebrochen werden, weil sich uns keinerlei Möglichkeit für eine geordnete Diagnostik und Therapie bot.

FAZIT

Die Mehrzahl der Eltern neurodermitiskranker Kinder sind sozial stabile Angehörige der gehobenen Mittelschicht mit gehobener Bildung: freundlich, höflich, kontrolliert, selbstbewusst, umsichtig und zielstrebig. Lernt man sie näher kennen, bemerkt man ihre Empfindsamkeit, Einfühlsamkeit, ihr Mitgefühl und ihr ausgeprägtes Harmoniebedürfnis, das sich vor allem in der engen Eltern-Kind-Beziehung äußert. Auffällig ist ihre Begeisterung für alternative Heilmethoden. Darin unterscheiden sie sich nicht von den Mittelschicht-Eltern gesunder Kinder.

Neben diesen vielen positiven Eigenschaften zeigen sich diese Eltern immer häufiger als sehr empfindlich und beeindruckbar. Sie achten auf jede Kleinigkeit und haben dabei Schwierigkeiten, Wesentliches vom Unwesentlichen zu unterscheiden. Sie reagieren beunruhigt auf Veränderungen, und geringfügige negative Nachrichten können sie aus der Fassung bringen. Aufgrund der eigenen Unsicherheit und bedacht auf ihr Ansehen in der Öffentlichkeit, neigen sie zur Überfürsorglichkeit und Überbehütung ihrer Kinder. Sie übertragen damit ihre Empfindlichkeit unbewusst auf ihre Kinder. Es entsteht ein Eltern-Kind-Konflikt, dem sich das Kind nicht entziehen kann – es wird krank. Bei bereits an Neurodermitis erkrankten Kindern verschlimmert sich die Krankheit.

Das Verhalten der Eltern erklärt sich fast immer aus der Biografie, das heißt aus frühkindlichen Erlebnissen, der Erziehung oder der familiären Veranlagung.

BILDER

PRAXEN UND FACHKLINIKEN

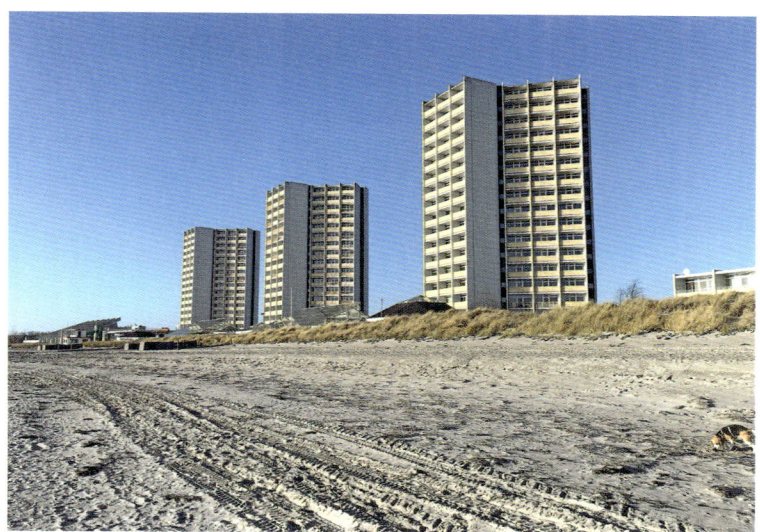

Rechter Turm: Meine erste Klinik am Südstrand von Fehmarn

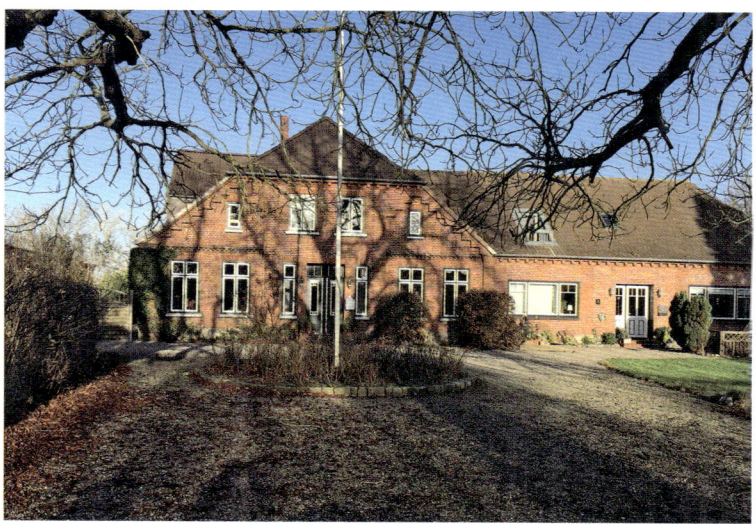

Kinderarztpraxis in Lemkendorf

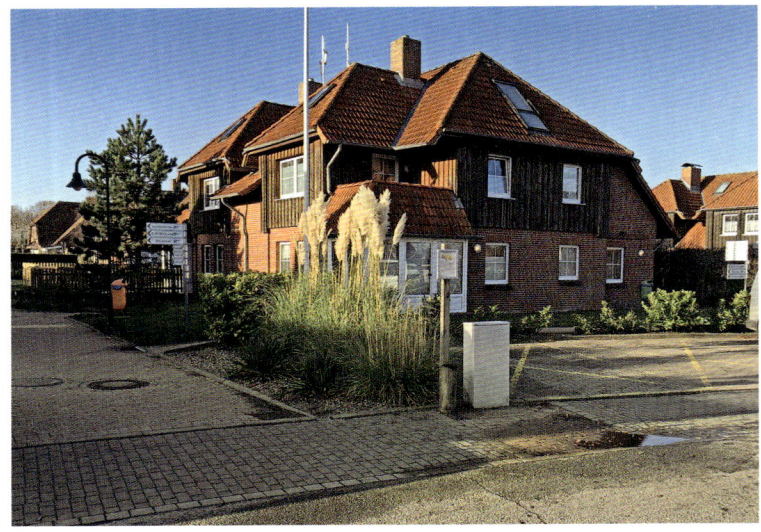

Therapeutikum Westfehmarn

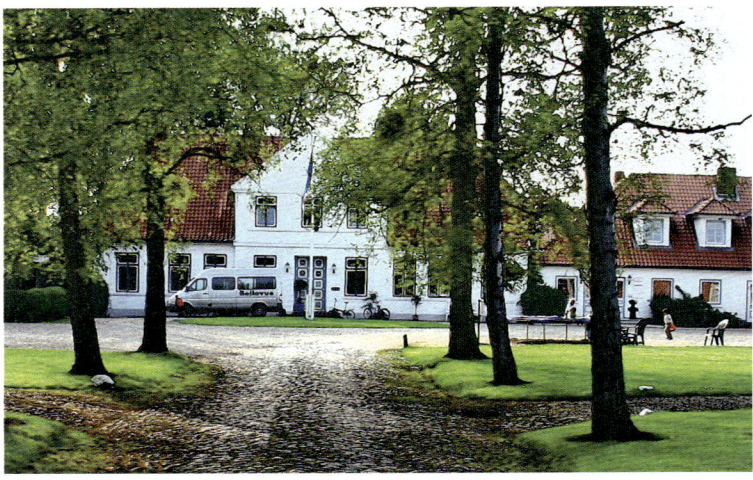

Die Fachklinik für Ganzheitsmedizin Bellevue

BILDER

LEON

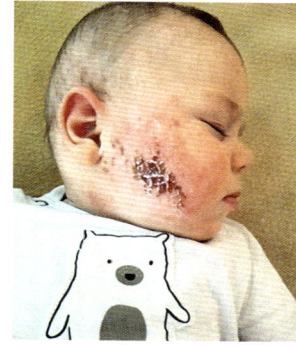

Leon bei seiner Aufnahme in Bellevue

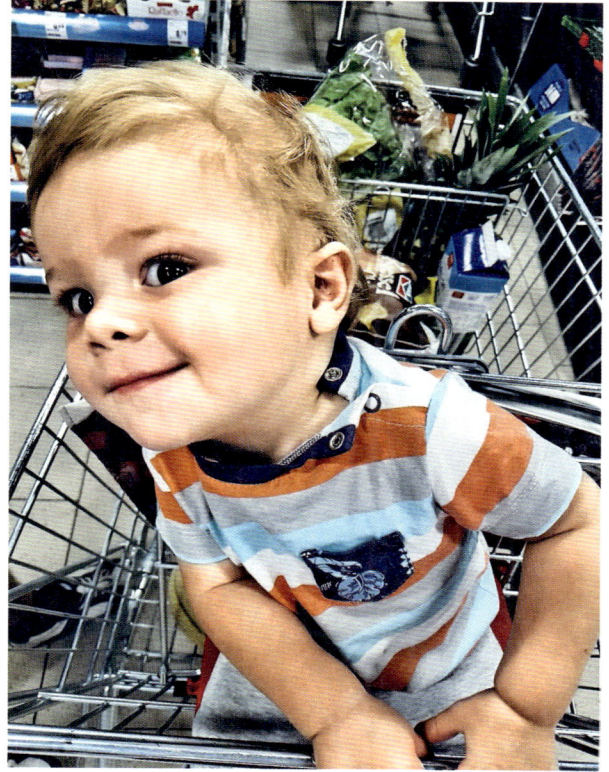

Leon ein halbes Jahr nach seinem Aufenthalt in Bellevue

MICK

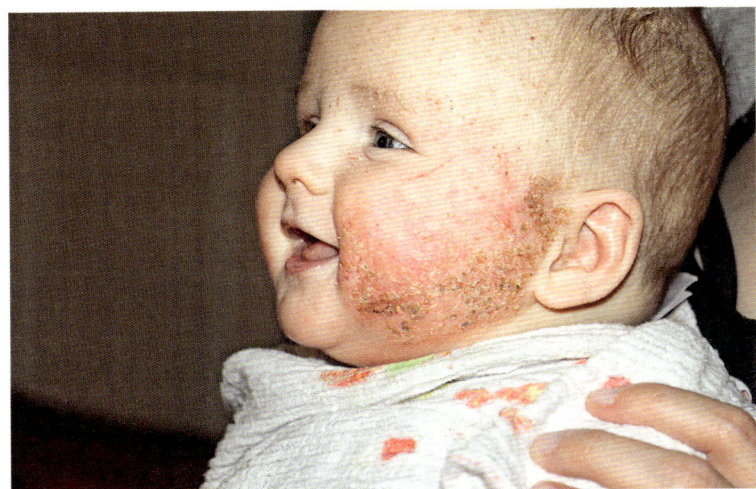

Mick bei der stationären Aufnahme in Bellevue

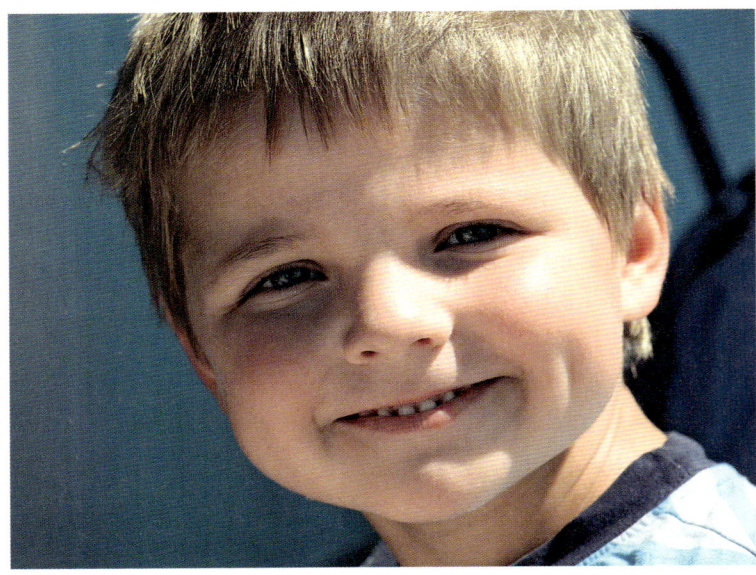

Mick mit vier Jahren

FELIX

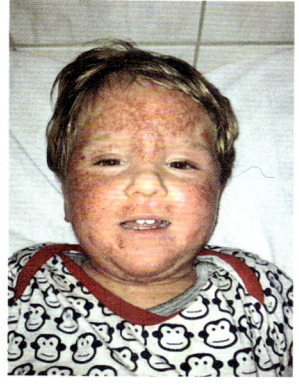
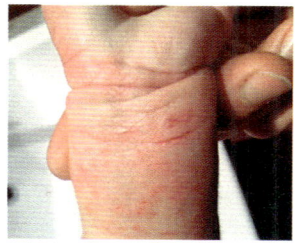

Felix bei seiner stationären Aufnahme

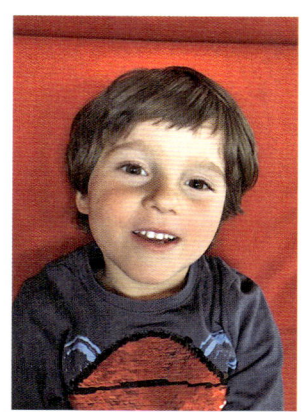
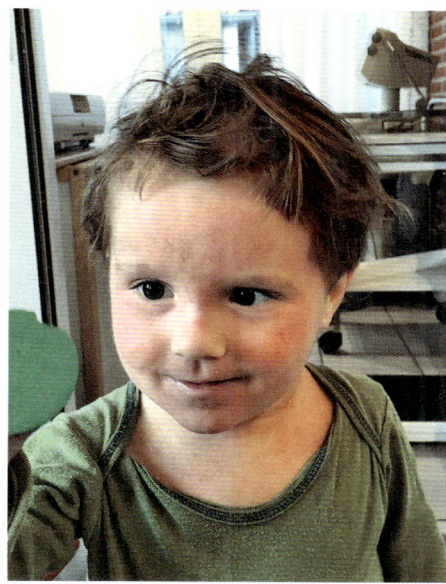

Felix bei seiner Entlassung

MAX

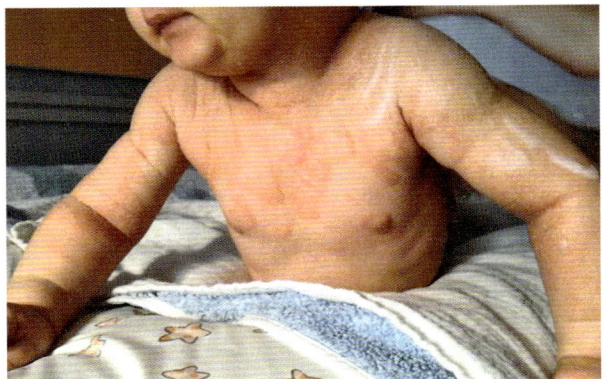

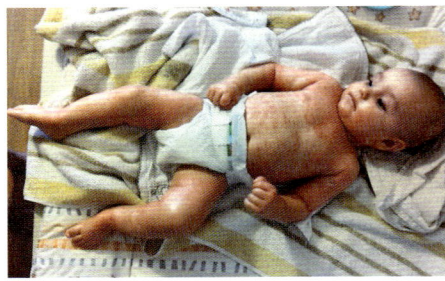

Max im Säuglingsalter

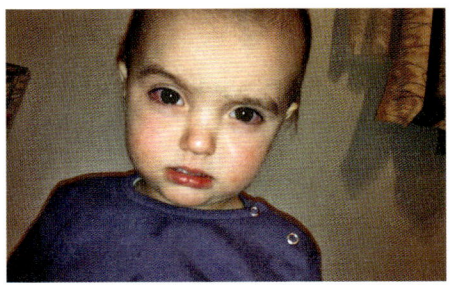

Max mit zwei Jahren vor der stationären Behandlung

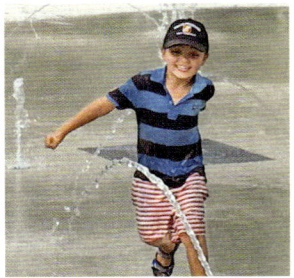

Max mit fünfeinhalb Jahren

BILDER

OLAF

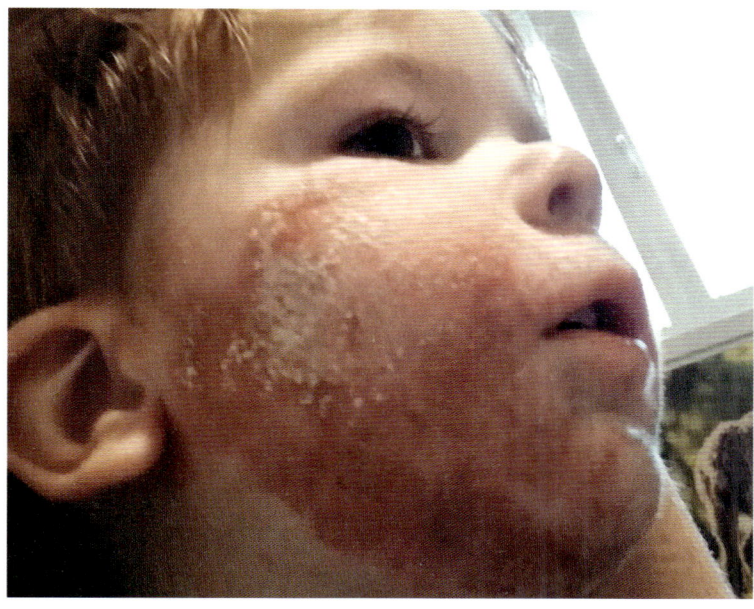

Olaf bei seiner stationären Aufnahme

Olaf, drei Monate nach der Behandlung mit knapp zwei Jahren

ROBERT

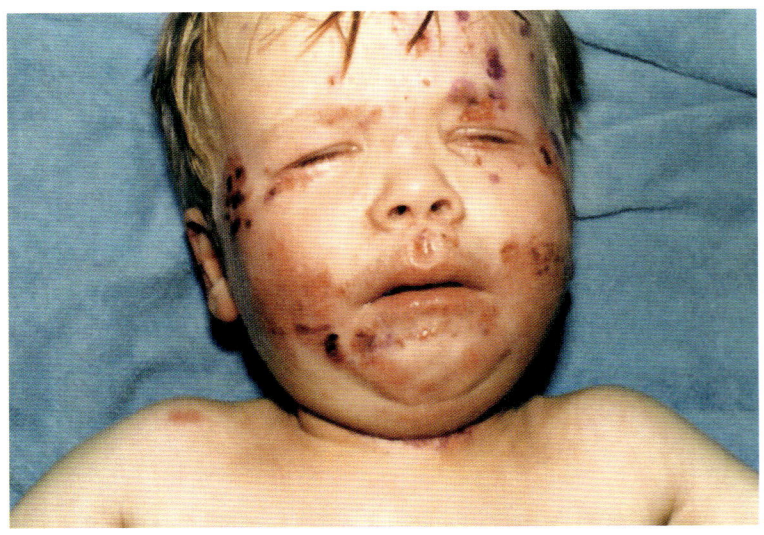

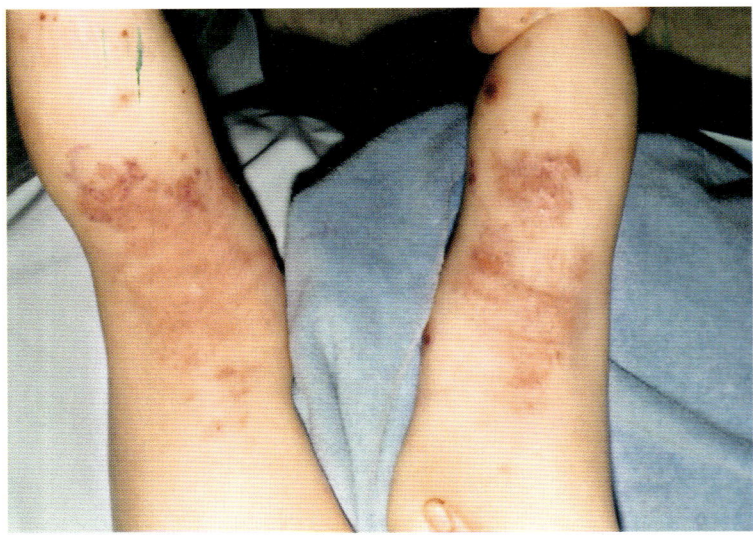

Roberts stationäre Aufnahme 1997

WARUM ÜBERBEHÜTUNG

KINDER KRANK MACHT

Unsere klinischen Erfahrungen im Umgang mit Eltern neurodermitiskranker Kinder hatten gezeigt, dass Eltern oft aus großer Sorge und Liebe zu ihren Kindern zur Überfürsorglichkeit und Überbehütung neigen. Dass dieses Verhalten für die Entwicklung und Aufrechterhaltung der Krankheit verantwortlich sein könnte, war eigentlich unübersehbar. Die gelungene Normalisierung des Umgangs mit den Kindern führte ausnahmslos zur eindrucksvollen Besserung der Krankheit und zur psychosozialen Stabilisierung der ganzen Familie.

Doch wie hängt das zusammen? Um diese Frage zu klären, muss man sich die psychische Entwicklung des Kindes näher ansehen.

DIE PSYCHISCHE ENTWICKLUNG DES KINDES

Die Neurodermitis entsteht am häufigsten in den ersten beiden Lebensjahren. Die Zahl der Neuerkrankungen sinkt ab dem Kindergartenalter deutlich. Die ersten Lebensjahre sind für die Kinder offensichtlich entscheidend. Auch auf die Gefahr hin, dass ich entsprechend gut informierte Leser unterfordere, werde ich für alle Laien und vor allem für betroffene Eltern die Grundzüge der psychischen Entwicklung des Kindes kurz vorstellen. Ich orientiere mich dabei nicht an bestimmten psychologischen oder pädagogischen Richtungen, sondern frei von irgendwelchen Ideologien an allgemein anerkannten Erkenntnissen, beispielsweise an Werner Stangls Arbeitsblättern zu Psychologie und Pädagogik.

Das erste Lebensjahr

Im ersten Lebensjahr ist das Kind noch völlig unselbstständig. Vor allem während der ersten sechs Monate ist es auf die liebevolle Zuwendung und körperliche Nähe der Mutter angewiesen. In dieser Phase entwickeln sich das Urvertrauen, die Zufriedenheit und die Fähigkeit zu lieben.' Das Kind erlebt den ganzen Körper, insbesondere den Mund, als Zone der Gefühlsempfindungen. Kommt es während dieser Zeit zu Defiziten, zum Beispiel durch eine gleichgültige, ablehnende oder fehlende Mutterbeziehung, frühe Heimaufenthalte oder Ähnliches, folgt später die Unfähigkeit zu lieben, es kommt zu Kontaktstörungen, Misstrauen, Kälte oder Distanzlosigkeit. Im ersten Lebensjahr liegen oft die Wurzeln für gesundheitliche Störungen, die sich auf das ganze spätere Leben auswirken können.

Bis zum neunten Lebensmonat führt die Neigung zur Überbehütung nur dann zum Stress für den Säugling, wenn die Mutter auf jede Regung des Kindes übertrieben aufwendig reagiert, jedes Weinen als Mangelsituation interpretiert und dem Kind keine Chance bietet, selbst zur Ruhe zu finden.

Nach P. Grossman et al. sollten Säuglinge in den ersten Lebensmonaten von der Mutter sensibel und liebevoll versorgt werden. Sie sollten aber beispielsweise nicht zu sehr auf das Weinen des Kindes eingehen und angemessen auf die Mitteilung seiner negativen Gefühle antworten. Der Säugling befinde sich auch jetzt schon auf dem Weg zur Selbstfindung und sollte dazu ermutigt und nicht durch Überbehütung behindert werden. Die Wurzeln der Entwicklung zur Überempfindlichkeit sind auf die frühe unangemessene Überfürsorglichkeit zurückzuführen. Der Säugling lernt dann nicht, das Wesentliche vom Unwesentlichen zu unterscheiden. Wenn sich ein Säugling an seiner überfürsorglichen Mutter orientiert, scheint ihm zukünftig alles wichtig!

Dass in den ersten Lebensmonaten vor allem mangelnde mütterliche Wärme und mangelnde Zuwendung zu Stress führten, wurde in der DDR nicht erkannt. Die sehr frühe außerhäusliche

Fremdbetreuung im ersten Lebensjahr führte in der DDR zur gehäuften Entwicklung von neurodermitisähnlichen Hautentzündungen. Diese Hautentzündungen traten bei Dreijährigen und älteren Kindern in den Betreuungseinrichtungen der DDR nicht mehr auf. Inzwischen haben die Untersuchungen von Säuglingen in Krippenbetreuung Hinweise auf Stressreaktionen mit erhöhter Cortisolausschüttung ergeben, die ja bekannterweise auch zur Entwicklung der Neurodermitis beiträgt. Die erste Studie zum Cortisol-Tagesprofil von Krippenkindern wurde Ende der 1990er-Jahre in den USA durchgeführt. Zur Überraschung der Autoren fand sich trotz hoher Betreuungsqualität bei der Mehrheit der Kinder ein kontinuierlicher Anstieg des Cortisols zum Nachmittag hin, mithin eine Umkehrung des normalen Verlaufs und der Nachweis einer chronischen Stressbelastung. Diese Ergebnisse konnten unter anderem von Glenn Roisman und von Harriet Vermeer et al. in einer späteren Meta-Analyse, das heißt einer Überprüfung mehrerer Studien, bestätigt werden. Alle Studien zeigen, dass die Stressbelastung für ein ganztags betreutes Krippenkind durchschnittlich deutlich höher liegt als für einen erwerbstätigen Erwachsenen. Biologisch ist das Cortisol-Stresssystem auf die Bewältigung von Notfall-Situationen ausgelegt. Eine chronische Aktivierung führt zu vielfältigen gesundheitlichen Störungen: Infektionen, Kopfschmerzen, Neurodermitis – allesamt bei früher Tagesbetreuung vermehrt auftretend.

Das erwachende Selbstbewusstsein

Den Übergang in das zweite Lebensjahr beschreiben die Entwicklungspsychologen im Rückgriff auf Freud auch heute wieder als narzisstische Phase. Die Kinder entdecken sich selbst, spielen mit ihren Fingern, nuckeln an den Zehen, betasten sich und erkennen sich im Spiegel. Sie sehen sich selbst jetzt als wichtig an. Psychologen sprechen von einer egozentrischen Empathie.

Die Entwicklungsphasen verlaufen heute schneller als vor 100 Jahren, und immer mehr Säuglinge zeigen schon in der zweiten Hälfte des ersten Lebensjahres das verstärkte Interesse an sich selbst und suchen früher den Abstand zur Mutter. Das heißt, es kommt nicht selten zu völlig unbedenklichen Verschiebungen der Entwicklungsphasen um einige Wochen. Störungen dieser Entwicklung zur Selbstständigkeit durch ein zu langes Festhalten an der engen Mutter-Kind-Beziehung führen zwangsläufig zum Mutter-Kind-Konflikt, der das spätere Sozialverhalten dieser Kinder prägen kann. Diese Menschen geraten leichter in Abhängigkeiten, sind unsicher und entscheidungsschwach.

Der Zusammenhang zwischen der elterlichen, vor allem mütterlichen Überbehütung und der Erkrankung war mir über viele Jahre hinweg aufgefallen. Dieses Verhalten hatten wir mehr oder weniger stark bei allen Eltern neurodermitiskranker Kinder beobachtet.

Wenn dem Kind die Ablösung von der Mutter während der ersten 24 Lebensmonate nicht gelingt, entsteht ein Konflikt, der das ganze spätere Leben bestimmen kann. C. G. Jung, einer der schärfsten Kritiker Freuds, hat mit dem »Mutter-Komplex« die Folgen der verzögerten Ablösung beschrieben. Er unterschied den primären, positiven vom negativen Mutter-Komplex. Der positive Mutter-Komplex betont die Notwendigkeit der körperlichen Nähe der Mutter zum Neugeborenen und ihre intensive zärtliche Zuwendung. Mit dem negativen Mutter-Komplex meinte er die verzögerte Ablösung des einjährigen Kindes und deren Folgen. Er beschrieb diese behinderte Persönlichkeitsentwicklung und die längerfristigen Folgen sehr genau. Es gibt keine späteren Ausführungen dazu, die denen von C. G. Jung grundsätzlich widersprechen würden.

Denken Sie an die unsterbliche Filmkomödie aus dem Jahr 1988 von und mit Loriot. Der Titel *Ödipussi* ist ein Wortspiel auf den von Freud beschriebenen Ödipuskomplex und den Kosenamen »Pussi«, der dem Protagonisten von seiner Mutter im Film gegeben wird.

Auch Werner Stangl spricht in seinen 2018 erschienenen Arbeitsblätter-News von »Too good Mothering – Probleme der Überversorgung, Überbehütung, Verwöhnung«.

Diese Übergangsphase, während der sich das Kind selbst wahrnimmt, ist der Zeitraum, in dem man statistisch die häufigsten Neuerkrankungen an Neurodermitis verzeichnet. Viele Erkrankungen klingen mit Eintritt in den Kindergarten spontan ab. Der Zusammenhang mit der abnehmenden mütterlichen Überfürsorglichkeit ist somit nicht zu übersehen.

Die drei häufigsten Fehler

Die Neigung zum überbehütenden Verhalten ist keineswegs auf Eltern neurodermitiskranker Säuglinge und Kleinkinder beschränkt, sondern allgemein weit verbreitet. Bei ihnen ist es aber geradezu normal.

Immer häufiger verblüffen prominente Mütter die Öffentlichkeit mit ihren Erfahrungen im Umgang mit ihren Kindern. Ihre kuschelpädagogischen Empfehlungen können noch so absurd sein: In Kreisen der gehobenen Mittelschicht gelten sie immer häufiger als das Maß für Fürsorglichkeit, an dem man gemessen wird. Welche Folgen dieses Verwöhnen für die Kinder auch immer haben mag, sie fallen weich – ins Familienbett. Warum die Eltern solchen Unsinn glauben, ist nicht nachvollziehbar. Um das zu erkennen, muss man nicht Psychologie studiert haben. Kenntnisse über die psychische Entwicklung der Kinder sollten bei Eltern und Erziehern eigentlich zur erweiterten Allgemeinbildung gehören. Alle diesbezüglichen Theorien bauen auf dem in Phasen verlaufenden Ablösungsbestreben des Kindes auf, das gemäß allen Erfahrungen und anerkannten Expertenmeinungen nicht behindert werden sollte.

Das Überbehüten äußert sich hauptsächlich in drei Verhaltensmustern: dem Hang zum Langzeitstillen, dem gemeinsamen Schlafen und dem fortgesetzten Herumtragen des Kindes.

Der Mythos Langzeitstillen

Ein Junge nuckelt an der Brust seiner Mutter – mit diesem Titelblatt sorgte das renommierte *Time Magazine* im Mai 2012 in den USA für Wirbel. Abgebildet waren die 26-jährige Jamie Lynne Grumet aus Los Angeles und ihr fast vier Jahre alter Sohn Aram, der an ihrer linken Brust saugt. »Oh, mein Gott, Aram und ich sind auf dem Titelblatt des ›Time Magazine‹, schrieb die junge Mutter laut *Los Angeles Times* auf ihrer Facebook-Seite.

Die Überraschung war gespielt. Tatsächlich sollte das Titelbild auf das eigentliche Thema hinweisen, auf die sogenannte »Bindungsorientierte Elternschaft«, ein Begriff, den der Kinderarzt Bill Sears vor 20 Jahren geprägt hat. Körperliche Nähe wie das gemeinsame Schlafen und auch das verlängerte Stillen spielen darin eine besondere Rolle. Sears' verstaubte Thesen garniert mit der reißerischen Titelblatt-Aufmachung sorgten schon kurz nach der Veröffentlichung für hitzige Diskussionen in den sozialen Netzwerken. Kritisch angemerkt wurde, dass sich der Artikel eigentlich um Bill Sears drehe – der 72-Jährige hätte auf dem Cover aber deutlich weniger Aufsehen erregt als die attraktive junge Frau.

Die *Welt* titelte 2014 einen Beitrag: »Wie, du stillst dein Baby gar nicht?« Dort heißt es: Stillen in der Öffentlichkeit habe sich in Deutschland eingebürgert. Aber wehe, eine Mutter entscheidet sich dagegen. Denn die Stilldebatte werde hierzulande überaus dogmatisch geführt.

Wie sieht die Weltgesundheitsorganisation (WHO) das Thema Stillen? Zunächst sollte sechs Monate ausschließlich gestillt werden, empfehlen die internationalen Experten. Dann soll neben der geeigneten Beikost weiter bis zum Alter von zwei Jahren und darüber hinaus weiter gestillt werden. Das empfehlen die Weltgesundheitsorganisation (WHO), andere Gesundheitsorganisationen in aller Welt und Unicef für den besten Start ins Leben. Auch in Deutschland gilt die Förderung des Stillens als »gesundheitspolitische Maßnahme«, für die 1994 extra eine »Nationale Stillkommission« ins Leben gerufen wurde.

Einer Studie des Robert-Koch-Instituts zufolge versuchen 82 Prozent der Mütter in Deutschland, ihr Kind zu stillen. Aber nur 47 Prozent halten das empfohlene Minimum, nämlich vier Monate lang, durch. Was Mütter noch vor der Geburt lernen, ist: Die ideale Nahrung für einen Säugling ist laut WHO erstens Muttermilch aus der Brust der Mutter, zweitens abgepumpte Milch, drittens Milch von einer anderen Frau. Für Muttermilch spreche, dass sie nährstoff- und energiereich sei, sie gebe dem Baby einen natürlichen Immunschutz und verhindere Allergien. Außerdem gebe es auch gute Gründe, den Herstellern von Milchpulver zu misstrauen. Nicht zuletzt sei das Stillen schön für Mutter und Kind. Gegen das Langzeitstillen gibt es ebenso viele Einwände.

Die WHO-Empfehlungen mögen für viele Völker in Schwellen- und Entwicklungsländern angemessen sein, in modernen Gesellschaften westlicher Prägung bestehen völlig andere Lebensverhältnisse. Hier geht es nicht um die Mangelversorgung, sondern um das Gegenteil, die Überversorgung – die noch dazu Schadstoffe enthält. Die werden aus dem Blut der Mütter über die Muttermilch auf das Kind übertragen.

Die Muttermilch ist oft mit chemischen Fremdstoffen belastet
In der Muttermilch lassen sich über 300 synthetische Chemikalien nachweisen. Zwar sind die Belastungen mit giftigem PCB, DDT und Dioxinen aufgrund weit reichender Verbote rückläufig, jedoch werden immer mehr neue gefährliche Stoffgruppen wie Weichmacher, Flammschutzmittel und Duftstoffe gefunden. Dies hat eine Studie des Bundes für Umwelt und Naturschutz Deutschland (BUND) und der Ruhr-Universität Bochum ergeben.

Die Sorge um den mütterlichen Immunschutz
Den Immunschutz erhält das Neugeborene schon vor der Geburt durch bestimmte Antikörper der Mutter, die durch die Plazenta in sein Blut übergetreten sind. Diese Stoffe bleiben noch Wochen und Monate aktiv. Darüber hinaus erfolgt der Immunschutz

durch das Stillen vor allem in den ersten beiden Tagen mit dem Kolostrum, das besonders reich an Stoffen ist, die die Immunabwehr fördern.

Langzeitgestillte Kinder entwickeln häufiger Allergien

Die Deutsche Gesellschaft für Allergologie und klinische Immunologie (DGAKI) rät, Kinder vier Monate lang voll zu stillen und anschließend weitere Lebensmittel anzubieten. Dies sei aufgrund des »steigenden Nährstoffbedarfs sinnvoll«. Zudem spiele die Beikost eine Rolle bei der Allergieprävention: Je früher Kinder Allergenen aus der Nahrung ausgesetzt werden, desto besser lernt das Immunsystem, mit ihnen zurechtzukommen. Damit widersprechen die Experten der landläufigen Meinung, langes, ausschließliches Stillen schütze vor Allergien. Dafür, so die DGAKI, gebe es aus Sicht der Allergieprävention »keine Belege«. Es gibt dagegen Hinweise, dass längeres ausschließliches Stillen auch mit einer Risikoerhöhung für Allergien verbunden sein kann (siehe Schäfer et al. 2014).

Die Ängste vor dem Pfusch in der Industrie

Den Ängsten vor verunreinigter Baby-Flaschennahrung stehen zwei Argumente gegenüber: Ohne die industrielle Flaschennahrung, insbesondere die hypoallergenen Hydrolysate, wären Tausende allergiekranker Kinder gefährdet. Es gibt für diese Kinder derzeit keinen ausgewogeneren und vollwertigen Nährstoffersatz. Und: Es gibt kaum ein weiteres Land auf der Welt, in dem vor allem die Herstellung der Baby-Flaschennahrung schärfer kontrolliert wird als in Deutschland.

Nicht die Dauer des Stillens, sondern Nähe und Zuwendung sind ausschlaggebend

Das Stillen ist für die psychische Entwicklung des Neugeborenen bis zum sechsten Lebensmonat wichtig, aber nicht überlebensnotwendig. Es gibt keinerlei Hinweise, dass sich langzeitgestillte Kinder besser entwickeln als normal oder nicht gestillte Kinder.

Bei alleinigem, aber erschwertem Stillen, beispielsweise infolge einer zu geringen Milchproduktion, kann es dagegen zu Mangelerscheinungen kommen. Die körperliche Nähe und die zärtliche Zuwendung sind entscheidend. Mütter, die aus welchen Gründen auch immer nicht stillen können, und das sind immerhin mehr als die Hälfte, sind deshalb keine schlechteren Mütter. Gesundheitsforscher der Ohio State University kamen in einer groß angelegten Studie zu diesem Ergebnis.

Das Familienbett

Die US-Amerikanerin Elizabeth Boyce und ihre Familie schlafen zu siebt wie ein Wolfsrudel in einem riesigen Familienbett. Auch IKEA hat mittlerweile ein Boyce-Bett im Katalog, heute kann kein Möbelhersteller auf XXXL-Betten verzichten. Obwohl alle Experten vor den entwicklungspsychologischen Folgen für die Kinder warnen, sind die Verfechter des Familienbetts von seinen Vorzügen überzeugt.

Wer davor warnt, dass Kinder im Elternbett schlafen, wird von der Schärfe mancher Reaktionen überrascht sein. Diese erklärt sich dadurch, dass manche Eltern es als autonome Entscheidung für einen Lebensstil auffassen, ihr Kind mit zu sich ins Bett zu nehmen. Manche Vertreter dieser Überzeugung versteigen sich sogar auf die Stammesgeschichte. Seit Entstehung der Menschheit hätten Neugeborene überhaupt nur an der Seite ihrer Mütter die Nächte überleben können. Die Evolution habe das so eingerichtet – was könne also sicherer und natürlicher sein? Nun, die Kindersterblichkeit betrug noch vor wenigen Jahrhunderten etwa 50 Prozent.

Den an Neurodermitis erkrankten Kindern geht es im eigenen Bett besser

Auch nahezu alle an Neurodermitis erkrankten Kinder schlafen die ganze Nacht bei den Eltern oder werden im Verlauf der Nacht ins

Elternbett geholt. Diese Eltern können sich nicht vorstellen, dass es ihrem Kind alleine besser gehen soll als im Bett der Eltern. Aber obwohl es keinem dieser neurodermitiskranken Kindern aufgrund des gemeinsamen Schlafens besser ging. Und alle diese Eltern haben erlebt, dass die Kinder allein ruhiger schliefen und die Krankheitssymptome nach Trennung der Schlafplätze zusehends zurückgingen. Wir haben noch keine Familie erlebt, bei der nicht alle Beteiligten glücklicher waren als zuvor. Für mich gilt deshalb schon seit vielen Jahren die Faustregel: »Wenn das neurodermitiskranke Kind allein durchschläft, können sich alle Beteiligten schon mal vorsichtig zurücklehnen.« Ich war mir damals bereits sicher, dass das Schlafen bei den Eltern ein wesentliches Merkmal der Überbehütung ist, die mir zumindest als Risikofaktor für die Entwicklung psychischer Störungen und atopischer Krankheitsbilder erschien. Eine Studie der St. Joseph's University in Philadelphia bestätigte unsere Erfahrungen: Lässt man das Baby alleine schlafen, schläft es schneller ein und wacht nachts seltener auf.

Die Lust am Tragen

Den Müttern fällt es nicht mehr auf, dass sie ihre Kleinen ständig mit sich herumschleppen. Während sie mit der Rechten das Kind auf der leicht abgeknickten Hüfte sitzend festhalten, bereiten sie ganze Mahlzeiten zu, saugen Staub und laufen zur Haustür, wenn der Briefträger klingelt. Es gibt eigentlich keine Verrichtung, die nicht auf diese Weise möglich wäre. Die Mütter kommen mit dem Kind auf dem Arm ins Sprechzimmer, sitzen vor mir mit dem Kind auf dem Schoß, tragen es zur Untersuchungsliege und verabschieden sich mit dem Kind auf dem Arm, sei es ein, zwei oder vier Jahre alt. Es ist ein Automatismus, der in Fleisch und Blut übergegangen ist.

Auch diese Angewohnheit ist nicht spezifisch für Eltern neurodermitiskranker Kinder, sondern ist weit verbreitet. Es gibt heute viele unterschiedliche Tragehilfen, mit denen sich Eltern umschlingen, um darin die Kinder zu tragen und beide Hände frei zu haben. Und es gibt von Trageschulen ausgebildete Trageberater, Fachmänner und Fachfrauen, die den Eltern theoretisches und praktisches Wissen über das Tragen von Babys und Kleinkindern vermitteln. Jede Beratung verläuft individuell und auf ihre Familiensituation abgestimmt.

Diese Eltern klärten mich regelmäßig auf, dass das Mit-sich-Herumtragen der Kinder doch die natürlichste Sache der Welt sei. Alle Naturvölker trügen doch ihre Kinder bis ins fortgeschrittene Kleinkindalter bei allen Verrichtungen auf dem Rücken. Deswegen könne das ja nicht falsch sein. Mein Hinweis, dass es bei uns auch keine gefährlichen Tiere gebe und unser Alltag doch etwas anders verlaufe als in Afrika, erntete nur ein müdes Lächeln.

Nicht dass ich grundsätzlich etwas gegen das Tragen von Kindern hätte, auch ich habe mir meine kleinen Töchter mit einem großen Tuch auf den Rücken gebunden und bin so mit ihnen spazieren gegangen. Aber das ständige Herumtragen der Kinder, das unsere Mütter mit absoluter Selbstverständlichkeit praktizierten, erschien mir schon früh auffällig. Es passte in das Gesamtbild. Diese Eltern waren immer bemüht, alles richtig zu machen, sie schossen damit aber weit über das notwendige Maß hinaus.

Das »Trotzalter«

Im zweiten bis vierten Lebensjahr werden die Grundlagen für die Persönlichkeitsentwicklung gelegt. Es kommt zu einem spannungsvollen Zustand zwischen Hingabe und Zurückhalten. Das Kind entdeckt sich als eigenständiges Wesen. Es erlernt die Kontrolle, entwickelt das Gespür für Ordnung und Sauberkeit, will sich selbst behaupten und erlebt das Gefühl der Machtausübung. Während dieser Phase wachsen nicht nur sein Selbstvertrauen und sein Autonomiestreben, sondern auch seine Fähigkeit, Regeln zu akzeptieren.

Die umgangssprachliche Beschreibung »Trotzalter« für diese Entwicklungsstufe weist auf die Probleme hin, die viele Eltern noch heute mit ihren Kleinen haben, wenn die Kinder damit beginnen, selbst zu entscheiden und ihren Aktionsradius auszudehnen. Noch vor 50 Jahren wurde diese Widersetzlichkeit früh und oft mit körperlicher Züchtigung, Arrest und unsinnigen Strafarbeiten überwunden. Auch ohne Freuds Entwicklungspsychologie zu kennen, wissen wir, dass ein autoritärer Erziehungsstil, Pedanterie, zu frühe Reinlichkeitserziehung, aber auch eine Laissez-faire-Erziehung oder Vernachlässigung zu späteren schwerwiegenden neurotischen Störungen des Kindes führen können. Die Meinungen über den richtigen Erziehungsstil gehen allerdings auch heute weit auseinander.

DIE SORGEN UM DIE ZUKUNFT DER KINDER NEHMEN ZU

Waren die Eltern früher erleichtert, die Verantwortung für die Kinder wenigstens stundenweise an den Kindergarten oder die Schule delegieren zu können, sehen sich immer mehr Eltern veranlasst, alles, was außerhalb ihres Einflussbereiches geschieht, aufmerksam zu begleiten.

Angesichts der erhöhten Anforderungen, die schon heute gestellt werden und die sich in der Zukunft zu verschärfen drohen, sorgen sich vor allem Eltern, die Wert auf gute Bildung legen, mehr denn je um das Schicksal ihrer Kinder. In Sorge um deren Zukunftschancen möchten sie ihren Kindern die besten Voraussetzungen mit auf den Weg geben. Der Einfluss, den überbehütende Eltern ausüben, wird mit fortschreitendem Alter des Kindes subtiler. Sie müssen nicht unmittelbar Einfluss nehmen. Die Aufgabe, das verwöhnte Kind auf das reale Leben vorzubereiten, fällt in die Zuständigkeit der Erzieherinnen im Kindergarten oder in die der Lehrer. Wenn es den Eltern gelingt, ihre Wünsche und Absichten auf den Kindergarten und die Schule zu übertragen, findet die Atopiker-Karriere eben so ihre Fortsetzung. Die Erzieherinnen und Grundschullehrer berichten heutzutage oft von der ständigen Kontrolle, der Einmischung, den nicht enden wollenden Vorschlägen der Mütter und dem zunehmenden Druck, dem sie sich ausgesetzt sehen.

Die Behinderung der Persönlichkeitsentwicklung

Die Psychoanalytiker sprechen von »analen Charakteren«, wenn Menschen einen neurotischen Eigensinn oder eine auffällige Pedanterie zeigen. Es sind rigide, zwanghafte, geizige Moralisten mit entsprechend schweren Kontaktstörungen und Zwangsneurosen. Sie leiden oft unter Bluthochdruck, Verstopfung und sexuellen Störungen.

Bei Kindern äußert sich das durch eine außergewöhnliche Folgsamkeit, Schüchternheit, Unselbstständigkeit und übertriebenem Ordnungs- und Reinlichkeitssinn. Wenn die fortgesetzte Einmischung der Eltern, insbesondere der Mutter, in alle Belange des Kindes nicht aufhört, kann eine bereits bestehende Neurodermitis in eine chronische Verlaufsform übergehen, die sich zunehmend hartnäckig einer erfolgreichen Behandlung widersetzt. In anderen Fällen führt das, was Stangl »Too good mothering« nennt, zum »Etagenwechsel«. Die Überempfindlichkeit der Haut verlagert sich nach innen auf die Schleimhäute. Es entwickelt sich der Heuschnupfen oder das Asthma bronchiale.

Selbst noch in der gymnasialen Oberstufe fügen sich diese Kinder, akzeptieren die Dominanz der Mutter und leiden unbewusst an der Unfähigkeit, sich gegen ihre wohlgemeinten Ratschläge durchzusetzen. Diese Kinder, Jugendlichen oder auch jungen Erwachsenen treten bescheiden und rücksichtsvoll auf und suchen ihre Chance in den windstillen Ecken des Lebens. Aber selbst da haben sie Probleme, sich zu behaupten.

EXPERTEN WARNEN VOR DEN FOLGEN DER ÜBERBEHÜTUNG

Immer häufiger warnen Psychoanalytiker vor dieser Überversorgung nicht durch die Mütter, sondern auch durch beide Elternteile. Vor allem, wenn eine Mutter von Geburt an die perfekte Harmonie mit ihrem Kind anstrebt, neigt sie dazu, für ihr Kind alles zu tun, noch bevor dieses einen Wunsch äußern kann. Ein solches Verhalten behindert das Kind in seiner Entwicklung, denn wer nie kleinere Frustrationserlebnisse hat, dem wird auch die Chance genommen zu lernen.

Pierre Marty stellte 1980 die allergische Objektbeziehungstheorie auf. Er analysierte den Atopiker wissenschaftlich präzise und meinte vor 40 Jahren nichts anderes als das, was ich mit den Falldarstellungen veranschaulichen wollte: Aufgrund ihrer schwach ausgeprägten Selbstwertgefühle neigen Allergiker zu symbiotischen Objektbeziehungen, die unterstützende Wirkung haben. Sie sind mehr als andere auf die ständige Präsenz dieser Objekte, wie Partner, Kind, Wohnung, Arbeitsplatz und so weiter angewiesen. Kommt es zu einem realen oder symbolischen Verlust eines solchen Objektes, folgt eine Regression, das heißt, sie verlieren den Rest an Eigenständigkeit und es kommt zum Ausbruch oder zur Verschlechterung der Erkrankung.

Dieser von Marty aufgezeichnete Mechanismus wurde von anderen psychoanalytisch orientierten Autoren ähnlich beschrieben. Die meisten Studien fanden symbiotische Beziehungsmuster und interpretieren den Juckreiz-Kratz-Zirkel des an Neurodermitis erkrankten Kindes als Spannungsentladung unbewusster Affekte.

Hierzu zwei Beispiele in Kurzform:
1. Eine atopisch veranlagte Mutter ist darauf angewiesen, dass alles in ihrem Leben seinen geregelten Gang geht (Objektbeziehung). Schon die kleinste Veränderung im täglichen Ablauf, wenn das Kind zum Beispiel plötzlich krank wird

(Verlust), kann dazu führen, dass die Frau aus der Fassung gerät. Sie weiß sich unvermittelt nicht mehr zu helfen (Regression), fängt an zu weinen, ruft den Notarzt und zu guter Letzt ihren Mann an und bittet ihn, nach Hause zu kommen.

2. Die an Neurodermitis erkrankten Kinder sind von der symbiotischen Beziehung zur Mutter abhängig (Objektbeziehung) und äußern beim geringsten Hinweis auf Entzug dieser Beziehung Verlustängste. Drei- oder Vierjährige benehmen sich beispielsweise wie Babys, um die Zuwendung der Mutter zu erzwingen (Regression), und fangen an, sich zu kratzen (Spannungsentladung im Juckreiz-Kratz-Zyklus).

Thure von Uexküll beschreibt 1996 in seinem Lehrbuch »Psychosomatische Medizin« ausführlich die Psychosomatik der Neurodermitis und des kindlichen Asthma bronchiale. Die Mutter biete demnach »eine exklusive Beziehung mit großem Einfühlungsvermögen und übersteigerter Fähigkeit zu affektiver Einstimmung an, die einen überbehütenden Charakter besitzt. Befriedigung soll nur im Kontakt mit ihr erlangt werden können. Progressive Tendenzen werden so blockiert. Es erfolgt eine Verwöhnung durch übermäßige narzisstische Befriedigung, welche die Individuation und Autonomieentwicklung behindert. Die Mütter dieser Kinder haben eine Tendenz, in der primären Mütterlichkeit zu verharren, und besetzen ihre Identität als Partnerin des Mannes kaum mehr. Sie behalten ihr Kind auf dem Niveau eines Babys.«

Horst Eberhard Richter erwarb sich schon in den Siebzigerjahren mit seinen Ausführungen über den Eltern-Kind-Konflikt weltweites Ansehen. Er erkannte bei den Eltern eine eindeutige Tendenz zum Narzissmus. Die Eltern wären davon überzeugt, dass sie mit ihrer Überbehütung ihren Kindern zum besten Start ins Leben verhelfen. Tatsächlich gingen sie zunehmend von ihren eigenen Wünschen und Bedürfnissen aus. Sie wollten sich über ihre Kinder selbst verwirklichen, beziehungsweise die eigenen Verletzungen heilen.

Wolfgang Bergmann schreibt darüber 2003 in seinem Buch »Das Drama des modernen Kindes. Hyperaktivität, Magersucht, Selbstverletzung«: Würden die Eltern vom Kind zwar als wichtigste Bezugspersonen, aber als Personen erlebt, die alles für einen tun, ohne je selbst Ansprüche zu stellen, müsse sich das Kind später nie um die Gunst der Eltern bemühen, was sich langfristig negativ auf das Sozialverhalten auswirken könne, denn das Kind habe von seinen Eltern nie gelernt, auf andere einzugehen oder Rücksicht zu nehmen. Später im Leben begegne ein so erzogenes Kind seinen Mitmenschen daher gefühlskalt und sei stets auf seinen eigenen Vorteil bedacht.

2005 befragten Ihle et al. 707 durchschnittlich 20-jährige Studienanfänger. 6,2 Prozent litten unter depressiven Störungen, 5,2 Prozent unter Angst- und 6,9 Prozent unter Essstörungen. Nach Kontrolle von Faktoren wie Geschlecht, Scheidung der Eltern oder Vorliegen einer chronischen körperlichen Krankheit äußerten alle die Bedeutung der elterlichen Erziehung. Depressionen und Essstörungen korrelierten mit mangelnder emotionaler Wärme durch den Vater und Kontrolle und Überbehütung durch die Mutter. Angststörungen standen mit Kontrolle/Überbehütung durch den Vater sowie Ablehnung/Strafe durch die Mutter in Korrelation.

FAZIT

Berücksichtigt man die Zahl und die Deutlichkeit der Warnungen von Experten, wundert man sich über die Verbreitung der Überbehütung. Alle Eltern, mit denen wir über die Folgen der Überbehütung sprechen mussten, versicherten uns, dass sich die Eltern beziehungsweise Mütter in ihrem Bekanntenkreis nicht anders und mehrheitlich sogar noch sehr viel intensiver mit ihren Kindern befassten. Erzieherinnen und Grundschullehrerinnen fühlen sich machtlos gegenüber dem Druck, den die Mütter heute schon auf die Kleinkinder ausüben.

Die Tendenz zum ängstlich-vermeidenden Verhalten und zur Überversorgung nahm seit den frühen Achtzigerjahren ständig zu. Noch nie saßen Mütter mit ihren Kindern häufiger beim Kinderarzt oder Therapeuten. Die Homöopathie und die Naturheilverfahren erlebten eine nie geahnte Renaissance und die beruflichen Helfer stellten sich auf die Empfindsamkeit der Eltern ein. Ihre Verfahren, vor allem die Homöopathie, bewerteten weniger die messbaren objektiven Befunde als die subjektiven Empfindungen des Patienten. Die Mütter sollen das Kind und seine Umgebung ständig beobachten und auch auf Nebensächliches achten. Auf diesem Weg wurden die Eltern immer sensibler und überfürsorglicher – die Kinder am Ende auch. Allergien sind das Ergebnis der Sensibilisierung. Insofern haben viele Ärzte zur Zunahme der Atopie unbeabsichtigt beigetragen.

War das auffällige Verhalten der Eltern neurodermitiskranker Kinder nur Teil eines Trends und die Erkrankungen des atopischen Formenkreises nur die Folge? Die Entwicklungspsychologen hatten zwar mehr oder weniger unisono auf die Folgen der behinderten Ablösung für die Entwicklung der Selbstständigkeit und der Persönlichkeit hingewiesen, die möglicherweise drohenden Krankheiten waren aber noch nicht bekannt. Der Mutter-Kind-Konflikt führt zunächst zum Machtkampf, den das Kind so gut wie immer verliert und dann Krankheiten entwickelt.

Es gab keine »Atopiker-Persönlichkeit«. Die Neigung zum überangepassten Verhalten war keine spezifische Ursache der Atopie, sondern ein Merkmal der neuen gehobenen Mittelschicht. Damit erklärte sich auch die Häufung der Erkrankungen des atopischen Formenkreises in diesen Kreisen. Entsprach das Verhalten weniger der Sorge um die Zukunft der Kinder als einer Überversorgung infolge des Wohlstandes im Nachkriegs-Wirtschaftswunderland?

SIND DIE ELTERN HEUTE SENSIBLER?

Entsprach das Verhalten der Eltern neurodermitiskranker Kinder nur einem vorübergehenden gesellschaftlichen Trend, oder hat sich hier eine Elterngeneration mit veränderten Wertvorstellungen entwickelt, die empfindlicher auf gesellschaftliche Fehlentwicklungen reagierte und ihre Sensibilität unbewusst auf ihre Kinder übertrug? Gab es Hinweise auf diese Persönlichkeiten in der Literatur? Das folgende Kapitel markiert einen entscheidenden Schritt auf dem Weg zur Auflösung des Rätsels Atopie.

DIE SENSITIVEN CHARAKTERE

Auf der Suche nach weiteren Hinweisen auf Persönlichkeiten mit diesen Eigenschaften stieß ich auf den Begriff »Sensitive Charaktere«. Obwohl sie nicht in Zusammenhang mit den allergischen Erkrankungen beschrieben wurden, erinnerten sie mich sehr an die Eltern unserer an Neurodermitis erkrankten Kinder.

Die sensitiven Charaktere, beziehungsweise sensitiven Persönlichkeiten, haben in der deutschen Psychiatrie eine weit zurückreichende Bedeutung. Der 1964 in Tübingen verstorbene Psychiater Ernst Kretschmer, der durch die Erforschung der menschlichen »Konstitution« und seine Typenlehre weltweite Bekanntheit erlangt hatte und 1929 für den Nobelpreis nominiert worden war, beschrieb in seinem 1918 erschienenen Buch »Der Beziehungswahn« die »sensitiven Charaktere«. Er hob vor allem deren Widersprüchlichkeit hervor, die auch mir bei der Beobachtung unserer Eltern aufgefallen war. Er wies auf folgende Eigenschaften hin: ihre Stärken und ihre überwiegenden Schwächen, auf ihre »außerordentliche Gemütsweichheit, Schwäche und zarte Verwundbarkeit«, aber auch auf einen gewissen selbstbewussten Ehrgeiz, wenn nicht gar Eigensinn. Er beschrieb sie als »sehr intelligente und hochwertige Persönlichkeiten, allerdings kompliziert, fein und tief empfindsam, mit skrupulöser Ethik, das heißt übergenau bis selbstquälerisch mit Bedenken oder gar schweren Gewissenszweifeln.«

Ein anderer Psychiater und Philosoph von internationaler Bedeutung, Karl Theodor Jaspers, äußerte sich 1953 in seiner Allgemeinen Psychopathologie über die »sensitiven Persönlichkeiten«. In seinen Überlegungen zum Thema »normale und abnorme Persönlichkeiten« begründete Jaspers die ständig erhöhte Empfindlichkeit der sensitiven Persönlichkeit mit deren reflexivem Bewusstsein der eigenen Insuffizienz: »Jedes Erlebnis wird zu einer Erschütterung, weil das Selbstunsichere dem erhöhten Eindruck nicht mit einer natürlichen Verarbeitung und Gestaltung begegnet.«

Und weiter meinte Jaspers: »Er sucht die Schuld bei sich und er verzeiht sich nichts. Die innere Verarbeitung ist nicht Verdrängung, sondern aufreibender Kampf mit sich selbst. Es ist ein Leben innerer Beschämungen und Niederlagen, die durch äußere Erlebnisse und ihre Deutung veranlasst sind.«

Uwe Henrik Peters, ein deutscher Psychiater und Neurologe, schreibt in einem Standardwerk der Psychiatrie, dem »Lexikon Psychiatrie, Psychotherapie, Medizinische Psychologie«, über die sensitiven Persönlichkeiten: »Selbstunsichere Psychopathen. Zartfühlende, leicht kränkbare, empfindsame, grüblerische, sittlich hochstehende Menschen, die sich mit vielen Skrupeln quälen und ein schwaches Selbstwertgefühl besitzen. Es besteht eine starke Eindrucksfähigkeit und herabgesetzte Fähigkeit zur Abfuhr gestauter Affekte nach außen, die dann meist durchbruchartig, plötzlich und heftig erfolgt.«

Die sensitiven Persönlichkeitsstörungen wurden in die Klassifikationen der Weltgesundheitsorganisation (WHO) mit ihrer ICD-10 (Internationale statistische Klassifikation) sowie der Amerikanischen Psychiatrischen Vereinigung (APA) mit ihrem DSM-IV-TR (Diagnostic and Statistical Manual of Mental Disorders) aufgenommen und sind dort unter den Bezeichnungen »Ängstliche (vermeidende) Persönlichkeitsstörung« und »Vermeidend-Selbstunsichere Persönlichkeitsstörung« gelistet.

ELAINE N. ARON UND DIE HOCHSENSITIVITÄT

Bei meinen Literaturrecherchen stieß ich 2010 auf die Arbeiten der US-amerikanischen Psychologin Elaine N. Aron. Sie hatte 1997 mit ihrer Publikation über die Eigenschaften hochsensitiver Persönlichkeiten »The Highly Sensitive Person« für weltweite Aufmerksamkeit gesorgt. Das, was ich dort über höher sensitive Persönlichkeiten las, erinnerte mich sofort an die Eltern unserer an Neurodermitis erkrankten Kinder.

Elaine Aron musste sich Jahre vor dieser Publikation operieren lassen und hatte unerwartet stark emotional darauf reagiert. Die behandelnde Psychotherapeutin fand keine Hinweise auf eine krankhafte psychische Störung und meinte beiläufig, Aron sei »hochsensibel«. Dieser Hinweis war offenbar der Ausgangspunkt von Arons filmreifer Erfolgsgeschichte. Es sollten allerdings noch Jahre vergehen, bevor Aron 1997 ihre ersten Erkenntnisse veröffentlichte.

Aufbauend auf den Arbeiten von J. Kagan (1994), ging Aron davon aus, dass ein kleiner Teil jeder Population sensitiver auf Umweltreize reagiert und sich damit optimaler an die sich ändernden Lebensbedingungen anpasst. 1996 suchte sie über Zeitungsanzeigen und Aushängen »introvertierte oder leicht von Reizen überwältigte« Probanden. Aus deren Befragungen und den Befragungsergebnissen entwickelte sie die »Highly Sensitiv Person Scales«, einen 27 Punkte umfassenden Fragebogen mit

Aussagen wie: »Ich fühle mich leicht überwältigt durch starke Sinneseindrücke«, »Offenbar habe ich eine feine Wahrnehmung für Unterschwelliges in meiner Umwelt«, »Auf Koffein reagiere ich heftiger als viele andere«, »Manchmal liegen meine Nerven derart blank, dass ich nur noch alleine sein möchte«, »Ich bin schreckhaft« oder »Es bringt mich leicht aus der Fassung, wenn ich in kurzer Zeit viel erledigen muss«. Mit diesem Test wollte sie die Sensibilität der Menschen messen.

Dieser »Hochsensitivitäts-Test (HS-Test)« war der Grundstein für die Erforschung des Phänomens. Arons Buch »The Highly Sensitive Person« wurde in 70 Sprachen übersetzt und gilt als Standardwerk. Schätzungen zufolge wurden davon eine Million Exemplare verkauft, in Deutschland erschien das Werk unter dem Titel »Sind Sie hochsensibel?« bereits in der zehnten Auflage.

Das Konstrukt von der erhöhten sensorischen Verarbeitungsempfindlichkeit (Sensory processing sensitivity = SPS) bezog Aron nicht auf die Sensitivität der Sinnesorgane als solche, sondern auf das, was bei der sensorischen Information geschieht, was auf das Gehirn übertragen oder wie es dort verarbeitet wird. Dieses Konstrukt geht sowohl von einer offeneren und subtileren Wahrnehmung als auch einer intensiveren und verlängerten zentralnervösen Verarbeitung von inneren und äußeren Reizen aus. Auch andere Autoren, beispielsweise Miriam Liss, wiesen aber auch darauf hin, dass Hochsensitive leicht durch äußere Reize überstimuliert werden und erhöht auf Stimuli, wie zum Beispiel Schmerz, Koffein, Hunger und laute Geräusche, reagieren.

Weit verbreitet ist nach wie vor die Meinung, Hochsensitive seien hochbegabt. Nach dem aktuellen Stand der Forschung sind nur zwei Prozent einer Population hochbegabt, dafür sind 20 Prozent erhöht sensitiv. Der Psychologe Dr. Guido Gebauer spricht nicht von Hochsensitivität, sondern von Hochsensibilität. Er hat die Daten von mehr als 10.000 hochsensiblen und nichthochsensiblen Menschen ausgewertet und nachgewiesen, dass Hochsensible nicht selten sogar Probleme mit der formalen Bildung haben, was zu einer Beeinträchtigung schulischer und beruflicher Werdegänge führen könne. Das Missverständnis, Hochsensitive seien hochbegabt, könnte unter anderem dadurch entstanden sein, dass Ratgeberbücher Hochsensiblen häufig eine besondere Begabung zuschreiben. Bei näherer Betrachtung sind damit aber meist keine kognitiven Fähigkeiten gemeint, sondern Talente im musischen, künstlerischen oder zwischenmenschlichen Bereich.

Der Persönlichkeitspsychologe Jens Asendorpf meinte 2007, bei der Hochsensitivität könne es sich um eine Unterklasse von Neurotizismus handeln: »Einige Menschen, die über eine geringere emotionale Stabilität verfügen, sind auch in Bezug auf bestimmte Sinneswahrnehmungen besonders empfindsam. Und die könnte man als hochsensibel bezeichnen.«

An Arons HS-Test (Highly Sensitiv Person Scales) entzündete sich immer wieder Kritik. Der Fragebogen wurde mehrfach wissenschaftlich untersucht. Während Aron von einer eindimensionalen Struktur ausging, fanden D. E. Evans und M. K. Rothbart 2008 in ihren Untersuchungen bis zu vier Persönlichkeitsfaktoren. Dabei korrelierten die Übererregbarkeit und die negativen Affekte mit Neurotizismus und Lebensunzufriedenheit, und die »ästhetische Sensitivität« mit Offenheit und vielfältigen Interessen. Die Autoren gingen von der Unvereinbarkeit dieser Empfindungen aus.

Nach Elaine Aron sind erhöhte SPS-Werte ein einheitliches Persönlichkeitsmerkmal und keine Störung; sie müssen von ähnlich erscheinenden Merkmalen, wie sozial zurückhaltendem Verhalten oder Schüchternheit, und psychischen Störungen wie Neurotizismus unterschieden werden. Negative Emotionalität sei nur bei Menschen mit Hochsensitivität zu finden, die von einer ungünstigen elterlichen Umwelt während ihrer Kindheit betroffen waren. Bei höher sensitiven Menschen bestehe zwar ein erhöhtes Risiko für psychische Störungen, was aber vom Persönlichkeitsmerkmal der SPS getrennt betrachtet werden müsse. Im Streit um ihre Hypothese pflegte Aron zu entgegnen, man müsse wahrscheinlich selbst hochsensitiv veranlagt sein, um zu verstehen, was Hochsensitive empfinden.

In zahlreichen Foren melden sich inzwischen die Betroffenen selbst zu Wort. Sie fühlen sich von der Gesellschaft oft falsch verstanden und überfordert. Mit Stress oder belastenden Lebensereignissen kommen sie nur schwer zurecht, weshalb sie sich gern zurückziehen, was sie wiederum als Außenseiter erscheinen lässt. Im Kreis von Gleichgesinnten fühlen sie sich verstanden und geborgen.

Die Medizin nahm den Hype der neuen Hochsensitivitäts-Forschung nicht zur Kenntnis, und auch ich war erst zehn Jahre nach ihrem Erscheinen auf die Abhandlung über »Hochsensitive« gestoßen. Arons Beschreibung der hochsensitiven Persönlichkeiten erinnerte mich aber sofort an unsere atopisch veranlagten Eltern.

Idealerweise sollten sich Hochsensitive nicht nur über Fragebögen selbst identifizieren, sondern durch physiologische Messungen bestimmt werden. Elaine Aron hat schon früh vermutet, eine besondere Empfindsamkeit sei nicht in der Beschaffenheit der Sinnesorgane selbst begründet, sondern die Sinneseindrücke würden in Hirnstrukturen verarbeitet, die bei Hochsensiblen anders reagieren. Dabei sei das von dem britischen Psychologen Jeffrey Gray im Jahr 1982 beschriebene »Verhaltenshemmungssystem« bedeutsam. Bei einer verstärkten Aktivität könne es zu Verhaltensweisen kommen, die auch Hochsensitive kennzeichnen. In neuen Situationen haben sie das Bedürfnis innezuhalten und sich einen Überblick zu verschaffen, weshalb sie oft als unentschlossen oder gehemmt eingeschätzt werden. Direkt gemessen wurde dieser Zusammenhang allerdings noch nie. Aron und J. Jagiellowicz hatten versucht, die Hirnstrukturen ausfindig zu machen, die sich im Zustand der erhöhten Verarbeitungsaktivität abbilden. Die Kernspintomografie-Untersuchungen haben allerdings nie zuverlässige Bilder ergeben.

Die psychiatrischen Beschreibungen der »sensitiven Charaktere« hatten eine unbestreitbare Ähnlichkeit mit den Merkmalen von Arons Hochsensitiven. So umstritten deren Theorie von der Hochsensitivität auch sein mochte, hatte ich damals den Eindruck, der Aufklärung der Frage nach der Besonderheit der Eltern neurodermitiskranker Kinder so nahe zu sein wie nie zuvor. In den Beschreibungen der Hochsensitivität und der sensitiven Persönlichkeiten erkannte ich erstmals einen Ansatz für des Rätsels Lösung. Ich hatte aber schon zu diesem Zeitpunkt den Eindruck, dass es sich weniger um Hochsensitivität als um Hochsensibilität handelt. Bei diesen Menschen ging es weniger um die Empfindlichkeit, das heißt um die Genauigkeit und tiefgehende Intensität ihrer Wahrnehmungen, als um die Empfindsamkeit und Empathie, die Kernmerkmale der Sensibilität. In der einschlägigen, vor allem populärwissenschaftlichen Literatur und in den Internetforen ist dementsprechend auch mehrheitlich von Hochsensibilität die Rede.

Für mich ging es in der Folge zunächst weniger um die Frage, wie man diese Persönlichkeiten benennen sollte, als um das Problem, wie man den Zusammenhang mit der Atopie nachweisen kann. Wenn mir das gelingen würde, wäre es ein Meilenstein in der Erforschung der allergischen Erkrankungen.

Hochsensitivität – Evolution oder Krankheit?

Handelt es sich bei der Hochsensitivität um eine evolutionäre Höherentwicklung der Wahrnehmungsverarbeitung oder um einen Rückzug auf die gefühlsmäßige Bewertung, weil die zunehmend komplexeren Umweltverhältnisse von immer weniger Menschen rational verarbeitet werden können.

Sicher erscheint die Zunahme der Sensibilität gegenüber negativen Reizen, wodurch sich zwangsläufig der Stresslevel senkt und es schneller zu Stressreaktionen kommt. Das Risiko für krank machenden Dauerstress ist dadurch erhöht. Insofern wäre die Hochsensitivität eher ein Hinweis auf eine Verschlechterung der Anpassungsfähigkeit.

ABSENKUNG DER REIZSCHWELLE DURCH DIE ERHÖHTE SENSIBILITÄT

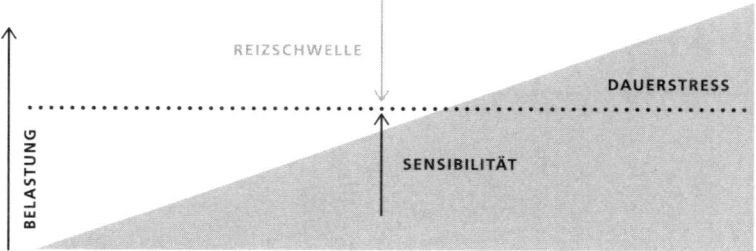

Ich musste klären, inwieweit die Sensitivität beziehungsweise Sensibilität überhaupt erfassbar ist. Gibt es in der naturwissenschaftlichen Medizin, in der Anatomie oder der Physiologie, die sich mit der Funktion der Organe befasst, Hinweise auf organische Strukturen, die für die Sensibilität zuständig sind? Ist sie in irgendeiner Struktur im Zentralen Nervensystem zu finden?

DIE BIOLOGIE DER

WAHRNEHMUNGSVERARBEITUNG

Der Schlüssel für das Verständnis der Wahrnehmung liegt in der Entwicklungsgeschichte des Zentralen Nervensystems. Es entwickelte sich in Millionen Jahren aus der sensiblen Hülle des Einzellers. So wie dessen Sensibilität, das heißt unbewusste Wahrnehmung seiner Umwelt überlebensnotwendig ist, hat die Sensibilität auch für den Menschen unverändert eine elementare lebens- und arterhaltende Bedeutung. Auch beim Menschen geschieht die psychische und körperliche Anpassung an die wechselnden Anforderungen der Umwelt unbewusst und unwillkürlich nicht im Großhirn, sondern im Limbischen System des entwicklungsgeschichtlich älteren Zwischenhirns. Die nachfolgenden Darstellungen sollen dies erläutern – sie sind für das Verständnis der Sensibilität und ihrer Bedeutung für die Entwicklung der Erkrankungen des atopischen Formenkreises wichtig.

WAS VERSTEHT MAN EIGENTLICH UNTER SENSIBILITÄT?

Schon der Begriff »Sensibilität« bereitet der Wissenschaft Probleme. Das ist in der Vieldeutigkeit des lateinischen Wortes *sensus* begründet. Ins Deutsche übersetzt hat es zahllose Bedeutungen: Empfindung, Gefühl, Sinneswahrnehmung, Sinn, Empfindungsvermögen, Besinnung, Bewusstsein, Verstand, Denkvermögen, Vernunft, Verständnis, Sachverstand, Urteilsfähigkeit, Meinung, Ansicht, Gedanke, Idee, innere Regung, innere Anteilnahme, Gesinnung, Denkart, Stimmung – um nur einige zu nennen. Der Begriff Sensibilität ist also entsprechend unpräzise und insofern schon unwissenschaftlich.

Wenn Neurologen von *Sensibilität* sprechen, meinen sie die Oberflächensensibilität der Haut und die Tiefensensibilität, das heißt den Lagesinn. Sie unterscheiden die Sensibilität als unbewusste Empfindung streng von den bewussten sensorischen Wahrnehmungen der Sinnesorgane: dem Sehen, Hören, Riechen und Schmecken.

Unter dem Begriff *Sensitivität* verstehen Mediziner die Genauigkeit beziehungsweise die Empfindlichkeit eines Testverfahrens, sie gilt als ein statistisches Kriterium. In der Psychologie steht der Begriff für Empfindsamkeit und das Einfühlungsvermögen, wird aber oft synonym für Sensibilität verwendet. Für die Psychologin Elaine Aron war Sensitivität das, was im Zentralen Nervensystem bei der Verarbeitung der Wahrnehmungen geschieht. Und die Psychiater beschreiben Menschen als sensitiv, wenn sie auffällig beeindruckbar auf objektiv gesehen unbedeutende Ereignisse reagieren.

DIE SENSIBILITÄT IST FÜR DIE NATURWISSENSCHAFT EIN HIRNGESPINST

Der Begriff Sensibilität ist also vage und unpräzise. Solche Begriffe scheut man in den Naturwissenschaften wie der Teufel das Weihwasser. Als wissenschaftliche Variable spielte die Sensibilität beziehungsweise Sensitivität im erweiterten psychologischen Sinn keine Rolle. Diese Scheu vor psychologischen Begriffen hat aber tiefer gehende Gründe.

Der medizinische Dualismus – die lange Geschichte einer Spaltung

»Unsere Medizin ist gespalten in eine Medizin für kranke Körper ohne Seelen und eine Medizin für leidende Seelen ohne Körper.«
Thure von Uexküll

Die Medizinstudenten kennen am Ende des Anatomiekurses jeden Knochen, jeden Muskelstrang und jeden Nerv. Sie wissen, wie das alles funktioniert und zusammenspielt. Es geht dabei immer um das Nachweisbare. Sie kennen die Strukturen im Gehirn, in denen das Sprachverständnis entsteht, wo sich Wahrnehmungen vernetzen und wo Erfahrungen als Gedächtnis gespeichert werden. Auch die physikalischen und biochemischen Vorgänge, die unterschiedliche Beschaffenheit der Materie, der Übergang vom Festen ins Flüssige und das Gasförmige – alles ist erklärbar und nachprüfbar.

Das Verständnis für die Natur hört dann auf, wenn der stoffliche Zusammenhang nicht mehr nachweisbar ist, wenn es um Empfindungen und Gefühle geht. Woran will man die festmachen? Wo entstehen die? Die Hinweise dafür sind spärlich. Das, was wir Psyche nennen, wurde deshalb schon vor 300 Jahren aus der naturwissenschaftlichen Betrachtung ausgeschlossen. Seit der Begründung des medizinischen Dualismus, das heißt der wissenschaftlichen Trennung von Geist und Körper, befasst sich kein naturwissenschaftlich forschender Mediziner mehr mit solchen Fragen und unbewiesenen Spekulationen. Es muss sich schon um eindeutig wahnhafte Wahrnehmungen und Verhaltensweisen handeln, denen man bestimmte Strukturen und Funktionen des Gehirns zuordnen kann, bevor sich die Psychiatrie für zuständig erklärt.

Neue Forschungsrichtungen

Mehrere Disziplinen innerhalb der Neurowissenschaften beschäftigen sich inzwischen mit den Zusammenhängen von mentalen und physischen Prozessen. So untersucht die Sinnesphysiologie den Zusammenhang von Wahrnehmung und Reizverarbeitungsprozessen. Die Biologen, beispielsweise Sean B. Carroll und Scott F. Gilbert, gehen von einem evolutionären Ansatz aus, der besagt, dass sich das menschliche Nervensystem als Grundlage des Geistes aus einfacheren Vorstufen entwickelt hat. Auch Elaine Aron sprach von einer evolutionären Weiterentwicklung.

DIE SENSIBILITÄT IST DER ROTE FADEN IN DER EVOLUTION

Experten mögen mir verzeihen, wenn ich im Folgenden die Evolution so verkürzt und vereinfacht darstelle. Wenn man aber die Entwicklung der Lebewesen auf das Wesentliche reduziert, ist die Herleitung so einfach wie genial. Die Evolution beruht nun mal auf dem wichtigsten Bestreben eines jeden Lebewesens, nämlich zu überleben und seine Art zu erhalten. Sowohl das Beschaffen und die Aufnahme von Nahrung als auch die Möglichkeit der Vermehrung verbessern sich mit der Orientierungsfähigkeit, das heißt der Sensibilität. Die Weiter- und Höherentwicklung dieser Fähigkeit zieht sich wie ein roter Faden durch die Entwicklungsgeschichte der Lebewesen.

Das Zentrale Nervensystem entwickelte sich stufenweise aus einer sensiblen Hülle

Am Anfang war der Einzeller. Der Einzeller besteht nur aus einer sensiblen Hülle, mit der er sich im Raum tastend bewegt. Diese Hülle formt dabei bewegliche Ausstülpungen, die die Mobilität unterstützen. Über diese Hülle finden auch die Nährstoffaufnahme und die Ausscheidung sowie die Vermehrung statt. Die menschliche Haut und die Darmschleimhaut sind entwicklungsgeschichtlich mit dieser Hülle verwandt und repräsentieren somit die ursprünglichste Form des Nervensystems überhaupt. Die Sensibilität seiner Hülle ermöglicht dem Einzeller die Orientierung. Auch die menschliche Haut ermöglicht Orientierung, man denke nur an blinde Menschen. Sie sind zwar auf ihr Gehör, vor allem aber auf den Tast- und Lagesinn ihrer Haut angewiesen (siehe Blindenschrift, Blindenstock, spezielle Pflasterung der Gehwege).

Mit der körperlichen Streckung der Lebewesen verbesserte sich deren richtungsgebende Beweglichkeit. An der »Kopfseite« bildeten sich der Mund, die Augen, das Hör- und das Riechorgan. Diese Entwicklungsstufe finden wir bei den Kriechtieren. Die Koordination der noch unbewussten Wahrnehmungen (Tasten, Sehen, Riechen und Schmecken) erfolgt über das *Stammhirn*, eine kolbenartige Verdickung am oberen Ende des Rückenmarks. Dieser sehr alte Anteil ist bei allen höheren Entwicklungsstufen, auch beim Menschen, funktionstüchtig erhalten geblieben. Die Sensibilität der Haut und die dazugekommenen Sinnesorgane agierten nicht voneinander getrennt, sondern zielstrebig systemisch zusammen.

Das sich später entwickelnde *Mittelhirn* ersetzte dann nicht die Funktionen des Stammhirns, sondern verbesserte die Koordination der Wahrnehmungen und ermöglichte damit die optimalere Anpassung an die Umweltanforderungen. Diese Entwicklungsstufe findet man nach wie vor auch beim Menschen.

Das *Zwischenhirn* findet man bei den höher entwickelten Wirbeltieren. Mit dem *Thalamus* entstand die Hauptumschaltstelle zwischen den Sinnesorganen. Der *Hypothalamus* regulierte das innere Gleichgewicht aller Organe, die jetzt perfekt auf jede Anforde-

DER AUFBAU DES MENSCHLICHEN GEHIRNS

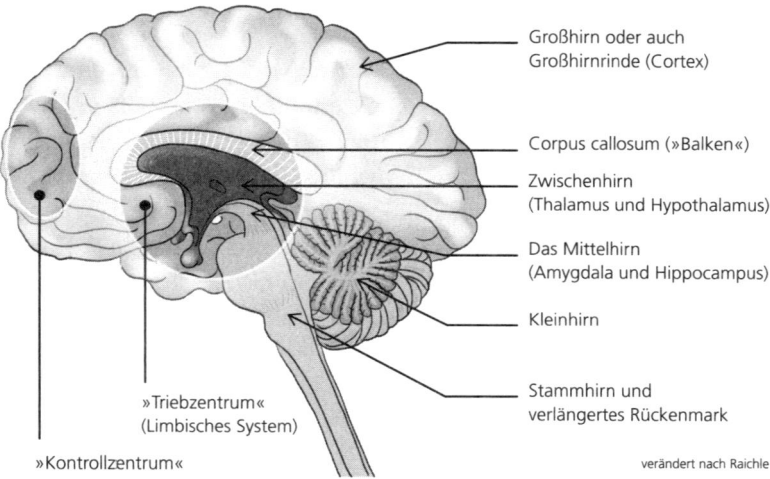

Großhirn oder auch Großhirnrinde (Cortex)
Corpus callosum (»Balken«)
Zwischenhirn (Thalamus und Hypothalamus)
Das Mittelhirn (Amygdala und Hippocampus)
Kleinhirn
Stammhirn und verlängertes Rückenmark
»Triebzentrum« (Limbisches System)
»Kontrollzentrum«

verändert nach Raichle

rung eingestellt werden konnten. Im Zwischenhirn übernahm das *limbische System* als eine Art *Triebzentrum* die Steuerung der Triebfunktionen, das heißt, das Verlangen, sich Nahrung zu beschaffen, und den Trieb, die Art zu erhalten. Im Zwischenhirn entstanden die Emotionen. Auch diese Entwicklungsstufe ist im menschlichen Gehirn nachweisbar. Das Zwischenhirn ist bei den Säugetieren die *oberste steuernde Instanz* (»Säugergehirn«), weil sich hier alle sensiblen und sensorischen Informationen zu unbewussten Sinnesempfindungen, beziehungsweise zu Vorbewusstsein und Gedächtnis zusammenfügen. Die Verhaltensforschung zeigt, dass Wirbeltiere, die noch nicht über ein Großhirn verfügen, sogar in gewissem Umfang geplant handeln können.

Das *Großhirn* besteht aus zwei Hälften (Hemisphären), die durch das *Corpus callosum*, den Balken, verbunden sind. Dieser dient der Kommunikation zwischen den beiden Hälften des Großhirns, die verschiedene Funktionen wahrnehmen.

Auch hoch entwickelte Wirbeltiere und Primaten verfügen bereits über ein Großhirn, das den Übergang zum bewussten und sozialen Handeln erlaubt. Dieser Übergang entwickelte sich zwischen Primaten und Menschen fließend.

Bei der Weiter- und Höherentwicklung des Großhirns ging es primär um die Kontrolle über den zunehmend komplexen Gesamtorganismus und um die Entwicklung der Fähigkeit zum rationalen Denken und Handeln. Hinter der Stirn liegt unser *Kontrollzentrum*. Außerdem bildete sich das Großhirn zu einer »moralischen Instanz« aus, die den Menschen zum sozialverträglichen Verhalten befähigen sollte. Mit dem Großhirn entwickelte sich die neue höchste Instanz, über die Primaten angeblich noch nicht verfügen.

DIE BEDEUTUNG DER UNBEWUSSTEN WAHRNEHMUNGEN

Millionen Informationen werden von den Sensoren in der Haut und den Rezeptoren in den Sinnesorganen aufgenommen und zur zentralen Bewertung und Verarbeitung an das Gehirn weitergeleitet. Viele Wahrnehmungen werden jedoch schon im Rückenmark auf ihre Bedeutsamkeit überprüft und durch biochemische Hemmung aussortiert. Das heißt, Randinformationen werden durch Hemmstoffe eliminiert, sodass nur noch die wichtigsten Informationen nach oben ins Gehirn gelangen. Als Beispiel: Wärmende Sonnenstrahlen werden von der Haut registriert, und sie bemüht sich, die Auswirkungen dieser Einstrahlung selbst zu regulieren. Der Gesamteindruck wird als Sinnesempfindung an das Gehirn weitergeleitet.

Weder die sensiblen Wahrnehmungen der Haut noch die sensorischen Wahrnehmungen der Sinnesorgane gelangen auf direktem Weg ins Großhirn, sondern auf dem Umweg über das Stammhirn und das Mittelhirn in das Zwischenhirn. Viele Informationen werden schon vorher auf biochemischem Weg an der

Weiterleitung gehemmt. Im Zwischenhirn erfahren diese Wahrnehmungen eine »vorbewusste« Bewertung. Bevor sie den Thalamus, »das Tor zum Bewusstsein«, passieren, werden sie auf ihre Bedeutsamkeit für die Triebbefriedigung oder die Eignung zur Abwehr drohender Gefahren überprüft. Das Zwischenhirn ist, wie erwähnt, bei vielen Tieren die alles entscheidende Instanz. Auch beim Menschen ist es die oberste unbewusste Instanz, die auch ohne Zutun des Großhirns physiologisch notwendige Entscheidungen trifft.

Was wir am Ende der Verarbeitung bewusst wahrnehmen, ist demnach ein subjektiver Eindruck, der mit der Wirklichkeit oft wenig zu tun hat. Es handelt sich mehrheitlich um Sinnesempfindungen, die im Zusammenspiel *aller* Strukturen des Zentralen Nervensystems entstehen – auch mithilfe der Anteile, die sich unserem Bewusstsein entziehen, deren Funktionen aber bekannt sind.

Durch die zahlreichen informationsverarbeitenden Prozesse kommt es zur Koordination der unterschiedlichen Sinnesdaten.

DIE VERARBEITUNG DER WAHRNEHMUNG AUF DEM WEG ZUM GROSSHIRN

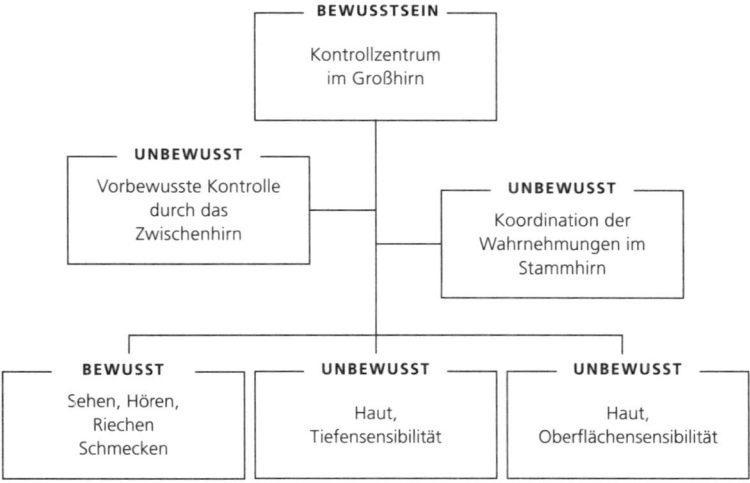

Aus den vielen wahrgenommenen Informationen entstehen Eindrücke, Empfindungen beziehungsweise Erkenntnisse. Die angemessene Verarbeitung der eingehenden Informationen setzt die Fähigkeit zur möglichst zuverlässigen Bewertung durch die beteiligten Strukturen des Gehirns voraus.

DIE SINNESEMPFINDUNGEN

In der Sinnesphysiologie geht man von Sinnesempfindungen aus, das heißt von der Gesamtheit aller sensorischen und sensiblen Wahrnehmungen. Die Sinnesempfindungen können bei einem Menschen stärker durch die vom limbischen System ausgehenden Gefühle, Triebwünsche und Emotionen bestimmt werden, beim anderen mehr von den rationalen Fähigkeiten des Großhirns. Diese Sinnesempfindungen beschreiben also die individuelle Veranlagung zur Wahrnehmungsverarbeitung. Die Bandbreite der Bewertung und Verarbeitung von Wahrnehmungen ist groß und schwankt zwischen gefühlsmäßig und rational. Wie wir entscheiden, hängt von unseren angelegten und erworbenen Möglichkeiten ab.

Bei den meisten Menschen besteht eine grundsätzliche Veranlagung für die eine oder andere Richtung, was sich in Stresssituationen äußert. Man kann drei Grundtypen unterscheiden:

Sensitive Persönlichkeiten

Sensitive Persönlichkeiten neigen zur empfindlichen Verarbeitung bewusster sensorischer Wahrnehmungen. Sie denken und handeln überwiegend rational und sind immer auf die Lösung des Problems konzentriert. Sie sind weniger in der Lage, gefühlsmäßig zu reagieren, ihre sozialen Beziehungen treten in den Hintergrund. Mit der Lösung einer Aufgabe befasst, übersehen sie selbst gute Freunde. In der Forschung trifft man oft auf solche Persönlichkeiten. Ihnen wird häufig die Hochbegabung attestiert. Eine krankhafte Ausprägung findet die Hypersensitivität beispielsweise im Asperger-Syndrom, bei dem es zu außergewöhnlichen Inselbegabungen kommt.

Persönlichkeiten mit ausgewogenen Sinnesempfindungen

Persönlichkeiten mit ausgewogenen Sinnesempfindungen verarbeiten sowohl die bewussten wie die unbewussten Wahrnehmungen »ausgewogen« und reagieren in den meisten Situationen, seien es berufliche Anforderungen oder gefühlsmäßig anspruchsvolle Situationen, angemessen und sozial verträglich. Sie erscheinen auch in schwierigen Situationen ausbalanciert, ruhig und konzentriert.

DIE ENTSTEHUNG DER SINNESEMPFINDUNGEN

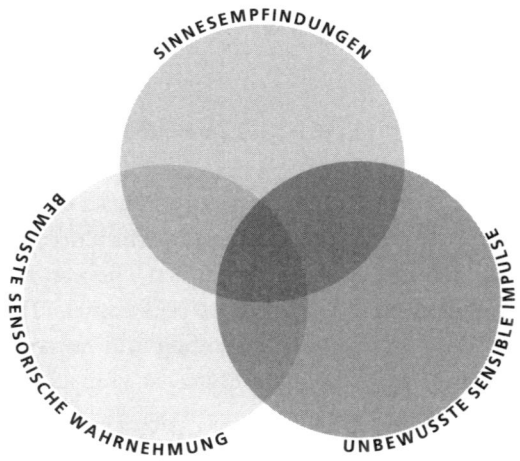

Sensible Persönlichkeiten

Sensible Persönlichkeiten neigen zur Empfindsamkeit, das heißt zur überempfindlichen Verarbeitung unbewusster, sensibler Wahrnehmungen. Ihre Sinnesempfindungen, also die Gesamtheit ihrer bewussten sensorischen und unbewussten sensiblen Wahrnehmungen sind verstärkt gefühlsmäßig gefärbt. Sie sind empfindsam und einfühlsam, aber auch überaus beeindruckbar und fühlen sich oft aus geringem Anlass überfordert. Ihren hohen Erwartungen an sich selbst sind sie oft nicht gewachsen und neigen deshalb zur Überreizung und zur psychischen Instabilität.

Im Unterschied zu der phasenweise erhöhten Sensibilität beispielsweise im Rahmen von natürlichen Entwicklungen, wie in der frühen Kindheit, in der Pubertät oder in der Schwangerschaft, ist eine dauerhaft erhöhte Verarbeitungsempfindlichkeit ein Persönlichkeitsmerkmal, das meistens familiär angelegt ist. Die erhöhte Sensibilität oder Sensitivität sind überdauernde Eigenschaften, die alters- und situationsabhängig lediglich unterschiedlich ausgeprägt sein können. In der Diagnostik wurden diese Merkmale bislang nicht berücksichtigt, obwohl sie über das innere Gleichgewicht des Menschen mehr entscheiden als irgendeine andere biopsychologische Funktion.

DAS EMOTIONALE MACHTZENTRUM IM GEHIRN

Der deutsche Psychologe Hans-Georg Häusel beschreibt das limbische System als ein »emotionales Machtzentrum« im Gehirn. Er verfasste mehrere Sachbücher zu den Themen Hirnforschung, Konsumverhalten und Marketing, zum Beispiel »Think Limbic! – Die Macht des Unbewussten verstehen und nutzen für Motivation, Marketing und Management«. In Häusels Büchern wird deutlich dargelegt: Die Annahme, dass die Eindrücke und die daraus entstehenden Empfindungen überwiegend von unseren kognitiven Fähigkeiten, der Vernunft und dem Gewissen im obersten Kontrollzentrum, bestimmt werden, entspricht nur unserem Wunschdenken.

Wie bereits oben beschrieben, passieren unsere Wahrnehmungen auf dem Weg zum Kontrollzentrum im Großhirn das limbische System, das bei Mensch und Tier für die verhaltenssteuernden, lebenserhaltenden Triebe verantwortlich ist. Bei den Säugetieren werden alle Handlungsentscheidungen auf dieser Ebene getroffen. Es reguliert die für die soziale Natur der Säugetiere typischen Empfindungen wie die Sorge um den Nachwuchs, die Angst, Liebe, Lust, den Spieltrieb und das Lernen durch Nachahmen (Säugetiergehirn). Es dient der Verarbeitung von Wahrnehmungen, führt unter anderem durch Ausschüttung von Endorphinen, das heißt körpereigenen Opioiden, zu Emotionen und steuert damit das Triebverhalten. Diese Strukturen sind dem Menschen erhalten geblieben, inzwischen aber mit dem Großhirn verschaltet. Die Entstehung von Emotionen und Triebver-

DAS LIMBISCHE SYSTEM

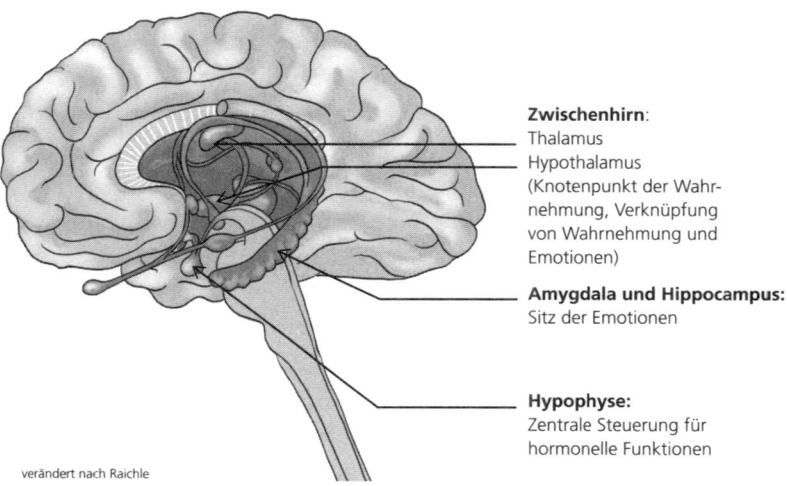

Zwischenhirn:
Thalamus
Hypothalamus
(Knotenpunkt der Wahrnehmung, Verknüpfung von Wahrnehmung und Emotionen)

Amygdala und Hippocampus:
Sitz der Emotionen

Hypophyse:
Zentrale Steuerung für hormonelle Funktionen

verändert nach Raichle

halten wird beim Menschen im Zusammenspiel mit dem Großhirn verstanden, können aber entsprechend der Intensität einer Wahrnehmung primär unbewusst vom limbischen System gesteuert werden.

Das Furchtzentrum

Angst und Furcht sind elementare lebenserhaltende Reaktionen auf bedrohliche Situationen. Von Geburt an vorhanden oder durch Erfahrungen erlernt, erwerben Tier und Mensch damit die Fähigkeit, sich einer bedrohlichen Situation durch Flucht zu entziehen oder sich zu wehren. Die Mechanismen der Angst zählen inzwischen zu den am besten erforschten physiologischen Eigenschaften des Zentralen Nervensystems.

Joseph LeDoux, Neurowissenschaftler und Hochschullehrer am Center for Neural Science an der New York University, hat die zugrunde liegenden Mechanismen als einen Schaltkreis der Angst beschrieben, der über zwei Wege Informationen verarbeitet: einmal schnell, grob und fehleranfällig und einmal langsam, aber durch genaue Analyse überprüft.

Die Amygdala (Mandelkern), eine paarige Struktur des limbischen Systems, ist für die primäre emotionale Verarbeitung der Wahrnehmungen verantwortlich, sie dient sowohl dem Tier wie dem Menschen aber auch als eine Art Alarmanlage. Innerhalb von wenigen Millisekunden bewertet sie Situationen und schätzt Gefahren ein. Der Anblick einer Gestalt, ein eigenartiges Geräusch, ein seltsamer Geruch, aber auch eine unerwartete Berührung können schon nach einmaliger Begegnung Angst auslösen. So fürchten sich Labormäuse, die nie in Freiheit gelebt haben, wenn sie den Geruch einer Katze in die Nase bekommen. Ausgangspunkt dieser Emotion ist der Thalamus, das Tor zum Bewusstsein. Erhält er einen emotionalen Reiz, beispielsweise ein lautes Reifenquietschen, leitet er einen groben Sinneseindruck direkt weiter zur Amygdala. Dort werden die vorhandenen Verhaltensprogramme mit blitzschnellen Reaktionen des Stammhirns aktiviert. Im Zwischenhirn findet die elementare Gedächtnisbildung statt.

Dieser kurze, sehr empfindliche Weg des Angst-Schaltkreises kann aber auch falschen Alarm auslösen: wenn wir beispielsweise vor unserem eigenen Schatten erschrecken. Zusätzlich zu der Sofortreaktion leitet der Thalamus deshalb eine Kontrolle im Hippocampus ein, wo die Wahrnehmung genauer überprüft wird. Beim

DIE ALARMREAKTION: KURZER UND LANGER WEG

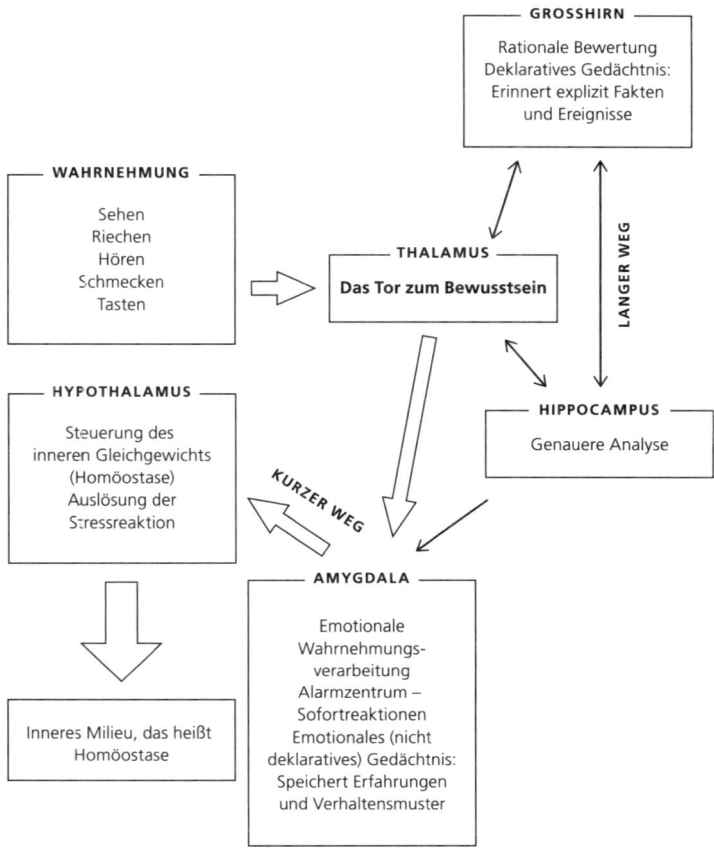

Menschen leitet der Hippocampus die Informationen zur kognitiven Verarbeitung an das Großhirn weiter. Dort werden die Eindrücke genauer analysiert und ermöglichen uns, die Angstreize differenzierter wahrzunehmen.

Zudem kommen auf diesem »Umweg« auch bewusste Erinnerungen an unangenehme oder angstauslösende Situationen ins Spiel. Bis die Informationen beim Menschen über das Großhirn zur Amygdala gelangen, dauert es doppelt so lange wie auf dem direkten Weg vom Thalamus zur Amygdala. Schon der Hippocampus kann also einen Fehlalarm erkennen. Er kann die Furcht verringern, indem er die Merkmale feiner analysiert und einen Reiz als ungefährlich bewertet. So kommt es, dass wir vor unserem eigenen Schatten erschrecken – und nur Sekundenbruchteile später erleichtert und amüsiert aufatmen, weil wir merken, dass wir einem Fehlalarm aufgesessen sind.

Angeborene und erlernte Überempfindlichkeiten

Im Säuglingsalter gleicht die zentralnervöse Situation der des Säugetiergehirns. Der Säugling ist noch nicht zur kognitiven Verarbeitung der Wahrnehmungen in der Lage. Die Veranlagung zur erhöhten Sensibilität (Alarmbereitschaft) ist entweder bereits genetisch angeboren oder wird durch frühkindliche Erfahrungen epigenetisch, das heißt umkehrbar erworben, das heißt erlernt. Wenn ängstliche Eltern auf jeden Fehlalarm des Kindes eingehen, wird es so zur erhöhten Sensibilität erzogen.

Verhaltensforscher wissen: Ängste sind sehr leicht erlernbar. Affen fürchten sich vor Schlangen, sobald sie eine entsprechende Emotion bei einem Artgenossen als Reaktion auf den Anblick einer Schlange beobachten. Evolutionär sind solche erlernten Angstneigungen für das einzelne Lebewesen grundsätzlich von großem Vorteil. Aber auch positive Reize können durch Lernprozesse mit Gefahr in Verbindung gebracht werden und später

Angst auslösen. Wenn ein solcher Reiz gleichzeitig mit einem unangenehmen Reiz wie Schmerz auftritt, färbt die Angst, die der unangenehme Reiz auslöst, auf den bisher positiven Reiz ab. Verhielt sich ein Kind beispielsweise beim Anblick des Kinderarztes bislang ruhig, zeigt es nach einer Impfung Angst. Diese unbegründete Angst wird das Kind umso mehr speichern, wenn es durch übertriebenes Mitgefühl der Eltern darin bestärkt wird.

DIE AUFRECHTERHALTUNG DES INNEREN GLEICHGEWICHTS

Das Zwischenhirn und das entwicklungsgeschichtlich noch ältere, ebenfalls unwillkürlich arbeitende Stammhirn haben die Aufgabe der Aufrechterhaltung des inneren Gleichgewichts. Sie bilden zusammen das sogenannte »Vegetative Nervensystem (VNS)«, das überwiegend unwillkürlich, das heißt unbewusst reagiert. Das Großhirn ist nur zu einem deutlich kleineren Teil beteiligt. Das Vegetative Nervensystem wird deshalb auch »Autonomes Nervensystem« genannt, weil es sich trotz seiner Verbindung zur Großhirnrinde weitestgehend der willkürlichen Beeinflussung entzieht.

Die enge Verbindung des VNS zum limbischen System ist entwicklungsgeschichtlich betrachtet unübersehbar. Es ist insofern leicht erklärbar, dass nicht nur bewusst wahrgenommene Reize zu Anpassungsreaktionen führen, sondern dass starke Reize auf kurzem Weg zu unmittelbaren reflexartigen Reaktionen des Vegetativen Nervensystems führen können. Bei erhöht sensiblen Menschen entscheidet nicht die Stärke des Reizes, sondern die individuelle Reizschwelle. Die ererbten oder früh erlernten und im Zwischenhirn gespeicherten Reiz-Reaktions-Muster, das heißt auch die Überempfindlichkeit des Furchtzentrums, können für die Betroffenen lebenslange Bedeutung haben. Diese hypersensiblen Reaktionsmuster verringern die Reizschwelle für Stressreaktionen und sind insofern auch die Voraussetzung für die Neigung zur Entwicklung der Allergien.

DAS ALLGEMEINE ANPASSUNGSSYNDROM

DIE ALARMREAKTION: KURZER UND LANGER WEG
Die Stressreaktion nach Hans Selye

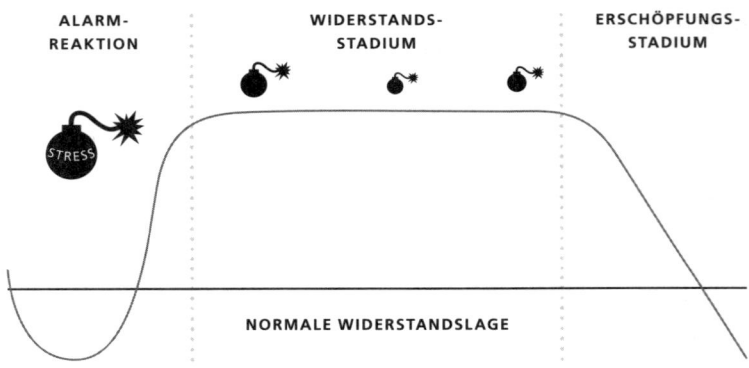

Zur Erinnerung: Hans Selye beschrieb erstmals das »Allgemeine Anpassungssyndrom«. Er unterschied den Stressor als den belastenden Reiz von der Stressreaktion, der Antwort des Organismus. Selye bezeichnete jede Anforderung, mit der die Ruhe unterbrochen wird, als Stressor. Das muss also kein Stress im Sinne von Angst, Kampf oder Flucht sein, sondern kann auch der Anblick einer köstlichen Mahlzeit, ein erotischer Reiz oder eine spielerische oder sportliche Herausforderung sein, an die der Körper ohne Zutun des Großhirns angepasst wird. Selye hat zehn Jahre nach seiner Entdeckung mit seinem Buch »Stress without Distress« das Verständnis vom Stressor entsprechend vervollständigt.

Das Vegetative Nervensystem verfügt über zwei Reaktionsmöglichkeiten:
▪ Erkennt das Großhirn eine mögliche Gefahr, wird die Stressreaktion über die sogenannte *Hypothalamus-Hypophysen (Sympathikus)-Nebennierenmark-Achse (HHN-Achse)* ausgelöst.

Daran sind vor allem die beiden Stresshormone Noradrenalin und Adrenalin beteiligt. War die Stressreaktion erfolgreich, wird die Anpassungsreaktion beendet, und Noradrenalin und Adrenalin werden abgebaut.

■ Gelingt der Anpassungsvorgang nicht, wird die Aktivierung über die zweite Achse, die *Hypothalamus-Hypophysen-Nebennierenrinden-Achse (HHNR-Achse)* fortgesetzt, und zusätzlich über die Nebennierenrinde Cortisol ausgeschüttet. Die hormonelle Stressreaktion ist nicht gesundheitsschädigend, sondern ein überlebenswichtiges Anpassungsverhalten des Organismus auf länger dauernde oder heftige Reize. Die fortgesetzte Inanspruchnahme der Stress-Achse bei Dauerstress führt aber zur Erschöpfung und zu Krankheiten, beispielsweise zu Hautentzündungen.

DIE STRESSACHSEN DES VEGETATIVEN NERVENSYSTEMS

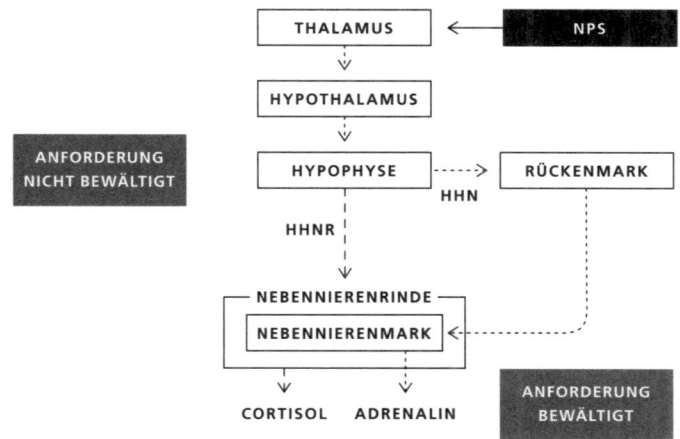

- - - - Hypothalamus-Hypophysen-Nebennierenrinde-Achse
.... Hypothalamus-Hypophyse (Sympatikus)-Nebennierenmark-Achse

Sympathikus und Parasympathikus, ein unzertrennliches Paar

Das Vegetative Nervensystem ist zweigeteilt in ein sympathisches und ein parasympathisches System. Man geht davon aus, dass jede Körperzelle vom VNS beeinflusst wird. Die beiden Systeme verhalten sich gegensätzlich, um eine funktionelle Zusammenarbeit aller Organe zu erzielen. Die verminderte Aktivität beispielsweise des Sympathikus bei gleichzeitiger Aktivitätszunahme des Parasympathikus führt somit zum gemeinsamen Ziel. Die Erregungsübertragung erfolgt biochemisch.

Die normale Anpassung wird durch die HHN-Achse eingeleitet und aktiviert den Sympathikus durch Ausschüttung von Adrenalin aus dem Nebennierenmark. In einer bedrohlichen Lage erweitern sich die Pupillen, man hat einen trockenen Mund, weil die Speichelproduktion eingestellt wird. Das Herz schlägt schneller, und die Hautgefäße werden enger gestellt, damit die Muskulatur gut durchblutet wird. Man wird blass vor Angst, Schweiß bricht aus, und die Haare stehen zu Berge. Die Bronchien erweitern sich, damit die Lunge genügend Sauerstoff in den Kreislauf pumpt, und im Verdauungstrakt wird der Betrieb eingestellt. Die Durchblutung wird verringert, die Produktion der Verdauungssäfte vermindert und die Darmbewegung verringert. Der ganze Körper ist auf volle Leistung eingestellt.

Wurde die gefährliche Situation bewältigt, wird der Parasympathikus aktiv und Ruhe kehrt ein: Die Pupillen verengen sich, es wird wieder Speichel produziert. Die Herzfrequenz normalisiert sich, und die Bronchien erschlaffen. Die Darmbewegungen setzen wieder ein, und die Verdauungssäfte fließen. In dieser entspannten Situation hat man auch wieder Lust auf Angenehmeres, beispielsweise auf Sex. Der Parasympathikus fördert die Erektion und auch die Durchblutung der Haut.

FAZIT

Die Sensibilität ist entwicklungsgeschichtlich betrachtet eine elementare lebens- und arterhaltende Funktion des Zentralen Nervensystems. Die unbewussten Empfindungen gehören nach dem Verständnis der Sinnesphysiologie zur Gesamtheit aller Wahrnehmungen; unbewusste Empfindungen ergeben zusammen mit den bewussten Wahrnehmungen die Sinnesempfindungen.

Die erhöhte Sensibilität ist biologisch betrachtet eine angelegte oder früh erworbene, unbewusste, neurale Verarbeitungsüberempfindlichkeit (NPS = Neural processing sensitivity) des Furchtzentrums im limbischen System. Sie erhöht das Risiko des Fehlalarms und die Entwicklung von Überempfindlichkeitsreaktionen und Allergien.

Die NPS hat insofern eine überragende neuropsychologische Bedeutung, weil sie direkten Einfluss auf das Vegetative Nervensystem ausübt, das für die Aufrechterhaltung des emotionalen und körperlichen Gleichgewichts verantwortlich ist. Die Reizschwelle im Zwischenhirn wird abgesenkt, was zu gehäuften Stressreaktionen und zum Dauerstress führt. Das Risiko für die Entwicklung von psychischen Störungen oder körperlichen Erkrankungen, beispielsweise entzündlichen Hautkrankheiten, ist erhöht.

Die erhöhte Sensitivität, das heißt die empfindlichere Verarbeitung sensorischer Reize, wirkt vor allem über die bewusste Wahrnehmungsverarbeitung auf das Vegetative Nervensystem. Der Hypersensitive macht mit seinem Hang zum Perfektionismus Stress, der letztendlich aber zum selben Ergebnis führt wie bei der Hypersensibilität, zum Dauerstress, zur Erschöpfung der Anpassungsfähigkeit und zur Krankheit.

DER STREIT UM DIE

HOCHSENSITIVITÄT

Von den Büchern der amerikanischen Psychologin Elaine Aron fühlten sich weltweit Millionen Menschen angesprochen, und immer mehr stellten sich die Frage, ob sie auch zu diesem Kreis von Menschen gehören, die über hochsensitive Fähigkeiten verfügen. Im vorangegangenen Kapitel hatte ich bereits auf die kontroversen Diskussionen über den Begriffen »Hochsensitivität«, beziehungsweise »Hochsensibilität« hingewiesen. Ich möchte an dieser Stelle zum Für und Wider dieses Merkmals Stellung nehmen.

Pro

- Es gibt eine zunehmend größere Zahl erhöht sensibler Menschen. Gemessen an der Häufigkeit psychischer und körperlicher Überempfindlichkeitsreaktionen, wie Angststörungen, Depressionen, Erkrankungen des atopischen Formenkreises und Unverträglichkeitsreaktionen, dürfte der Anteil dieser Menschen in den Industrienationen westlicher Prägung inzwischen bei über 30 Prozent liegen.
- Die erhöhte Sensibilität ist möglicherweise das Ergebnis eines evolutionären Anpassungsvorgangs und tritt vor allem da auf, wo sich die Anforderungen an den Menschen in kurzer Zeit gravierend geändert haben.
- Die erhöhte Sensibilität tritt in manchen Familien gehäuft auf. Die Zwillingsforschung hat das bestätigt. Meistens ist mindestens ein Elternteil erhöht sensibel oder sensitiv.
- Erhöht sensible Persönlichkeiten sind weder psychisch noch körperlich krank. Sie verfügen oft über herausragende Cha-

raktereigenschaften wie Einfühlungsvermögen, Gerechtigkeitssinn, Sozialverhalten sowie Friedfertigkeit und sind insofern für soziale Dienstleistungsberufe sowie Aufgaben in den Bereichen Kunst und Kultur prädestiniert.

▌ Erhöht sensible Menschen neigen zu erhöhter Responsivität, das heißt zur Bereitschaft, auf Kommunikationssignale einzugehen, und neigen zur überreizten neuralen Verarbeitung (Hypersensibilität) mit dem Risiko zur Entwicklung psychischer Störungen, wie Ängsten und Depressionen.

▌ Elaine Aron war selbst erhöht sensibel und wollte sich selbst und Millionen anderen erhöht sensiblen Menschen helfen, sich besser zu verstehen und zu akzeptieren. Das Konstrukt der Hochsensitivität war für sie ein therapeutischer Ansatz.

Contra

▌ Die Bezeichnungen »Hochsensitivität« und »Hochsensibilität« suggerieren, erhöht sensible Menschen seien das Ergebnis einer evolutionären »Höher- und Weiterentwicklung« eines kleinen Teils jeder Population, die sensitiver auf Umweltreize reagiert und sich damit besser an die sich ändernden Lebensbedingungen anpasst. Tatsächlich muss die erhöhte Sensibilität als Hinweis auf das drohende Scheitern der Anpassungsfähigkeit des Menschen an eine zunehmend komplexere und unkalkulierbarere Welt verstanden werden. Sensibel, erhöht oder hypersensibel (sensitiv) erscheinen angemessenere Beschreibungen.

▌ Arons Konstrukt geht von einer »sensorischen Verarbeitungssensitivität (Sensory processing sensitivity = SPS) mit der Fähigkeit zur intensiveren, länger dauernden, tiefer gehenden und subtileren Wahrnehmung aus. Unter Berücksichtigung der biologischen Fakten handelt es sich um eine neurale Verarbeitungsempfindlichkeit (Neural processing sensitivity = NPS), das heißt um einen unbewussten neuralen Vorgang im limbischen System des Zwischenhirns. Aron charakterisiert Hochsensitive eigentlich nur über deren Empfindungen und

Gefühle. Es handelt sich demnach weniger um die Verarbeitung bewusster, sensorischer Wahrnehmungen, als um überwiegend unbewusste, sensible Empfindungen und Gefühle, wie Überwältigung, Genervtsein, Beunruhigung und oder Unverträglichkeit. Sie verarbeiten Reize weniger intensiv und subtiler, als beeindruckt, gefühlt, intuitiv und überfordert. Aufgrund dessen können sie oft Wesentliches vom Unwesentlichen nicht unterscheiden.

- Elaine N. Aron schloss eine Abhängigkeit der Hochsensitivität von ungünstigen Kindheitserlebnissen aus und meinte, diese Verläufe müsse man unabhängig davon betrachten. Nach meinen klinischen Erfahrungen mit Hunderten erhöht sensiblen Kindern und Erwachsenen muss davon ausgegangen werden, dass die erhöhte Sensibilität grundsätzlich im sozialen Kontext gesehen werden muss. Nahezu alle Eltern berichteten von tiefgreifenden Erlebnissen in ihrer Kindheit. Andere meinten, ihre Eltern seien ebenso sensibel gewesen wie sie selbst.
- Aron ging davon aus, dass Hochsensitive gleichermaßen intensiv auf positive wie negative Reize reagieren. Nach meinen Erfahrungen (siehe Falldarstellungen) reagieren erhöht Sensible vor allem auf negative Eindrücke, eine Eigenschaft, die für die Neigung zum Neurotizismus spricht.
- Die Sublimierung, das heißt die Deutung und »Veredelung« der erhöhten Sensibilität als Fähigkeit der optimaleren Anpassung an die veränderte Umwelt, hilft diesen Menschen nicht. Es ergibt keinen Sinn, ihre Schwächen nur deshalb auf eine höhere Ebene zu heben, weil sich »hochsensibel« besser anhört als »hypersensibel«. Mit dieser Umdeutung geht es diesen Menschen nicht besser. Vor allem Hypersensible leiden unter ihren Eigenschaften. Die Falldarstellungen in dem Kapitel »Die Eltern« sollten einen Eindruck von ihrem Leid vermitteln: Angefangen bei der ständigen Überbesorgtheit über den Hang zum Perfektionismus und die völlige Erschöpfung zeigen sie, dass dieses Merkmal erhebliche Risiken birgt. So zeigten die Falldarstellungen auch, dass hypersensible Menschen

gegen jede Vernunft von ihren Gefühlen und Triebwünschen beherrscht werden und ungewollt soziale Konflikte verursachen, die zu schwersten Krisen führen können.
- Von ihrer belastenden Überempfindlichkeit können sich erhöht Sensible nicht befreien, indem sie ihre Eigenschaft als unabänderlich akzeptieren. Sie können nicht erwarten, dass die Gesellschaft ihnen entgegenkommt, sondern müssen sich mit ihren eigenen Motiven auseinandersetzen. Im letzten Kapitel werde ich therapeutische Möglichkeiten der neuralen Hyposensibilisierung beschreiben.

DIE NPS ALS ÜBERDAUERNDES PERSÖNLICHKEITSMERKMAL

Im weiteren Verlauf meiner Untersuchungen ging ich nicht länger von Arons »Hochsensitivität« beziehungsweise »sensorischer Verarbeitungssensitivität (SPS), sondern von einer neuralen Verarbeitungsempfindlichkeit (NPS) aus.

Dauerhaft erhöht Sensible oder Sensitive haben ihre Eigenschaften von den Eltern übernommen oder in der frühesten Kindheit erworben. Unabhängig davon, wie sich ihre NPS entwickelt hat, soll sie hochempfindlich möglichen Gefährdungen vorbeugen. Bei der erhöhten Sensibilität des Furchtzentrums handelt es sich um eine besondere Form der Anpassung, die Allostase. Darunter verstanden P. Sterling und J. Eyer das »Erreichen von Stabilität durch Änderung« – einen Prozess, durch den der Körper in Anforderungssituationen, das heißt bei Stress, für zukünftige Belastungen vorbereitet ist. Diese Reaktion ist zunächst grundsätzlich adaptiv, geht jedoch nach den Untersuchungen von B. S. McEwen mit erhöhten psychischen und körperlichen Anforderungen, drohender Überreizung und Erschöpfung (»wear and tear«) einher. Die lebenslange neurale Überempfindlichkeit ist ein überdauerndes Persönlichkeitsmerkmal.

DIE PHASENWEISE ERHÖHTE NPS

Die Sensibilität ist in bestimmten Entwicklungs- und Reifungsphasen auf natürliche Weise den vorübergehenden Anforderungen entsprechend erhöht. Beispielsweise verfügen Säuglinge nur über sehr begrenzte kognitive Fähigkeiten. Sie sind voll und ganz auf ihre sensiblen Wahrnehmungen angewiesen und insofern grundsätzlich sensibler, als sie es aufgrund ihrer Veranlagung ohnehin schon sind.

Auch Heranwachsende und Erwachsene durchlaufen Entwicklungsstufen, während deren sie erhöht sensibel reagieren: Die Vorpubertät, die Pubertät, die Schwangerschaft und die Stillperiode sind typische Lebensphasen, die oft krisenhaft verlaufen und zu nicht unerheblichen Konflikten mit den Angehörigen, Freunden und Bekannten führen können. Diese Komplikationen sind bei dauerhaft erhöht Sensiblen meistens heftiger und folgenschwerer.

Wenn zwischen der Zunahme der Erkrankungen des atopischen Formenkreises und der NPS ein Zusammenhang bestehen sollte, wäre deren korrekte Erfassung für die Risikoeinschätzung entscheidend. Bei der Neurodermitis erschien mir vor allem die empfindlichere Verarbeitung der sensiblen Wahrnehmungen, das heißt der Sensibilität, wichtig zu sein. Die Sensitivität schien für die Entwicklung des Asthma bronchiale und des Heuschnupfens bedeutsam zu sein.

DIE VERMESSUNG DER SENSIBILITÄT

So logisch und plausibel der Zusammenhang zwischen der erhöhten neuronalen Verarbeitungsempfindlichkeit (NPS) und der Entstehung von Krankheiten auch erscheinen mag, es handelte sich damals nur um eine Hypothese aufgrund von Erfahrungen und gesammelten Informationen. Wissenschaftlich betrachtet war diese Annahme so lange bedeutungslos, bis es mir gelänge, diese

Zusammenhänge mit wissenschaftlich anerkannten Methoden zu beweisen. Ohne diesen Beweis würden Experten meine Annahmen als unbewiesene Spekulationen abschmettern, zumal ja nicht alle erhöht Sensiblen an Neurodermitis oder anderen Atopien erkranken.

Die erhöhte Sensibilität war mit den damals zur Verfügung stehenden technischen Möglichkeiten, beispielsweise dem MRT oder Elektroenzephalogramm, nicht zuverlässig abbildbar. Entsprechende Untersuchungen, die Elaine Aron mit J. Jagiellowicz durchgeführt hatte, waren ergebnislos verlaufen. Erregungsmuster in den von ihr vermuteten Gehirnstrukturen fanden sich nicht. Ebenso wenig gab es Laborbefunde, mit deren Hilfe die erhöhte Sensibilität nachweisbar gewesen wäre.

Die bewährten und anerkannten Persönlichkeits-Tests hatten in meinen bisherigen Untersuchungen auch zu keinen übereinstimmenden Ergebnissen geführt. Nur die sehr auffällig überbehütenden und völlig erschöpften Eltern hatten Hinweise auf psychische Instabilität gezeigt. Für die spezifische Erfassung der erhöhten Sensibilität gab es nur Arons nicht ganz unumstrittenen HS-Test. Es bestand aber kein wissenschaftlich begründeter Anlass, auf diesen Fragebogen zu verzichten. Möglicherweise konnte ich nach meinen Untersuchungen zu den strittigen Punkten Stellung nehmen.

Warum versagen bewährte Persönlichkeits-Tests?

Die anerkannten, zuverlässigen Auskunftsfragebögen benutzt man in der Psychologie und Psychiatrie zum Entwurf eines Selbst- und eines Fremdbildes des Patienten. Das heißt, bestimmte Begriffe codieren eine Persönlichkeit. Dabei hat sich das Fünf-Faktoren-Modell durchgesetzt, auf dem alle diese Tests aufgebaut sind.

Den fünf Persönlichkeitsmerkmalen liegt die Auffassung zugrunde, dass sich Persönlichkeitsmerkmale in der Sprache durch bestimmte Begriffe niederschlagen. Man geht davon aus, dass alle wesentlichen Unterschiede zwischen Personen bereits im allgemeinen Sprachschatz durch entsprechende Redewendungen repräsentiert werden. Auf der Basis von Listen mit über 18.000 Begriffen wurden durch eine Faktorenanalyse fünf sehr stabile, unabhängige und weitgehend kulturstabile Faktoren gefunden: die »Big Five«. Diese Big Five wurden durch eine Vielzahl von Studien belegt und gelten heute international als das universelle Standardmodell in der Persönlichkeitsforschung. Die Merkmale wurden innerhalb der letzten zwanzig Jahre in über 3000 wissenschaftlichen Untersuchungen eingesetzt.

Diese fünf Eigenschaften beschreiben die Hauptdimensionen der Persönlichkeit: Man ging davon aus, dass sich jeder Mensch den Hauptmerkmalen Offenheit, Gewissenhaftigkeit, Extraversion, Verträglichkeit und Neurotizismus zuordnen lässt.

SKALEN	SCHWACHE AUSPRÄGUNG	STARKE AUSPRÄGUNG
Offenheit	konservativ, vorsichtig	erfinderisch, neugierig
Gewissenhaftigkeit	unbekümmert, nachlässig	effektiv, organisiert
Extraversion	zurückhaltend, reserviert	gesellig
Verträglichkeit	wettbewerbsorientiert, antagonistisch	kooperativ, freundlich, mitfühlend
Neurotizismus	selbstsicher, ruhig	emotional, verletzlich

Ein Persönlichkeits-Test soll das relativ stabile, zeitlich überdauernde Verhalten einer Person unabhängig von bestimmten Situationen beschreiben und vorhersagen. Das heißt, auch lebensgeschichtliche Schwankungen sollen sich durch Persönlichkeits-Tests nicht ausdrücken. Sie gelten in der Psychiatrie als normal.

Die Empfindsamkeit, Emotionalität und Verletzlichkeit der erhöhten NPS müssten sich normalerweise in erhöhten Neurotizismuswerten äußern. Tatsächlich waren diese bislang nur bei hypersensiblen Persönlichkeiten erhöht, das heißt bei Erwachsenen, die sich bereits erkennbar psychisch instabil verhielten. Doch warum sind die Tests in diesem Bereich nicht ausreichend sensitiv?

Eine Erklärung kann sein, dass die bekannten Tests vor 20 bis 40 Jahren entwickelt wurden und der seitherige soziale Wandel nicht berücksichtigt wurde. Widersprüchliche Persönlichkeitsmerkmale, wie sie bei erhöht Sensiblen oft vorkommen, können von normalen Persönlichkeits-Tests kaum erfasst werden. Der Proband muss sich in den meisten Tests für die eine oder die andere Eigenschaft entscheiden: angespannt oder entspannt, erregbar oder ruhig, ängstlich oder mutig. Erhöht Sensible können situationsabhängig beide Merkmale zeigen und sich oft nicht für eine Eigenschaft entscheiden. Moderne Fragebogen wie das Freiburger Persönlichkeitsinventar bieten diese Möglichkeit.

Der kontrollierte Einsatz des Hochsensitivitäts-Tests von Aron

Trotz der Bedenken einiger Wissenschaftler gegenüber dem HS-Test entschied ich mich 2010 für den Einsatz des Hochsensitivitäts-Tests (HS-Test) von Elaine N. Aron. Mir war bewusst, dass beim Einsatz dieses nicht unumstrittenen Tests zur Kontrolle ähnliche bereits bewährte Tests eingesetzt werden müssen. Ich entschied mich für den Gießen-Test (GT), den Münchner Persönlichkeits-Test (MPT) und vor allem für die 138 Fragen des Freiburger Persönlichkeitsinventars (FPI). Der geplante Aufwand war beträchtlich und die Belastung für die Probanden nicht unerheblich. Die Bearbeitungszeit lag immerhin bei 60 Minuten.

Während einer zweijährigen Erprobung dieser Test-Batterie fiel mir auf, dass atopisch veranlagte Eltern, das heißt solche, die selbst unter einer allergischen Erkrankung gelitten haben oder noch unter solchen Erkrankungen leiden, deutlich höhere Werte im HS-Test erzielten als gesunde Eltern. Die atopisch veranlagten

Eltern bejahten im Durchschnitt mehr als 60 Prozent der Fragen. Nach Arons Bewertungskriterien besteht ab 52 Prozent bereits der Hinweis auf eine »Sensory processing sensivity (SPS)«. Außerdem deutete es sich an, dass Probanden mit hohen HS-Test-Ergebnissen auch typische Ergebnisse in den Persönlichkeits-Tests, beispielsweise deutliche Merkmale neurotischer Verarbeitungsstörungen wie Angststörungen und Depressionen, zeigten.

Der probeweise Einsatz des HS-Tests in Verbindung mit bewährten Persönlichkeits-Tests hat gezeigt, dass atopisch veranlagte Persönlichkeiten zahlreiche Eigenschaften neutraler Verarbeitungsüberempfindlichkeit (NPS) besitzen. Sollte sich dieser Zusammenhang in einer methodisch einwandfreien Studie bestätigen, würde das die bisherigen Forschungsergebnisse widerlegen und erstmals einen kausalen Zusammenhang zwischen neuralen Faktoren und der Entwicklung der Neurodermitis zeigen. Gab es diese Atopiker-Persönlichkeit, deren Merkmale das Risiko für die Entwicklung der Atopie in sich tragen?

Meine Annahme würde 75 Jahre dermatologischer und psychosomatischer Forschung infrage stellen.

EINE STUDIE SOLL ES KLÄREN:

BESTEHT EIN ZUSAMMENHANG

ZWISCHEN HOCHSENSIBILITÄT

UND ATOPIE?

Nachdem sich mein Verdacht erhärtet hatte, dass zwischen der erhöhten Sensibilität und der Atopie ein Zusammenhang bestehen könnte, war mir klar, dass diese Behauptung allen bisherigen Annahmen über die Atopie widersprechen würde. Die Allergologen gingen ja von einer Empfindlichkeit der Haut und der Schleimhäute, die Dermatologen von einer Hautkrankheit und die Psychosomatische Medizin von einem noch nicht erkannten Stressfaktor aus. Sollte sich mein Verdacht bestätigen, hätte das Auswirkungen auf die gesamten offiziellen Therapieempfehlungen und die bisher übliche Vermeidungsstrategie.

Die Ergebnisse meiner bisherigen Untersuchungen reichten nicht aus, um darüber einen Fachartikel zu schreiben, deshalb entschied ich mich im Herbst 2012 für eine Studie, mit der ich hoffte, diesen Zusammenhang wissenschaftlich beweisen zu können. Nichts lag näher, als das am Beispiel der Eltern neurodermitiskranker Kinder zu versuchen. Für eine solche Untersuchung bestanden in unserer Kinderfachklinik ideale Voraussetzungen: Hier hielten sich ständig Eltern auf, die ihre Kinder während einer durchschnittlich dreiwöchigen stationären Behandlung begleiteten und mit ihnen in der Klinik lebten. Durch die standardisierte

Untersuchung dieser Eltern müsste eine Studie möglich sein, die klären könnte, ob atopisch veranlagte Eltern sensibler sind als nicht atopisch veranlagte Eltern. Die Beantwortung von fünf Fragen sollte darüber zuverlässig Auskunft geben:

1. Gibt es typische soziobiografische Unterschiede zwischen atopisch veranlagten und nicht atopisch veranlagten Eltern?
2. Unterscheiden sich atopisch veranlagte Eltern neurodermitiskranker Kinder von nicht atopisch veranlagten Eltern neurodermitiskranker Kinder hinsichtlich ihrer im HS-Test gemessenen erhöhten Sensibilität?
3. Unterscheiden sich atopisch veranlagte Eltern schwer neurodermitiskranker Kinder von atopisch veranlagten Eltern leicht neurodermitiskranker Kinder?
4. Wie äußern sich die Eigenschaften der Eltern mit hohen Sensibilitäts-Werten in bekannten und validierten Persönlichkeits-Tests?
5. Zeigen atopisch veranlagte Eltern neurodermitiskranker Kinder im HS-Test und in validierten Persönlichkeits-Tests typische Antwortmuster, die auf psychische Instabilität hinweisen?

Zwischen 2012 und 2016 wurden 64 Eltern untersucht, die ihre an Neurodermitis erkrankten Kinder während einer vollstationären Behandlung begleiteten.

62 Prozent waren selbst atopisch veranlagt, das heißt, sie litten unter mindestens einer allergischen Erkrankung oder waren irgendwann im Laufe ihres Lebens atopisch erkrankt. Diese atopisch veranlagten Eltern werden im weiteren Verlauf dieser Abhandlung mit »AE« bezeichnet.

38 Prozent hatten nie an einer allergischen Erkrankung gelitten. Diese Eltern werden als »NAE« kenntlich gemacht.

45 Prozent der AE hatten schwer an Neurodermitis erkrankte, 55 Prozent leicht neurodermitiskranke Kinder. Die schwer kranken Kinder waren durchschnittlich 3,3 Jahre, die leicht kranken durchschnittlich 3,45 Jahre alt.

Die Schwere der Neurodermitis kann durch die Gesamtmenge der IgE-Antikörper (Gesamt-IgE) und die Ausdehnung des Ekzems in Prozent ausgedrückt werden. Die schwer kranken Kinder hatten ein durchschnittliches stark erhöhtes Gesamt-IgE in Höhe von 2177 kU/l (normal 16 kU/l) und eine durchschnittliche Ausprägung des Ekzems von 50 Prozent der Körperoberfläche. Die leicht kranken Kinder hatten ein Gesamt-IgE von nur 148,6 kU/l und zeigten eine durchschnittliche Ausdehnung des Ekzems von 15 Prozent.

Die atopisch veranlagten Eltern schwer neurodermitiskranker Kinder werden in der Studie mit »AESV«, die atopisch veranlagten Eltern leicht kranker Kinder mit »AELV« bezeichnet.

Für die Untersuchung setzte ich die bewährte Testbatterie ein: Neben dem Hochsensitivitäts-Test von E. Aron kamen wie gesagt drei bewährte Persönlichkeits-Tests zum Einsatz: der Gießen Test (GT), der Münchner Persönlichkeits-Test (MPT) und das Freiburger Persönlichkeitsinventar (FPI). Am Ende des Kapitels über die »Biologie der Wahrnehmungsverarbeitung« habe ich die Funktionsweise dieser Tests bereits beschrieben. Dabei hat sich gezeigt, dass bei diesen bewährten Tests immer nur auffällige Befunde vorlagen, wenn die Testpersonen auch außergewöhnlich hohe HS-Test-Ergebnisse aufwiesen. Außerdem wurde ein von uns entwickelter, 15 Fragen umfassender Familienanamnestischer Fragebogen der klinischen Routinediagnostik ausgewertet, in dem neben soziobiografischen Daten wie Alter, Geschlecht, Wohnort, Beruf und sozialer Status auch nach tiefgreifenden Lebensereignissen und der Inanspruchnahme von Psychotherapie gefragt wurde.

DIE ERSTEN ERGEBNISSE ÜBERTRAFEN ALLE ERWARTUNGEN

Nach vier Jahren hatten wir 16.000 Testantworten vorliegen. Bei der statistischen Bearbeitung der Daten half mir Falko Siering, ein Mathematik-Student, der vor Jahren bei uns Zivildienst abgeleistet hatte und bei uns geblieben war. Falko gehörte seither zu unserer Familie. Er erstellte für mich Tabellen, in die wir die Ergebnisse unserer Untersuchungen eingeben konnten, und errechnete die Mittelwerte und Vergleichstabellen.

Schon die ersten stichprobenartigen Auswertungen bestätigten meine Annahme: Die Zahlen zeigten mit einer unerwarteten Deutlichkeit, dass atopisch veranlagte Menschen sensibler sind als nicht-atopische. Und die Ergebnisse des HS-Tests stimmten wie erwartet mit den übrigen Testergebnissen überein. Je höher die Sensibilität, umso auffälliger waren auch die übrigen Ergebnisse. Die hypersensiblen, atopisch veranlagten Eltern zeigten in den bewährten Persönlichkeits-Tests Hinweise auf psychische Instabilität.

Hatte ich tatsächlich einen Zusammenhang entdeckt, nach dem Dutzende namhafter Forscher ein Dreivierteljahrhundert vergeblich gesucht hatten? – Oder hatte ich irgendetwas übersehen? Hatte das Ganze noch irgendeinen Haken, den wir übersehen hatten? Wenn ja, nur welchen? Unsere statistische Auswertung entsprach natürlich nicht wissenschaftlichen Standards. Waren die Antworten in dieser Form überhaupt vergleichbar? Konnten wir etwas über die statistische Wahrscheinlichkeit der Gruppenunterschiede aussagen? Wir hatten lediglich die Mittelwerte der Gruppen-Testergebnisse verglichen, konnten aber keine statistisch zuverlässigen Gruppenvergleiche vornehmen. Dafür fehlten uns die statistischen Kenntnisse und auch die Rechenprogramme.

Wir brauchten also Hilfe – und bekamen sie. Seit dem Frühjahr 2016 hatte ich Kontakt zu Eva Peters, der Leiterin der Psychoneuroimmunologischen Labore an der Charité und der Universitäts-Klinik Gießen. Frau Peters beriet mich bei der Entwicklung eines eigenen Sensitivitäts-Tests, den ich zukünftig statt des HS-Tests einsetzen wollte. Ich bat sie um die Vermittlung eines Gesprächs mit Prof. Uwe Gieler, dem Leiter der Abteilung für Psychosomatische Dermatologie an der Universitätsklinik Gießen. Professor Gieler galt in Fachkreisen seit 25 Jahren europaweit als einer der namhaftesten Experten auf dem Gebiet der Neurodermitisforschung. Gieler, doppelt habilitierter Professor für Dermatologie und Psychosomatische Medizin und Autor von 200 Publikationen und Büchern, hatte 1995 die Abteilung für Psychosomatische Dermatologie gegründet und seither die psychosomatische Erforschung der entzündlichen Hautkrankheiten europaweit entscheidend geprägt. Fünf Jahre später wurde die Privatdozentin Dr. med. Eva Peters zur Leiterin des Psycho-neuroimmunologischen Labors ernannt. Auch sie hatte sich die Klärung der Ursachen der entzündlichen Hautkrankheiten zur Lebensaufgabe gemacht. Ihre Versuche galten als der weltweit letzte Stand der Forschung. Frau Peters war davon überzeugt, dem Ziel am nächsten zu sein. Immerhin hatte sie die genauen Vorgänge nachweisen können, die infolge psychischen Stresses zwischen dem Gehirn und der Haut ablaufen.

Es sollte ein halbes Jahr dauern, bevor ich Professor Gieler und der Privatdozentin Eva Peters in Gießen gegenübersaß. Mein guter Freund Falko Siering begleitete mich. Er sollte bei Bedarf die vorläufigen Ergebnisse erläutern.

Uwe Gieler blätterte in meinen Unterlagen, schüttelte ungläubig den Kopf, murmelte etwas von »hypomanischen Ideen« und wandte sich dann spöttisch lächelnd an Eva Peters: »Da haben wir wohl etwas übersehen.« In diesem Moment fragte ich mich, woher ich den Mut genommen hatte, den namhaftesten Wissenschaftler im Bereich der Psychosomatischen Dermatologie in Europa mit meinen Mutmaßungen zu belästigen. Hatte ich vergessen, was Prof. Gieler erst kürzlich in der *Welt* nach einer europaweiten Neurodermitis-Studie berichtet hatte? Der Beitrag in der *Welt* titelte: »Warum die Haut kein Spiegel der Seele ist«. Und nun saß ich hier diesem großen Forscher gegenüber und wollte dieser Ikone der Neurodermitis-Forschung etwas über die Ursachen dieser Erkrankung erzählen. Ich hätte ebenso gut behaupten können, die Erde sei eine Scheibe.

Professor Gieler schob den Papierstapel scheinbar genervt über den Tisch: »Ich gebe Ihnen mal die Telefonnummer eines wissenschaftlichen Statistikers, den lassen Sie das alles überprüfen, und dann werden wir weitersehen.« Eva Peters ergänzte: »Diese Einzelfallbeschreibungen sind wissenschaftlich betrachtet eigentlich völlig bedeutungslos.« Damit war die Audienz beendet.

Die beiden Top-Leute der Dermatologie-Forschung hatten mir in knapp einer Stunde klargemacht, was meine klinische Erfahrung und mein Sammelsurium an Daten wert sind – nämlich nichts, rein gar nichts! Meine Unterlagen mit den vielen Testergebnissen, Tabellen und Diagrammen, die belegen sollten, dass nicht Stress an sich, sondern die Stressempfindlichkeit ursächlich entscheidend sei, widersprachen nicht nur den bisherigen Forschungsergebnissen, sondern erfüllten darüber hinaus offenbar noch nicht einmal die Minimalvoraussetzungen für eine wissenschaftliche Studie. Hatte ich 15 Jahre lang für den Papierkorb gearbeitet?

Auf der langen Fahrt von Gießen nach Fehmarn diskutierte ich mit Falko über Signifikanzen und Evidenzen und über unsere Blauäugigkeit. Gegenüber dieser Übermacht an wissenschaftlicher Erfahrung und Fachkompetenz erschienen meine Erkenntnisse völlig belanglos.

Wenige Wochen nach meinem ersten Gespräch mit Professor Gieler lagen die abschließenden Ergebnisse vor. Wie von ihm gewünscht, waren die statistischen Auswertungen der Befragungsergebnisse von dem renommierten Berliner Statistiker Murat Karaman nach dem aktuellsten wissenschaftlichen Standard durchgeführt worden.

Die Ergebnisse dieser Auswertungen bestätigten dann alle meine Erwartungen. Professor Gieler konnte sie zuerst nicht glauben. In einem persönlichen Gespräch hat er sich bei diesem Statistiker rückversichert. Der hat ihm die Richtigkeit seiner Berechnungen bestätigt und auf Gielers ausdrücklichen Wunsch noch ergänzende Berechnungen durchgeführt. Und das Fazit: Die Ergebnisse sprachen eindeutig für die erhöhte Sensibilität atopisch veranlagter Persönlichkeiten. Es besteht ein signifikanter Zusammenhang zwischen der erhöhten Sensibilität und der Veranlagung zur Atopie. Diese Beziehung hat sich in allen Anteilen der Befragung bestätigt.

Ein halbes Jahr nach meinem ersten Gespräch bat mich Professor Gieler zu ausführlicheren Gesprächen nach Gießen. Ich war überrascht, mit welcher Klarheit er mir bei einem Abendessen versicherte, dass er von der Richtigkeit meiner Thesen überzeugt sei und dass er und Frau Peters sich an der Publikation eines Artikels über die Studie als Co-Autoren beteiligen würden.

Wir trafen uns am nächsten Morgen in seinem Arbeitszimmer, um meinen Artikel durchzugehen, den ich während der vergangenen Wochen ausgearbeitet hatte. Mehrere Stunden verbrachten wir damit, Zeile für Zeile auf Stichhaltigkeit zu überprüfen. Als erfahrener Autor wusste er, dass schon geringste Mängel eine Publikation verhindern könnten. Auf seinen Wunsch hin nahm ich sein Fazit auf, dass sich die Erkenntnisse in der Prävention und Therapie der Neurodermitis niederschlagen müssten.

Anschließend sprachen wir über weitere Forschungsprojekte, unter anderem über die Weiterentwicklung meines Sensibilität-Tests und die Gründung einer modellhaften, innovativen Versorgungseinheit für schwere Erkrankungen des atopischen Formenkreises. Professor Gieler meinte diesbezüglich zum Abschied: »Endlich werden mal Nägel mit Köpfen gemacht.«

Die Publikation erfolgte in der »Fachzeitschrift für Psychosomatik und ärztliche Psychotherapie« im Januar 2019 unter dem Titel »Gibt es Hinweise auf Eigenschaften der ›Sensory processing sensitivity‹ (SPS) bei atopisch veranlagten Persönlichkeiten? Eine Untersuchung an Eltern neurodermitiskranker Kinder in stationärer Behandlung«.

EINE ZUSAMMENFASSUNG DER STUDIENERGEBNISSE

Hier möchte ich die Studienergebnisse kurz zusammenfassen. Bei der Beschreibung werde ich auf Tabellen hinweisen, die zum Teil im Anhang dieses Buches zu finden sind. Die statistisch bedeutsamen Unterschiede bei den Gruppenvergleichen werden durch Signifikanzen ausgedrückt. Das bedeutet: Je geringer die Irrtumswahrscheinlichkeit ist, umso höher ist die Signifikanz, also die Zuverlässigkeit der Aussage. In der vorliegenden Darstellung werden die Signifikanzen durch hochgestellte Sternchen dargestellt. Dabei werden verschiedene Signifikanzgrade unterschieden: tendenziell signifikant(*), signifikant*, sehr signifikant** und hoch signifikant***.

Die Elterngruppe

Wohnort, Alter und Durchschnittseinkommen (Tabelle 1)

Bei den Eltern handelte es sich ausnahmslos um Angehörige der sozialen Mitte. 60 Prozent stammten aus den alten, 40 Prozent aus den neuen Bundesländern. 60 Prozent lebten auf dem Land, 40 Prozent in der Stadt. Ein statistischer Unterschied zwischen den atopisch veranlagten Eltern (AE) und den nicht atopisch veranlagten Eltern (NAE) bestand nicht.

Die Mütter waren durchschnittlich 37 Jahre, die Väter 42 Jahre alt. Die Eltern schwer kranker Kinder waren durchschnittlich 2,5 Jahre älter als die Eltern leicht kranker Kinder und auch älter als die nicht-atopisch veranlagten. Ein signifikanter Altersunterschied zwischen den Gruppen AE und NAE bestand nicht. Ebenso wenig bestand ein Unterschied beim jährlichen Durchschnittseinkommen. Es lag insgesamt oberhalb des Medianeinkommens.

Bildung und Beruf (Tabelle 5 und 6)

Frühere Untersuchungen des Robert-Koch-Instituts haben schon auf den höheren sozioökonomischen Status atopisch veranlagter Familien hingewiesen. Auch bei unserer Stichprobe waren atopisch veranlagte Eltern (AE) tendenziell signifikant(*) besser gebildet als nicht atopisch veranlagte Eltern (NAE).

Die atopisch veranlagten Eltern (AE) übten signifikant* häufiger Berufe in den Bereichen Medizin, Pflege, Bildungswesen, Erziehung, Medien, Kunst, Kultur, staatliche Verwaltung, Justiz und Polizei aus. Die nicht atopisch veranlagten Eltern (NAE) neigten dagegen zu Berufen in den Bereichen Technik, Handwerk, Wirtschaft, Handel und Verkehr.

Schwerwiegende Lebensereignisse in der Kindheit (Tabelle 7)

Wir fragten die Eltern, inwieweit ihre Kindheit, ihre Entwicklung und ihre heutigen Ziel- und Wertvorstellungen durch die Lebensereignisse der Mutter beziehungsweise des Vaters beeinflusst wurden.

Die Antworten auf diese Frage zeigten auffällig deutliche Unterschiede. Die Entwicklung sowie die Ziel- und Wertvorstellungen der atopisch veranlagten Eltern wurden durch die Lebensereignisse und Konflikte ihrer Eltern mehrheitlich sehr signifikant häufiger** beeinflusst.

Die Eltern leicht kranker Kinder wurden signifikant häufiger durch die Lebensereignisse ihrer Mütter** und weniger durch die der Väter* beeinflusst. Die Eltern schwer kranker Kinder wurden dagegen stärker durch die Lebensereignisse der Väter** als durch die der Mütter* beeinflusst.

Der soziale Aufstieg (Tabelle 9)

Die Eltern und Großeltern wurden befragt, inwieweit sie aufgrund ihrer Schul- und Berufsausbildung in eine höhere Bildungs- und Einkommensschicht aufgestiegen sind. Ein signifikanter Unterschied bestand zwischen atopisch veranlagten Eltern (AE) und nicht atopisch veranlagten Eltern (NAE) nicht.

Inanspruchnahme von Psychotherapie (Tabelle 8)

Die atopisch veranlagten Eltern (AE) haben signifikant* häufiger Psychotherapie in Anspruch genommen oder hätten eine solche Hilfe gebraucht.

Die Eltern leicht kranker Kinder (AELV) haben im Vergleich zu den Eltern schwer kranker Kinder (AESV) signifikant häufiger** eine Psychotherapie gemacht. Auf diesen Punkt werde ich noch näher eingehen.

Fazit

Atopisch veranlagte Eltern unterscheiden sich durch eine etwas höhere Bildung und die Neigung zu sozialen Berufen. Deutlicher unterscheiden sie sich durch ihre signifikant höhere Empfindlichkeit gegenüber Kindheitserlebnissen und die ebenso signifikant höhere Inanspruchnahme von Psychotherapie.

Der Anteil der atopisch veranlagten Mütter war mit 56,8 Prozent höher als der der atopisch veranlagten Väter. Das heißt, der Gruppenvergleich wurde etwas stärker von den Müttern bestimmt. So haben 68 Prozent der atopisch veranlagten Mütter gegenüber nur 26,3 Prozent der Väter Psychotherapie in Anspruch genommen.

Die Testergebnisse

Wie sich zeigen sollte (siehe folgende Testergebnisse), wurden die Fragen alle eindeutig im Sinne der Hypothese beantwortet: Es besteht ein signifikanter Zusammenhang zwischen der erhöhten Sensibilität und der Veranlagung zur Atopie. Dieser Zusammenhang hat sich in allen Anteilen der Befragung bestätigt. Aufgrund der statistischen Deutlichkeit der Ergebnisse kann man davon ausgehen, dass er sich auch in größeren Stichproben nachweisen lassen wird.

Atopisch veranlagte Persönlichkeiten sind zweifelsfrei sensibler (Tabelle 2)

Die atopisch veranlagten Eltern unterschieden sich im HS-Test signifikant von den nicht atopisch veranlagten Eltern. Nach Aron gelten Persönlichkeiten, die 14 und mehr der Aussagen mit Ja beantworten, als hochsensitiv beziehungsweise erhöht sensibel.

Die Untersuchung der HS-Test-Ergebnisse der Eltern zeigten, dass sich atopisch veranlagte Eltern (AE) und die atopisch veranlagten Untergruppen (AELV, AESV) im Vergleich zu nicht atopisch veranlagten (NAE) in vier Aussagen hoch signifikant***, in acht Aussagen sehr signifikant**, in zwei Aussagen signifikant* und in zwei Aussagen tendenziell signifikant(*) von nicht atopisch veranlagten Eltern (NAE) unterschieden.

Erhöht sensibel, aber nicht hochsensitiv (Tabelle 2)

Die Untersuchung der HS-Test-Ergebnisse unserer Eltern zeigte, dass sich atopisch veranlagte Eltern (AE) im Vergleich zu nicht atopisch veranlagten (NAE) in vier Aussagen hoch signifikant***, in acht Aussagen sehr signifikant**, in fünf Aussagen signifikant* und in zwei Aussage tendenziell signifikant(*) von nicht atopisch veranlagten Eltern (NAE) unterschieden. 20 dieser Aussagen befassten sich mit negativen Reizen, beispielsweise Zeitdruck, Unruhe oder körperlichen Überempfindlichkeiten.

In 19 Aussagen unterschieden sich atopisch veranlagte Eltern signifikant von nicht atopisch veranlagten Eltern. Diese waren:

1	Ich fühle mich leicht überwältigt durch starke Sinneseindrücke.	*
2	Offenbar habe ich eine feine Wahrnehmung für Unterschwelliges in meiner Umwelt.	*
3	Die Stimmungen anderer beeinflussen mich.	*
4	Ich reagiere eher empfindlich auf körperlichen Schmerz.	(*)
5	Ich habe an geschäftigen Tagen das Bedürfnis, mich zurückzuziehen – entweder in ein dunkles Zimmer oder an einen anderen Ort, wo ich allein sein und mich von der Stimulation erholen kann.	**
6	Auf Koffein reagiere ich heftiger als viele andere Menschen.	**
7	Ich fühle mich schnell überwältigt von Dingen wie grelle Lichter, starke Gerüche, raue Haut oder Martinshörner in meiner Nähe.	*
11	Manchmal liegen meine Nerven derart blank, dass ich nur noch alleine sein möchte.	***
13	Ich bin schreckhaft.	**
14	Es bringt mich leicht aus der Fassung, wenn ich in kurzer Zeit viel erledigen muss.	**

16	Ich werde ärgerlich, wenn man von mir erwartet, zu viele Dinge gleichzeitig zu tun.	***
18	Fernsehsendungen und Spielfilme mit Gewaltszenen meide ich.	**
19	Ich fühle mich unangenehm erregt, wenn sich um mich herum viel abspielt.	**
20	Hungergefühle stören nahhaltig meine Konzentration und beeinträchtigen meine Stimmung.	*
21	Veränderungen in meinem Leben treffen mich sehr heftig.	***
23	Ich empfinde es als unangenehm, wenn ich mich mit mehreren Dingen gleichzeitig beschäftigen muss.	***
24	Für mich ist es sehr wichtig, mein Leben so zu organisieren, dass ich Situationen vermeide, in denen ich mich ärgern muss oder die mich überwältigen.	**
25	Laute Geräusche, chaotische Szenen und ähnliche starke Reize stören mich.	**
26	Wenn ich mit anderen Menschen konkurrieren muss oder beobachtet werde, während ich eine Aufgabe erfülle, macht mich das so nervös und unsicher, dass ich weitaus schlechter abschneide, als ich eigentlich könnte.	

Keine der unten aufgeführten 7 Aussagen, die sich im weitesten Sinn mit positiven Themen befassen, wurde von den atopisch veranlagten Eltern mit »Ja« beantwortet.

8	Ich besitze ein reiches, vielschichtiges Innenleben.
10	Kunstvolle Musik bewegt mich tief.
12	Ich bin ein gewissenhafter Mensch.
15	Wenn andere Menschen sich in einer Umgebung unwohl fühlen, weiß ich eher als manche andere, was notwendig ist, um Wohlbefinden herzustellen (zum Beispiel durch eine Veränderung der Beleuchtung oder der Sitzordnung).

17 Ich gebe mir große Mühe, Fehler zu vermeiden oder Dinge nicht zu vergessen.
22 Ich bemerke und genieße feine Düfte, Geschmäcker, Klänge oder Kunstwerke.
27 Als Kind haben meine Eltern und Lehrer mich als sensibel oder schüchtern angesehen.

Diese Ergebnisse widersprechen der Annahme der Hochsensitivitätsforschung, wonach Hochsensitive gleichermaßen intensiv auf positive wie auf negative Reize reagieren.

Die Persönlichkeits-Tests und HS-Test-Ergebnisse stimmen überein (Tabelle 3 und 4)

Im Vergleich zu den nicht atopisch veranlagten Eltern (NAE) finden sich bei den atopisch veranlagten Eltern (AE) sechs Abweichungen: bei der Frustrationstoleranz sehr siginifkante**, bei den esoterischen Neigungen und der Erregbarkeit signifikante*, bei der Grundstimmung, der Lebenszufriedenheit und der Beanspruchung tendenziell signifikante(*) Abweichungen.

Beim Vergleich Eltern schwer kranker Kinder (AESV) mit den nicht atopisch veranlagten Eltern (NAE) fanden sich fünf Abweichungen: bei der Frustrationstoleranz und der Erregbarkeit signifikante*, bei der sozialen Resonanz, der Rigidität und den esoterischen Neigungen tendenziell signifikante(*) Abweichungen.

Beim Vergleich der Eltern leicht kranker Kinder (AELV) fanden sich acht Abweichungen: bei den esoterischen Neigungen sehr signifikante**, bei Frustrationstoleranz und Erregbarkeit signifikante* und bei der Grundstimmung, sozialen Orientierung, der Lebenszufriedenheit, der Beanspruchung und den Beschwerden tendenziell signifikante(*) Abweichungen.

Die Abweichungen in den Persönlichkeits-Test stimmen mit den HS-Tests überein. Eltern mit hohen HS-Test-Werten hatten auch auffällige Werte in den Persönlichkeits-Tests. Das zeigt sich beim Vergleich der Eltern leicht kranker Kinder (AELV) mit den Eltern schwer kranker Kindern (AESV) (Tabelle 2, 3 und 4). Die Eltern leicht kranker Kinder waren im HS-Test deutlich sensibler und zeigten auch in den übrigen Tests mehr signifikante Abweichungen.

Zwischen Sensibilität und psychischer Instabilität (Tabelle 2, 3 und 8)

Insgesamt ergaben sich sowohl im HS-Test als auch in bewährten Persönlichkeits-Tests signifikante Antwortmuster mit Hinweisen auf die Neigung zur emotionalen Instabilität im Sinne des Neurotizismus. Dieser Faktor spiegelt individuelle Unterschiede im Er-

GIESSEN-TEST (GT)

Beispiele der grafischen Auswertung von Persönlichkeits-Tests

— Atopisch veranlagte Eltern (AE), hypersensibel (HS-Test > 75%)
— Nicht atopisch veranlagte Eltern (NAE), normal sensibel (HS-Test < 40%)

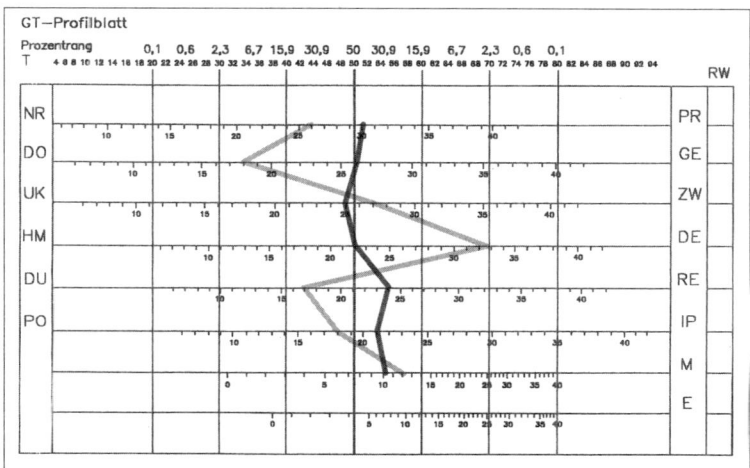

Copyright © 1972/2017 by Verlag Hans Huber, Hogrefe AG, Bern. Neustandardisierung 1990.

FREIBURGER PERSÖNLICHKEITSINVENTAR (FPI)

Beispiele der grafischen Auswertung von Persönlichkeits-Tests

— Atopisch veranlagte Eltern (AE), hypersensibel (HS-Test > 75%)
— Nicht atopisch veranlagte Eltern (NAE), normal sensibel (HS-Test < 40%)

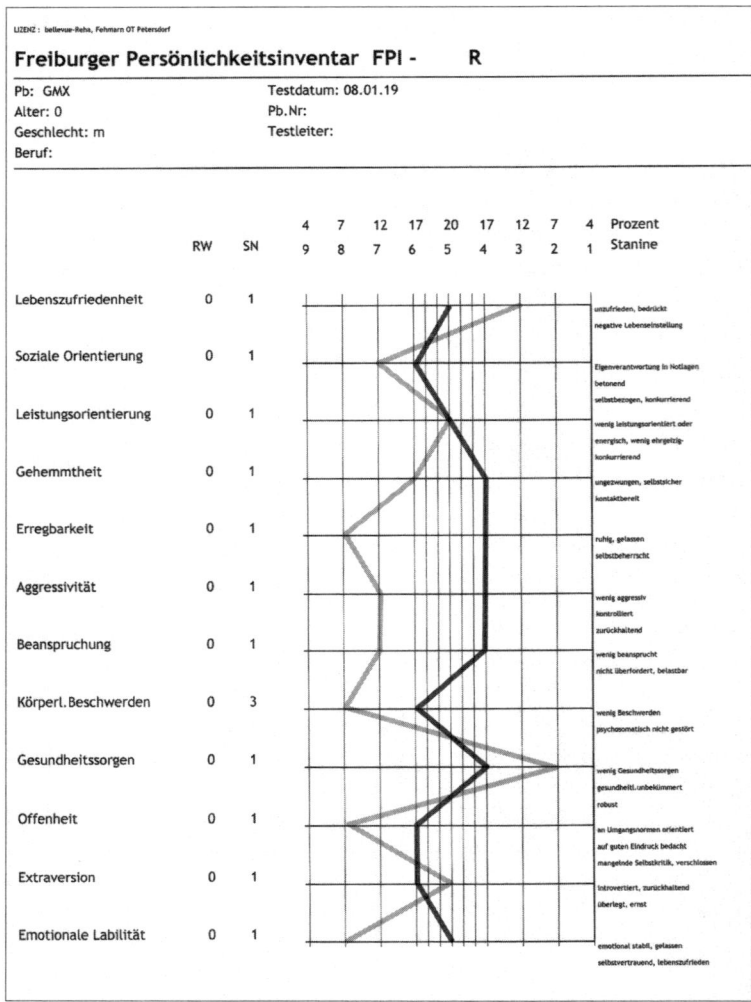

Copyright © 2012 sørensen/Hogrefe-Verlag 600

leben von negativen Emotionen wider und wird von einigen Autoren auch als »emotionale Labilität« bezeichnet. Persönlichkeiten mit ausgeprägtem Neurotizismus erleben häufiger Nervosität, Anspannung, Angst und Ärger, Traurigkeit und Melancholie, Unsicherheit und Verlegenheit, Reizbarkeit, Launenhaftigkeit, Kopfschmerzen und Migräne, Magenbeschwerden usw. Diese Empfindungen und Körpersymptome bleiben länger bestehen und werden auch leichter ausgelöst. Neurotische Personen tendieren zu mehr Sorgen um ihre Gesundheit, neigen zu unrealistischen Ideen und haben Schwierigkeiten, in Stresssituationen angemessen zu reagieren. Persönlichkeiten mit niedrigen Neurotizismuswerten sind dagegen psychisch stabil, ruhig, zufrieden, entspannt und selbstsicher. Sie reagieren unaufgeregt auf negative Reize.

Die Antwortmuster (siehe oben Gießen-Test und Freiburger Persönlichkeitsinventar) hypersensibler Persönlichkeiten unterscheiden sich von denen der nicht atopisch veranlagten Eltern eindeutig und sprechen für die Neigung zur psychischen Instabilität im Sinne des Neurotizismus.

Warum die neurale Sensibilität zur allergischen Sensibilisierung führt

Nach dem aktuelle Kenntnisstand nimmt die Sensibilität über die Stressreaktion des Vegetativen Nervensystems Einfluss auf die Entwicklung beziehungsweise die Aufrechterhaltung der Atopie. Die Allergie ist die Folge einer Verschiebung der Sensibilität auf das Immunsystem. Die Neigung zum neuralen Fehlalarm im Furchtzentrum des Zwischenhirns führt zum allergischen Fehlalarm im Immunsystem. Dadurch wird das in der Systemhierarchie höher stehende Zentrale Nervensystem entlastet, was sich bei den Eltern schwer neurodermitiskranker Kinder in den niedrigeren HS-Test-Ergebnissen zeigt.

DIE VERSCHIEBUNG DER ERHÖHTEN SENSIBILITÄT AUF ANDERE, NACHGEORDNETE ORGANE

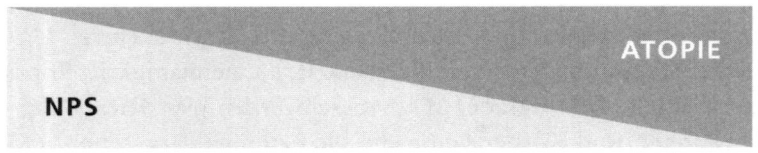

Erhöht sensible oder hochsensible Eltern können Kinder krank machen

Die Untersuchungsergebnisse stimmen mit unseren klinischen Erfahrungen überein, die ich in zahlreichen Falldarstellungen von an Neurodermitis erkrankten Kindern und ihren Eltern beschrieben habe. Es bestand in allen Fällen eine Neigung zu symbiotischen Beziehungen und zu überbehütendem Verhalten. Ich sah darin eine mögliche Ursache für die Entwicklung und Aufrechterhaltung der Neurodermitis und vermutete bei den Eltern die Veranlagung zur erhöhten Sensibilität. Diese Annahme hat sich eindrucksvoll bestätigt.

Die erhöhte Sensibilität äußert sich im übertriebenen Bemühen um Stabilität, Sicherheit und Harmonie. Wenn diese Bemühungen nicht zum gewünschten Ergebnis führen – die Anforderungen an sich selbst und andere sind hoch –, neigen diese sensiblen Menschen zur Entwicklung von Anpassungsstörungen: Beispielsweise zur Neigung zu symbiotischen Eltern-Kind-Beziehungen und zu überbehütendem Verhalten. In der frühkindlichen psychischen Entwicklung muss ein solches Verhalten als bedeutsamer K.o.-Faktor für die Entwicklung und Aufrechterhaltung der Neurodermitis betrachtet werden. Für diese Annahme spricht die Tatsache, dass die Neurodermitis ihren Häufigkeitsgipfel in den beiden ersten Lebensjahren hat. Während dieser Zeit ist der Einfluss der Eltern auf die Kinder besonders intensiv. Mit dem Eintritt ins Schulalter nimmt die Häufigkeit der Neurodermitis ab. Dieser Hinweis hat nichts mit einer Schuldzuweisung zu tun. Die Eltern handeln im Bewusstsein und der Überzeugung, das Richtige zu tun. Sie werden durch die gesellschaftlichen Verhältnisse zu diesem Verhalten erzogen.

Die erhöhte Sensibilität ist therapeutisch bedeutsam

Schon die erhöht sensiblen Eltern neigen zur psychischen Instabilität, die Hypersensibilität führt nach den vorliegenden Studienergebnissen immer zur emotionalen Labilität sowie zu Ängsten und Depressionen. Diese Störungen können auf die Kinder übertragen werden. Atopisch veranlagte Kinder sind dafür deutlich empfänglicher als nicht atopisch veranlagte.

Die Münchner GINIplus-Studie aus dem Jahr 2010 hatte die Entwicklung neurodermitiskranker Kinder prospektiv, das heißt in die Zukunft begleitend beobachtet. Fast alle Kinder entwickelten bis zum zehnten Lebensjahr psychische Störungen.

Man muss davon ausgehen, dass die Neurodermitis nicht die einzige Erkrankung ist, bei der die erhöhte elterliche Sensibilität als bedeutsamer Faktor zu betrachten ist. Für die anderen Erkrankungen des atopischen Formenkreises – Heuschnupfen, Asthma bronchiale und Urticaria (Nesselsucht) – treffen diese Zusammenhänge auf jeden Fall zu. Es besteht Grund zur Annahme, dass die Zunahme der psychischen Störungen bei jungen Menschen auch auf die erhöhte Sensibilität zurückzuführen ist.

Die Vorbeugung und Behandlung der erhöhten Sensibilität dürften eine der großen Herausforderungen des Gesundheitswesens sein. Sollte es sich bei der NPS um die Folge gesellschaftlicher Fehlentwicklungen handeln, wären vor allem vorbeugende Maßnahmen erforderlich. In den beiden letzten Kapiteln werde ich ausführlich auf die vorbeugenden und therapeutischen Möglichkeiten eingehen.

FAZIT

Die Sensibilität ist eine elementare biologische Voraussetzung für die Aufrechterhaltung des inneren Gleichgewichts. Sie ist im Rahmen von Reifungsphasen auf natürliche Weise erhöht. Die dauerhaft erhöhte Sensibilität im Sinne der neuralen Verarbeitungsempfindlichkeit (NPS) ist wie die Atopie nicht Folge eines aktuellen Stressereignisses oder eines Stressfaktors, sondern das Ergebnis eines generationenübergreifenden, jahrzehntelangen Prozesses. Die neurale Verarbeitungsempfindlichkeit ist ein auf Evolution beruhendes Persönlichkeitsmerkmal.

Die damit verbundenen Eigenschaften können, müssen aber nicht zur Atopie führen, sind aber mindestens bedeutsame Risikofaktoren für die Entwicklung und Aufrechterhaltung der Neurodermitis und der anderen Erkrankungen des atopischen Formenkreises. Da die erhöhte Sensibilität bei Eltern neurodermitiskranker Kinder gegenüber nicht atopisch veranlagten Eltern hoch signifikant stärker ausgeprägt war, kann man bei der NPS von einem ursächlichen Zusammenhang ausgehen. Die Tatsache, dass sich die Neurodermitis in bestimmen Lebensabschnitten gehäuft entwickelt, die mit natürlich erhöhter Sensibilität einhergehen, bestätigt diesen ursächlichen Zusammenhang: Der Altersgipfel mit der höchsten Zahl von Neuerkrankungen liegt in den beiden ersten Lebensjahren! Die erhöhte NPS steigert nicht nur das Risiko für das Auftreten der Neurodermitis, sondern für die Entwicklung einer Atopie an sich. Sie ist insofern für die Prävention und Therapie auch für die übrigen Erkrankungen des atopischen Formenkreises bedeutsam.

Einschränkungen

Ein ursächlicher Zusammenhang gilt wissenschaftlich als nachgewiesen, wenn er über einen längeren Zeitraum mit anerkannten Untersuchungsmethoden festgestellt wurde.

Die erhöhte Sensibilität der Eltern neurodermitiskranker Kinder habe ich seit den Achtzigerjahren beobachtet. Elaine N. Aron fand 1996 bei ihren ersten Untersuchungen hochsensitiver Probanden 30 Prozent Allergiker. Unsere Studie verlief über vier Jahre und führte zu Ergebnissen, die eindeutig für die klinische Bedeutung der Sensibilität sprechen. Die Wahrscheinlichkeit des ursächlichen Zusammenhangs ist somit hoch. Wegen der relativ geringen Teilnehmerzahl unserer Untersuchungen sollten aber weitere Studien mit größeren Stichproben durchgeführt werden.

DAS ANPASSUNGSVERHALTEN SENSIBLER PERSÖNLICHKEITEN MIT NPS

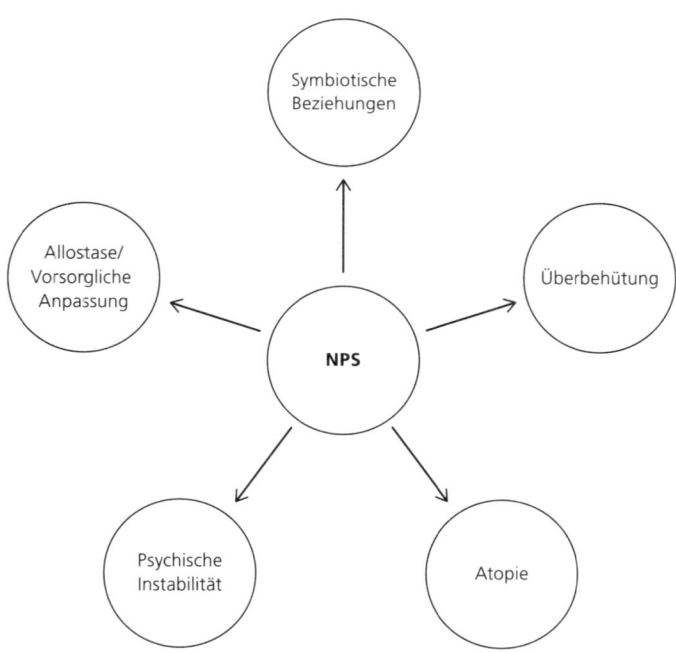

WIE VIEL SENSIBILITÄT VERTRÄGT DER MENSCH? – DIE ENTWICKLUNG EINES SENSIBILITÄTS-TESTS (SENS-TEST)

Die individuelle Sensibilität ist keine Krankheit, sondern ein überdauerndes Persönlichkeitsmerkmal, das situations- und altersentsprechend unterschiedlich ausgeprägt sein kann. Die erhöhte neurale Verarbeitungssensibilität kann, muss sich aber nicht in bewährten Persönlichkeits-Tests andeuten. Dagegen äußert sich die Hypersensibilität mehr oder weniger immer als erhöhter Neurotizismus im Sinne von psychischer Instabilität. Spezifische Hinweise auf die krankhaft erhöhte Sensibilität, wie erhöhte Beeindruckbarkeit, Empfindsamkeit, Empathie oder Abhängigkeit, ergeben sich aus Persönlichkeits-Tests, wie gesagt, aber nicht.

Tatsächlich muss man die Verhaltensweisen erhöht sensibler Menschen im Zusammenhang mit der dramatischen Zunahme psychischer und allergischer Erkrankungen im Kindes- und Jugendalter sehen. Die überhöhte Sensibilität ist nicht nur im Zusammenhang mit der Elternrolle bedeutsam. Auch immer mehr junge Erwachsene sind hypersensibel und leiden unter schweren psychischen Krisen. Das Leid dieser Menschen lässt sich mit Worten nicht beschreiben. Wenn jede Wahrnehmung Unruhe, Angst und Ekel auslöst, wenn man die Atemgeräusche des anderen nicht mehr hören kann und einen die Kaugeräusche des Tischnachbarn wahnsinnig machen. Wenn man sich vor jeder Entscheidung drückt, nicht die geringste Änderung vertragen kann und jedes freundliche Wort einem die Tränen in die Augen treibt. Wenn Menschen diesen Zustand der überreizten Wahrnehmung zu unterbrechen versuchen, indem sie sich selbst Verletzungen zufügen und andere den Zustand der Hypersensibilität durch Blutigkratzen beenden, fragt man sich, welche positiven Seiten die Hochsensitivitätsforscher meinen, wenn sie von einer Gabe sprechen, die nur einigen vorbehalten bleibe.

DER HS-TEST MISST NICHT DAS, WAS ER ZU MESSEN VORGIBT

Die erhöhte Sensibilität ist therapeutisch bedeutsam und sollte deshalb zuverlässig erfasst werden können. Der Einsatz des HS-Tests von Elaine Aron hat die Vorbehalte vieler Kritiker bestätigt. Wenn der HS-Test einem Probanden das Persönlichkeitsmerkmal »Hochsensitivität« bescheinigt, muss er keineswegs hochsensitiv im Sinne von Arons Vorstellungen sein, sondern kann ebenso gut behandlungsbedürftig psychisch gestört sein. Diesen Menschen ist nicht damit gedient, dass sie sich aufgrund der Testergebnisse zukünftig als hochsensitiv, das heißt als Persönlichkeiten mit besonderen Gaben und Talenten verstehen. Eltern, die bei unseren Untersuchungen hohe HS-Test-Ergebnisse erzielt haben, zeigten in den bewährten Persönlichkeits-Tests ausnahmslos auch erhebliche negative Abweichungen, die zumindest für eine gewisse psychische Instabilität oder mehr sprachen.

Der HS-Test von Aron enthält Aussagen, mit denen sich unsere Stichprobe nicht identifizieren konnte. Ein Sensibilitäts-Test muss zumindest die Hauptmerkmale der NPS erfassen: Empfindsamkeit, Empathie, die Unsicherheit, die Selbstzweifel, Beeindruckbarkeit, die eingeschränkte Fähigkeit, das Wesentliche vom Unwesentlichen zu unterscheiden, die Erregbarkeit, die verringerte Frustrationstoleranz, die Neigung zu übersinnlichen Erklärungen, das Gefühl der Abhängigkeit und die körperliche Überempfindlichkeit. Mit dem HS-Test können erhöht sensible Persönlichkeiten erfasst werden, er misst aber nicht das, was er zu messen vorgibt – die sensorische Verarbeitungssensitivität (SPS). Die hohen Gütekriterien, die ein psychologischer Test erfüllen sollte, bietet der HS-Test insofern nicht.

DIE ENTWICKLUNG EINES SENSIBILITÄTS-TESTS (SENS-TEST)

Der Entwicklung eines psychologischen Tests geht eine aufwendige wissenschaftliche Grundlagenforschung voraus. Man muss sorgfältig klären, was man mit diesem Test eigentlich erfassen will, und alle in Betracht kommenden Faktoren sammeln und Aussagen formulieren, die den jeweiligen Faktor betreffen. Eine Versuchsversion sollte eher Aussagen im Überschuss enthalten.

Eine erste Erprobung an einer ausreichend großen Stichprobe wird dann einer statistischen Faktorenanalyse unterzogen. Das heißt, man sucht nach den Aussagen, die einen Zusammenhang erkennen lassen, nämlich das Phänomen, das man untersuchen will.

Seit drei Jahren befasse ich mich mit der Entwicklung eines eigenen SENS-Test-Systems. Ich entwarf zwei Selbstauskunft-Fragebögen für Erwachsene und Kinder bei 6–17 Jahre alten Patienten und einen Auskunftsfragebogen, den die Eltern für Säuglinge und Kleinkinder bis zum fünften Lebensjahr beantworten.

Eine erste Version des Tests mit 50 Fragen wurde an zwei Stichproben (200 Personen) überprüft, einer Faktorenanalyse unterzogen und anschließend auf 30 Fragen verkürzt.

Die Fragen sind auf sechs Merkmalskalen verteilt: Empfindsamkeit und Empathie, Erregbarkeit, Frustrationstoleranz, Überforderung, übersinnliches Denken und körperliche Überempfindlichkeit. Die aktuelle Version des SENS-Tests befindet sich derzeit in der Validierung, das heißt in der Plausibilitätskontrolle. Dabei werde ich von Frau Prof. Dr. R. Fölster-Holst von der Universitäts-Hautklinik Kiel unterstützt, die meine Untersuchungen von Beginn an begleitet hat. Auch Professor Gieler und Frau PD Dr. Eva Peters von der Universitäts-Hautklinik Gießen haben mich beratend bei der Testentwicklung unterstützt.

Nach Abschluss der Normierung und Erstellung eines Test-Handbuchs ist die klinische Erprobung an verschiedenen Patientenstichproben vorgesehen. Der SENS-Test befindet sich auch im Anhang dieses Buches.

Doch noch ein Hinweis: Die zuverlässige Erfassung der erhöhten neuralen Verarbeitungsüberempfindlichkeit (NPS) erlaubt keine Rückschlüsse auf deren Ursachen. Nur wenn man die kennt, wird man sie und damit die Erkrankungen des atopischen Formenkreises ursächlich und nachhaltig behandeln können.

DIE SCHATTENSEITEN DES WESTLICHEN LEBENSSTILS – DIE ENTWICKLUNG DER SENSIBILITÄT IM OST-WEST-VERGLEICH

Im folgenden Kapitel werde ich erläutern, wie gesellschaftliche Fehlentwicklungen die Sensibilität der Menschen und damit das Risiko für psychische Störungen und Erkrankungen des atopischen Formenkreises erhöhen. Ich werde darstellen, dass die Zunahme der allergischen Krankheiten zeitgleich mit diesen Fehlentwicklungen verlief. Seien es die verfehlte Familien-, Bildungs- und Wohnungsbaupolitik oder die hemmungslose Kommerzialisierung des Gesundheitswesens und die folgenschweren Versäumnisse in der Umweltpolitik – alle nahmen ihren Ausgang in den Siebzigerjahren des vorigen Jahrhunderts.

In ihren turnusmäßigen Berichterstattungen an den Bund hatten Wissenschaftler am Robert-Koch-Institut die Ursachen für die zunehmende Häufigkeit der allergischen Krankheiten in den »Aspekten des westlichen Lebensstils« vermutet.

In einem historisch einmaligen Feldversuch hatten die Forscher nach dem Fall der Mauer 1989 die Entwicklung der allergischen Krankheiten in den beiden Teilen Deutschlands verglichen.

Sie waren von der Annahme ausgegangen, dass die eher ungünstigen Umweltverhältnisse und die schlechtere Ernährung in der DDR Aufschlüsse über das Ausmaß dieser Faktoren für die Entwicklung dieser Krankheiten geben müssten. Im Jahr 1990 wurden die ersten Fragebögen in Ostdeutschland verteilt. Das überraschende Ergebnis aber war: Die Deutschen im Osten litten im Vergleich zu denen im Westen offenbar nur halb so häufig an allergischen Erkrankungen. Im darauffolgenden Jahr machten die Forscher daher objektive Allergietests und Lungenfunktionsmessungen – mit demselben Ergebnis.

Zu ähnlichen Ergebnissen kam die Kinderärztin Erika von Mutius aus München, die kurz nach der Wende in die ehemalige DDR reiste und im Chemiedreieck Merseburg/Halle/Bitterfeld die perfekten Arbeitsbedingungen für ihre Forschung fand: hohe Luftbelastungen durch den Braunkohletagebau und durch Chemiefabriken wie die Leunawerke. Erstaunlicherweise gab es dort sogar weniger asthmakranke Kinder. Auch der Heuschnupfen und Nahrungsmittelallergien waren zahlenmäßig kaum von Bedeutung.

25 Jahre nach der Wende haben sich die Bundesländer bei den Allergien interessanterweise nahezu angeglichen. (Nur Menschen, die schon vor der Wende im Osten auf die Welt kamen, sind auch jetzt noch seltener von Allergien betroffen. Gemäß Zahlen des Robert-Koch-Instituts erkranken im Osten 23,5 Prozent der Erwachsenen einmal in ihrem Leben an einer allergischen Krankheit, im Westen sind es 31,1 Prozent.) Die Kinder in den neuen Ländern haben ihre Altersgenossen im Westen sogar überholt. Die Häufigkeit und die Zahl der mit Allergien einhergehenden Verläufe der Neurodermitis liegen inzwischen sogar über denen der Kinder im Westen. Scheinbar ähnlich paradoxe Verhältnisse wie in der DDR ergaben Studien an der russisch-finnischen Grenze. Dort fanden sich bei den russischen Kindern nur zwei Prozent Allergien, auf finnischer Seite waren es fast 30 Prozent. Auch die »amish people« im US-Staat Indiana, die eine vorindustrielle Lebensweise auf Farmen pflegen, sind höchst selten allergiekrank.

Doch worin bestanden vormals die höheren Risiken der Westdeutschen, an Allergien zu erkranken? 1995, sechs Jahre nach dem Fall der Mauer, beauftragte der *Spiegel* das Bielefelder Emnid-Institut mit dem Vergleich der Lebenswelten und Meinungen von Ost- und Westdeutschen. Beteiligt waren 1000 Männer und Frauen repräsentativ für die erwachsene Bevölkerung in den neuen Bundesländern. Der *Spiegel*-Artikel in der 27. Ausgabe titelte: »Stolz aufs eigene Leben«.

Heraus kam: Nur 19 Prozent der Ostdeutschen hielten den Sozialismus für »ein zum Scheitern verurteiltes System«, und 15 Prozent wünschten sich gar die DDR zurück. Eine Mehrheit glaubte, anders als 1990, dass die Versorgung mit Wohnungen, der Gesundheitsdienst und die Schulen zu DDR-Zeiten besser gewesen seien. In der DDR habe es sich trotz allem besser leben lassen, als es in der BRD dargestellt worden war. Darüber war sich eine Zweidrittelmehrheit der Ostdeutschen einig: »Zu negativ sind die vielen Berichte darüber, wie es einst in der DDR zuging.«

Der Politik-Wissenschaftler Lothar Fritze analysierte 1997 in »Die Gegenwart des Vergangenen. Über das Weiterleben der DDR nach ihrem Ende«: Bei den Gedanken und Gefühlen der Ostdeutschen ginge es vor allem um die »Sicherheit«, ein Gefühl, das die Ostdeutschen nach der Wende vermissten. »Es gab in der DDR einen hohen Grad der Absicherung, das Gefühl, in sozialer Hinsicht nicht wirklich scheitern zu können.« Sicher waren der Arbeitsplatz und die Wohnung, niedrige Miete und günstige Lebensmittel. Das hielt der Staat bis zum Ende durch, was auch immer es ihn kostete. Und so wie mit der Sicherheit war es auch mit der »Gleichheit« für fast alle. Ihr trauern viele Ostdeutsche ebenfalls nach.

Gemäß der Befragung machte noch ein anderer Unterschied nicht wenigen Ostdeutschen nach der Wende schwer zu schaffen. 77 Prozent meinten: »Es hängt heute weit mehr als früher von jedem selbst ab, ob er im Leben zurechtkommt.« Sie meinten, das sei kein Fortschritt, denn wer sich intensiv um sich selbst kümmern müsse, denke kaum an andere. Die meisten Ostdeutschen

(89 Prozent) waren davon überzeugt, dass »der Zusammenhalt der Menschen untereinander in der DDR stärker war als heute«. Vielleicht lag der entscheidende Unterschied in dieser Art von Solidarität im Zusammengehörigkeitsgefühl, das für moderne westliche Gesellschaften eher untypisch ist.

Die Ergebnisse dieser Befragungen und Analysen bestärkten mich in der Annahme, dass die Ursachen für die erhöhte Sensibilität und damit für die Zunahme der Allergien in den gesellschaftlichen Bedingungen im Westen zu suchen waren. Eine differenzierte Untersuchung der verschiedenen gesellschaftlichen Bereiche müsste Hinweise auf krank machende Fehlentwicklungen geben. Die Grundlage dieser Untersuchung sollten unsere ausführlichen biografischen Anamnesen und die Ergebnisse der Studie sein. 40 Prozent der untersuchten Eltern stammten aus den neuen, 60 Prozent aus den alten Bundesländern. Außerdem lagen 30 Jahre nach dem Fall der Mauer zahlreiche wissenschaftlich gesicherte Kenntnisse über die Lebenswirklichkeit in der DDR vor.

Bei einer solchen vergleichenden Betrachtung musste ich mich von typischen westlichen Vorbehalten frei machen, die vor allem geprägt waren von den Berichten über die repressive und menschenverachtende Politik des totalitären Einparteienstaates, von den oft dramatischen Fluchtversuchen und den vielen Toten an der Grenze. Das verstellt natürlich den Blick auf die Lebenswirklichkeit, wie sie die Menschen in der DDR empfunden und wie sie sich diese in ihrer Erinnerung bewahrt haben. Da mag eine Menge Nostalgie mitspielen, aber auch sie ist ein Teil der Wirklichkeit. Der politische Druck und die Bespitzelung durch die Stasi waren den Menschen durchaus bewusst, sie wurden aber, anders als wir im Westen das glaubten, von der Mehrheit der Menschen in der DDR offenbar nicht als so existenzbedrohlich wahrgenommen.

Tatsächlich vollzogen die Menschen in den beiden Teilen Deutschlands nach den Staatsgründungen 1949 einen sehr unterschiedlichen sozialen Wandel. Der sowjetisch besetzte Teil Deutschlands litt unter den jahrelangen Demontagen. 50 Prozent der Industrieanlagen gingen dabei verloren. Außerdem erschwerten hohe Reparationszahlungen den Wiederaufbau. Von 1955 bis 1969 behinderte die Bundesrepublik die DDR bei der Aufnahme diplomatischer Beziehungen zu Drittstaaten. Ihre Hallstein-Doktrin drohte mit einer weiten Skala wirtschaftlicher Sanktionen bis hin zum Abbruch der diplomatischen Beziehungen. Ziel war es, die DDR außenpolitisch zu isolieren.

Der Westen Deutschlands profitierte dagegen von 1948 bis 1952 vom Marshall-Plan, einem 12,4-Milliarden-Dollar-Konjunktur-Programm der USA. Die Menschen lebten in Freiheit und Selbstbestimmung. Die überraschend schnell aufblühende soziale Marktwirtschaft führte zum Wohlstand.

Die DDR entschied sich für die Planwirtschaft und den Sozialismus. Das Ziel war die Schaffung einer solidarischen Gesellschaft, in der die Interessen des Einzelnen dem Gemeinwohl untergeordnet sein sollten. Dafür garantierte der Staat die einheitliche Bildung, den Arbeitsplatz, eine Wohnung, den Nachschub der Grundnahrungsmittel und die medizinische Versorgung.

Oberflächlich betrachtet, lagen die Vorteile eindeutig im Westen. Doch war es tatsächlich so?

DER SOZIALE WANDEL IN DER BRD

Individualität statt Solidarität

Mit repräsentativen Untersuchungen hatte Horst Eberhard Richter, der Direktor der Universitätsklinik für Psychosomatische Medizin Gießen, schon in den Siebzigerjahren festgestellt, dass sich in der Einstellung der Westdeutschen eine egozentrierte Haltung bei gleichzeitiger Verminderung sozialer Sensibilität verstärkte. Im psychologischen Selbstbild verringerten sich die Bedürfnisse nach Nähe, nach langfristigen Bindungen, auch die Sorge um andere Menschen. Betont wurden stattdessen der Rückzug auf das Ich, stärkerer Konkurrenzehrgeiz, das Abreagieren von Ärger nach außen, mehr aggressive Auseinandersetzungen mit anderen. Kurz gefasst: »Mehr Ich, weniger Wir.«

Wie kam es zu dieser Einstellung? Die Entscheidungszumutungen in der freien Marktwirtschaft nahmen zu, alles konnte auch anders gemacht werden. Man konnte ganz nach oben kommen, aber ebenso gut scheitern. Die Medien versorgten die Menschen mit Beratungsangeboten und Alternativvorschlägen, die teilweise halfen, aber immer hinterfragbar blieben – und letztendlich das Gefühl hinterließen, man hätte es vielleicht doch besser machen können. Sichtbar wurde das am eigenen Scheitern: der Ehe, der Kindererziehung oder der beruflichen Karriere. Aber auch bei denjenigen, bei denen es »gut lief«, blieb die Frage: Hätte es nicht noch besser ausgehen können – oder müssen? Und weil sich diese Fragen häuften, verdichteten sich die Unsicherheiten zu einem Lebensgefühl, mit dem sich immer mehr Menschen als Versager wahrnahmen.

Die Überzeugung dieser Generation, dass es den eigenen Kindern einmal besser gehen wird als einem selbst, weicht bei nicht wenigen Menschen einer tiefgreifenden Zukunftsverunsicherung. Bei den heranwachsenden Kindern der heutigen Elterngeneration herrscht bereits das Lebensgefühl vor zu versuchen, sich so lange wie möglich durchzuschlagen und zu akzeptieren, dass es im eigenen Leben keine geradlinige Aufwärtsbewegung geben wird, sondern ihnen völlig unkalkulierbare Überraschungen bevorstehen. Dabei nimmt die Ellenbogenmentalität zu, und immer mehr junge Menschen denken: »Jeder ist sich selbst der Nächste.« Vor allem in der gesellschaftlichen Mitte, in der die gut ausgebildeten Söhne und Töchter sich nach ihrem Studium von einem Praktikum zum nächsten hangeln und nicht wissen, was morgen kommt, nimmt dieses Bewusstsein zu. Wenn man in der freien Marktwirtschaft nicht zu den Besten zählt, schwindet die Chance des Aufstiegs rapide.

Das Spiel ist eigentlich ganz einfach: Wer gewinnt, bekommt alles – wer verliert, geht leer aus. Die Zahl der Verlierer im Wettbewerb der freien Marktwirtschaft wächst. Die Anzahl der Menschen, die das irgendwann leid sind oder nicht mehr können, denen die Kräfte ausgehen, was sich in chronischen Krankheiten und psychischen Beschwerden äußern kann, nimmt seit vielen Jahren zu. Inzwischen sehen Beobachter eine Zuspitzung. Unter den heutigen Langzeitarbeitslosen gibt es eine wachsende Anzahl von Menschen, die die Sozialforscher Bude und Willisch 2006 als neue Gruppe der »Überflüssigen« beschrieben haben. »Sie werden auch in besseren Zeiten nie mehr gebraucht werden, sondern sind nur noch gesellschaftliche Kostgänger.« Eine solche Entwicklung würde ein äußerst brisantes gesellschaftliches Konfliktfeld eröffnen. Junge Menschen, die für den Rest ihres Lebens chancenlos sind, bekommen Kinder, die auch keine realistische Chance bekommen. Für Deutschland besteht im internationalen Vergleich eine starke Schichtabhängigkeit der Bildungs- und damit der späteren Arbeitsmarktchancen.

Im Gegensatz dazu hatte in den Siebzigerjahren die Gesellschaftspolitik in der DDR ein Höchstmaß an Konformität erreicht, meint die Ärztin und Psychoanalytikerin Agathe Israel in ihrem Beitrag »Krippenerziehung in der DDR«. Angefangen mit der programmierten Früherziehung in den Kinderkrippen bis in das Erwachsenenalter habe sich das Leben überwiegend in hierarchisch strukturierten Klein- und Großgruppen vollzogen. »Die Bedürfnisse des Einzelnen waren den Normen der Gruppe untergeordnet. Die Normen sollten die ideologisch erwünschten Erziehungsziele auch gegen die Interessen und Widerstände des Einzelnen durchsetzen. Ziel aller Bemühungen war die Prägung einer sozialistischen Persönlichkeit.« Diese konnte sich dafür auf die soziale Absicherung in allen Lebensbereichen verlassen. Eine Exklusion war ausgeschlossen.

In der jetzigen BRD führen allein die Furcht davor, den hohen Anforderungen nicht gewachsen zu sein, das drohende Ausgeschlossensein und die Chancenlosigkeit zum sozialen Rückzug. Wenn die rationalen Fähigkeiten nicht ausreichen und existenzielle Ängste vorherrschen, reagiert der Mensch zunehmend unbewusst auf der Gefühlsebene. Die Wahrnehmungen werden vermehrt sensibler verarbeitet, die Reizschwelle sinkt, die Stressreaktionen nehmen zu.

Die Kluft zwischen Bildungsgewinnern und Bildungsverlierern

Es ist eine Binsenweisheit: Junge Menschen mit unzureichender Bildung haben weniger Chancen im beruflichen Weiterkommen. Sie geraten in der Wettbewerbsgesellschaft schneller auf die Verliererstraße und wissen oft nicht einmal, warum. In einer Zeit, in der nur noch die Besten eine Chance haben, besteht diese Gefahr mittlerweile auch für die, die glauben, über eine bessere Bildung zu verfügen. Das ist im Bewusstsein dieser Menschen angekommen und sie erleben das Tempo des Fortschritts immer häufiger als bedrohlich und als Leistungsdruck, dem man sich mit vernünftigen Argumenten nicht entziehen kann.

Die Bildungschancen in Deutschland waren seit jeher stark an die soziale Herkunft gekoppelt. Bereits nach der ersten Erdölkrise 1974 wurden im Westen Deutschlands die Investitionen in das Bildungswesen eingeschränkt, sodass sich die Ungleichheit der Bildungschancen verstärkte. Haben die Eltern kein Abitur, aber eine Ausbildung gemacht, nehmen 24 Prozent ihrer Kinder ein Studium auf. Akademikerkinder tun dies in 79 Prozent der Fälle. Die ungleiche Chancenverteilung beginnt schon im Grundschulalter: Studien haben gezeigt, dass Kinder aus bildungsfernen Familien bei gleichen Leistungen und gleicher Begabung deutlich schlechtere Chancen haben, aufs Gymnasium zu kommen, als Kinder höher gebildeter Familien. Die Wissenschaftler um den Berliner Bildungsforscher Kai Maaz, die im Auftrag von Bund und Ländern den Bildungsbericht 2018 erstellt haben, warnen ausdrücklich, denn die Kluft zwischen Bildungsgewinnern und -verlierern drohe zu wachsen.

Das westdeutsche und das DDR-Bildungssystem entwickelten sich unterschiedlich. Im Westen kam es schon aufgrund der föderalen Struktur zu einem aufgeblähten Apparat und oft zu grundsätzlich verschiedenen inhaltlichen, methodischen und didaktischen Auslegungen. Dazu kam der Anspruch, im Wettbewerb mit anderen Staaten auch in Sachen Bildung mithalten zu können. Die Folge: eine Inflation der formalen Bildungsabschlüsse. Selbst ein 1,1-Abitur reicht heute nicht mehr aus, um einen Platz für ein Medizinstudium zu ergattern. Was bleibt den Schulabgängern mit einem 2er- oder 3er-Abitur? Viele wählen notgedrungen eine Ausbildung oder ein Studium ohne Zulassungsbeschränkung und ergreifen damit einen Beruf, beispielsweise im sozialen Bereich oder im Bildungswesen, der weder ihren Neigungen noch ihren Fähigkeiten entspricht. Diese Menschen kennen ihre Schwächen und wissen, dass sie den gestellten Aufgaben eigentlich überhaupt nicht gewachsen sind, müssen aber alles vermeiden, um nicht durchschaut zu werden. Es gibt wahrscheinlich keinen sichereren Weg in den Dauerstress und in die neurotische Verarbeitungsstörung.

Andere schließen Verträge mit Privatschulen und privaten Fachhochschulen, die ihnen den Zugang zu international gefragten Traumberufen in Aussicht stellen. Einige wenige schaffen es tatsächlich, die meisten bleiben aber auf der Strecke und brauchen Jahre, bis sie ihre Kredite für die fünfstelligen Schulgebühren zurückgezahlt haben.

Es werden durchaus anspruchsvolle duale Studiengänge, beispielsweise für Physiotherapie, angeboten. Nach Abschluss des Examens haben die Absolventen jedoch Mühe, von den 1500 Euro, die sie maximal verdienen, ihre Kredite abzutragen.

Und immer weniger wachsen über sich hinaus und schaffen es über den dritten Bildungsweg, eine ihren tatsächlichen Neigungen und ihrem Talent entsprechende Berufsausbildung zu absolvieren.

Doch es gibt noch eine andere Facette der westlichen Bildung. Eine Dreiundzwanzigjährige erklärte mir: »Wir leben in einer Zeit der ›Social Media Influencer‹. Millionen Teenager erleben, dass Gleichaltrige in der Lage sind, mit nichts anderem als ihrem

Aussehen und einer hochwertigen Kamera Millionen zu verdienen. ... Sogenannte ›Digital Nomads‹ verkaufen heutzutage Online-Kurse, in denen sie jungen, ziellosen Leuten erklären, wie man bis an sein Lebensende die Welt bereisen kann, ohne auch nur den Hauch einer Ausbildung zu besitzen. Alles, was du brauchst, ist eine GoPro, eine Drohne und ein paar Tausend Instagram-Follower. Du kannst der Star sein, die Welt kann sich um dich drehen ... Jugendliche denken immer häufiger in Extremen. Sie stellen sich ein Leben vor als Internet-Star, mit einem kleinen Häuschen in einem Vorort, eine Familie, einen Hund. Es scheint, als entwickle sich eine Generation, die jeglichen Bezug zu einem gesunden Mittelmaß verloren hat. Nach dem Motto: ›Ganz oder gar nicht, magersüchtig oder fresssüchtig, Fitness-Freak oder Couch-Potato, Karriere-Laufbahn oder Hippie-Dasein‹.«

Immer mehr junge Menschen verzichten heute schon auf einen formalen Bildungsabschluss und entziehen sich dem Leistungsdruck bürgerlicher Berufe. Sie leben einfach, ernähren sich vegan und leben da, wo das Leben noch bezahlbar ist. Oft machen sie für sich das zum Beruf, wovon ihre gestressten Altersgenossen im Urlaub träumen.

Und wie war es in der DDR? Das Bildungssystem in der DDR wurde zentral gesteuert und unterschied sich landesweit nicht. Jeder hatte den gleichen Anspruch auf Bildung. Die Hochschulberechtigung der DDR war einheitlich und entsprach in allen Teilen den Ansprüchen der Hochschulen. Es wurden nur so viele Schüler zum Abitur zugelassen, wie auch Studienplätze vorhanden waren. Diese Steuerung erfolgte auch wegen des Bedarfs an qualifizierten Facharbeitern, deren gesellschaftliches Ansehen nicht geringer als das der Hochschulabsolventen war. Es musste sich also niemand wie ein Versager fühlen.

Der Wert der Ehe

Noch in den frühen 1960er-Jahren hatte eine Ehescheidung in der BRD gravierende soziale und persönliche Folgen. Sie war sozial unerwünscht und wurde gleichgesetzt mit persönlichem Scheitern und Versagen. Den betroffenen Kindern wurde ein Stempel aufgedrückt, der sie ein Leben lang stigmatisiert und geprägt hat.

Mit den Jahren wurde die Scheidung allerdings zu einem gesellschaftlich akzeptierten Schritt zur Auflösung einer als unbefriedigend oder belastend empfundenen Ehe. Die Ehen wurden immer früher geschieden. Die höchste Scheidungshäufigkeit liegt inzwischen im fünften Ehejahr. Außerdem ist es zu einer Erhöhung der Scheidungswahrscheinlichkeit gekommen. Auch Ehen mit einer Dauer von 20 oder mehr Jahren werden heute öfter geschieden als in der Vergangenheit.

In einer Studie aus dem Jahr 1993 des britischen Soziologen Anthony Giddens werden Beziehungen heute auf der Basis leidenschaftlicher Liebe begründet: »Reine Beziehungen werden nur um ihrer selbst willen begründet und aufrechterhalten. Ihr Hauptzweck ist die emotionale Befriedigung der Partner. Wird dieser Zweck nicht mehr hinreichend erfüllt, wird die Beziehung beendet. Für diese Art nicht auf lebenslange Dauer ausgerichteter Beziehungen, die weder auf ökonomischen Kalkülen noch auf sozialen Konventionen beruhen, sondern auf persönlichen, emotionalen Motiven, ist die Ehe mit ihren Verbindlichkeiten eher hinderlich.«

Nach Wagner und Weiß (2003) haben Kinder unter fünf Jahren für die Ehe keinen stabilisierenden Effekt. Man gehe allgemein davon aus, dass eine Scheidung mit psychischen und emotionalen Belastungen, erheblichen Kosten und einer Verschlechterung der ökonomischen Situation verbunden ist. Das Leben als geschiedene Person sei heute, im Unterschied zu früher, aber unproblematischer und eine sozial akzeptierte Alternative.

Gegen diese Einschätzung sprechen die Ergebnisse einer

aktuellen Studie der Bertelsmann-Stiftung: Von den insgesamt 8,1 Millionen Familien mit minderjährigen Kindern sind 19 Prozent alleinerziehend (Statistisches Bundesamt 2011). Besonders häufig leben Alleinerziehende in Großstädten mit mehr als 500.000 Einwohnern. Alleinerziehende, die keiner Beschäftigung nachgehen, sind von Armut bedroht. Selbst wenn sie einer Halbtagsbeschäftigung nachgehen, leben sie oft am Rande des Prekariats.

Über die Folgen einer Scheidung für die Kinder bestehen in der Öffentlichkeit unterschiedliche Auffassungen. Tatsächlich tragen Kinder aus Scheidungsfamilien später selbst ein höheres Scheidungsrisiko. Wurde dies in der Vergangenheit mit negativen Ehevorstellungen und unzureichender Bindungsfähigkeit erklärt, geht man heute eher davon aus, dass Scheidungskinder ihre früheren Erfahrungen beherzigen und weniger Angst davor haben, eine unglückliche Beziehung zu beenden.

Nach unseren langjährigen Beobachtungen, die sich in der Studie eindrucksvoll bestätigt haben, waren die Folgen der Elternkonflikte gravierend. Viele berichten über schwerwiegende Lebensereignisse, die ihre Entwicklung und ihre späteren Ziel- und Wertvorstellungen nachhaltig geprägt haben sollen. Die Mehrzahl musste psychotherapeutische Behandlungen in Anspruch nehmen. Auf das Schädigungspotenzial für das Bindungsverhalten zu den Kindern wurde bereits eingegangen. Die Langzeitfolgen von Scheidungen für kleine Kinder werden wahrscheinlich unterschätzt.

Und wie war die Situation in der DDR damals? Die DDR hatte am traditionellen Familienbild festgehalten. Angestrebt wurde eine Familie mit mindestens zwei bis drei Kindern. Frauen sollten wie Männer voll berufstätig sein. Wenn sie nach der Geburt eines Kindes überhaupt aus dem Beruf ausschieden, so taten sie das meist nur für einen begrenzten Zeitraum. Auch die Hausarbeit sollten sich die Partner möglichst teilen.

Jungen Ehepaare war es in der DDR möglich, einen sogenannten Ehekredit aufzunehmen. Er konnte beispielsweise für die

Wohnungseinrichtung oder auch für den Kauf, den Bau oder die Erweiterung eines Hauses verwendet werden. Die jeweilige Immobilie musste dabei der Hauptwohnsitz des Ehepaares sein. Mit dem Kredit verbunden war eine Kindergeld-Prämie. Das heißt, für jedes geborene Kind musste weniger Geld zurückgezahlt werden. Auf diese Weise wurde die Geburtenrate gesteigert und dem demografischen Wandel entgegengewirkt. Dieser Anreiz führte aber nicht nur zu mehr Hochzeiten, sondern auch dazu, dass man nicht immer aus Liebe, sondern oft auch aus praktischen beziehungsweise finanziellen Gründen heiratete. Darüber hinaus wurden verheiratete Paare gegenüber unverheirateten Paaren und Singles bevorzugt, wenn es um die Verteilung des knapp bemessenen Wohnraums ging.

Sobald das Geld aus dem Ehekredit oder die gegenseitige Liebe aufgebraucht waren, wurde gern zum Mittel der Trennung gegriffen. Das fiel auch Frauen ziemlich leicht, da sie zumindest teilweise von ihren Männern finanziell unabhängig waren.

Wohl weniger die nachlassende Leidenschaft, sondern die Gleichstellung der Frau und ihre soziale Absicherung nach einer Trennung waren die Gründe für die Scheidungsfreudigkeit in der DDR. Keine Frau musste sich Sorgen um ihren Arbeitsplatz machen. Die Kinder standen unter dem Schutz des Staates. Die Möglichkeit der Krippen- und Kindergartenbetreuung lag in den Städten bei 99 Prozent. Die wirtschaftlichen Folgen einer Scheidung waren für Mutter und Kind deutlich geringer als im Westen.

Der biografische Wandel

Nach dem Demografieportal des Bundes und der Länder 2017 gilt Westdeutschland heute weltweit als die Region mit dem höchsten Anteil kinderloser Frauen. Träger der Kinderlosigkeit sind vor allem hochqualifizierte Frauen, die sich oft gegen Kinder und für Beruf und Karriere entschieden haben. Woran liegt das?

Eine systemische Ursache für den biografischen Wandel muss in der westlichen Gesellschafts- und Wirtschafspolitik gesehen werden. Sie erzieht die Menschen von Kindesbeinen an zu dem Glauben, dass vor allem der berufliche Erfolg und der materielle Wohlstand zum persönlichen Glück führten. Und immer mehr junge Menschen fürchten inzwischen, Kinder stehen diesem Glück im Wege, und entscheiden sich für ein doppeltes Einkommen und gegen Kinder.

Für Frauen eröffneten sich neue Optionen, die die Phase einer alternativlosen Festlegung auf das Hausfrauen- und Mutterdasein beendet haben. Elternschaft ist heute nicht mehr selbstverständlich, sondern hat sich zu einer Option entwickelt, für die man sich entscheidet oder nicht. Die besser gebildeten Frauen drängten verstärkt nach Gleichstellung im Beruf. Kinder standen ihrer beruflichen Karriere im Weg, weil die Arbeitgeber Bewerberinnen mit Kindern zu oft als begrenzt »verwendbar« ansahen. Kinder gelten unverändert im gehobenen Management oft noch als Ausschlusskriterium für eine Karriere. Deshalb neigen die besser gebildeten Frauen zu einer Hinausschiebung der Mutterschaft.

Der biografische Aufschub des Übergangs zur Elternschaft hat dazu geführt, dass Mütter in Deutschland bei der Geburt ihres ersten Kindes durchschnittlich 30 Jahre alt sind – und damit rund fünf Jahre älter als noch vor dreißig Jahren – und dass jedes vierte Neugeborene eine Mutter hat, die 35 Jahre oder älter ist.

Eine spätgebärende Berufstätige muss heutzutage ganz realistisch mit beruflichen Benachteiligungen rechnen. Zudem sind für Frauen allgemein Aufstiegsmöglichkeiten in eine höhere Bildungs- und Einkommensschicht im Vergleich zu den Männern seit 50 Jahren nahezu unverändert schlechter. Das Gefühl, trotz guter Bildung nicht gefragt zu sein, vermindert das Selbstwertgefühl und das Selbstvertrauen. In den zahlreichen Aufsteigerfamilien, die es aufgrund der Kriegsfolgen gab, waren diese Erfahrungen besonders tiefgreifend.

Mit Kindern verschlechtert sich heutzutage die Situation der Frau. Das finanzielle Risiko des drohenden Arbeitsplatzverlustes, unflexible Arbeitszeiten für die berufstätigen Mütter, unzureichende Kinderbetreuungsplätze und kaum noch bezahlbarer Wohnraum sind inzwischen alltägliche Probleme, über die Mütter schon gar nicht mehr jammern mögen: »Das ist doch normal, damit müssen alle klarkommen!« Sie geben sich selbst die Schuld, wenn es schwierig wird, mögen das aber nicht sagen. Tatsächlich haben immer mehr berufstätige Mütter ständig das Gefühl, den vielen Anforderungen nicht gerecht zu werden. Nach unseren Krankenakten klagen mehr als 75 Prozent der Mütter neurodermitiskranker Kinder, die ihre Kinder im Rahmen stationärer Behandlungen begleiteten, über Doppel- und Dreifachbelastung. Sie versuchten, alle diese Defizite durch viel Liebe und verstärkte materielle Zuwendung auszugleichen. Und um gar nicht erst als unfähige Mutter zu erscheinen, demonstrierten sie ihre Fürsorglichkeit bewusst nach außen.

Nur das Beste für das Kind

Wenn sich Frauen verspätet für Familie und Kinder entscheiden, wollen sie in ihrer neuen Rolle als Mutter so perfekt sein wie im Beruf. Sie fühlen sich reifer, sozial verantwortlicher und auch in einer wirtschaftlich besseren Lage. Aus dieser Einstellung heraus resultiert grundsätzlich eine stark ausgeprägte Fürsorglichkeit. Die Neigung der spätgebärenden Mütter zur Überbehütung war mir im Umgang mit den Eltern an einer Atopie erkrankter Kinder schon früh aufgefallen. Sie gehörten zu der Gruppe von Müttern, die sich bis zur totalen Erschöpfung verausgabten.

Vor allem Eltern, die in ihrer Kindheit schwere familiäre Konflikte erlebt haben, und solche, die sich aus bescheidenen sozialen Verhältnissen und nicht selten gegen den Widerstand der Eltern nach oben durchgekämpft hatten, wollen ihren sozialen Status bewahren – auch in ihrer Elternrolle. Die Kinder sollen es mal besser haben und später nicht unter einer belasteten Kindheit leiden.

Aber fast immer wollen sich die Eltern über ihre Kinder auch selbst verwirklichen. Egal, was sie ihnen anbieten, es geht letztendlich um ihre eigenen Wünsche und nicht um die des Kindes. »Nur das Beste für den Nachwuchs«, titelt eine dpa-Nachricht vom 6. September 2018 über die weltweit größte Messe für Kinderausstattung »Kind + Jugend«. 7,3 Milliarden Euro umfasst der deutsche Markt, errechnet Michael Neumann vom Bundesverband der Kinderausstattungs-Hersteller und sagt: »Kinder sind mehr denn je Ausdrucksform und Projekt der Eltern geworden.« In einer Gesellschaft der »unfassbaren Möglichkeiten« fühlten sich viele Eltern unter Druck und verunsichert. Teures und Markenware seien nicht mehr auf die kaufkräftige Oberschicht beschränkt. Vor allem die Mittelschichteltern wollen eine maximale Förderung und optimale Chancen für ihre Kinder. »Sie sind bereit, viel Geld auszugeben ...«

Schon 1969 verwandte der israelische Psychologe Haim G. Ginott erstmals die Hubschrauber-Metapher für überbehütende Eltern: »Mother hovers over me like a helicopter.« Überbehütendes Verhalten ist heute weit verbreitet und erscheint im öffentlichen Bewusstsein inzwischen als völlig normal. Die moderne Bindungsforschung sieht allerdings deutliche Probleme der Überversorgung, Überbehütung und Verwöhnung in vielen Familien. So wird beispielsweise ein Kind bei seinem Versuch, den schwierigen Schritt weg von der Familie hin zur Selbstständigkeit zu vollziehen, immer häufiger daran gehindert. Es entwickelt dann zwar kognitive Fähigkeiten, aber es bleibt gleichzeitig seltsam »erfahrungslos«. Oder wenn ein Kind beim kleinsten Stolpern über ein Hindernis sofort von der überängstlichen Mutter aufgefangen und getröstet wird, verwehrt diese ihrem Kind Erfahrungen mit der Unausweichlichkeit der »Dingwelt«. Der Mut und der Zorn, mit dem sich das Kind dann erneut dem Hindernis zuwendet, werden dadurch abgeschwächt oder ausgelöscht. Es lernt sich nicht selbst im Umgang mit der Umwelt kennen.

Was die Außenstehenden nicht auf den ersten Blick wahrnehmen, ist, dass in vielen modernen Familien die Überfürsorglichkeit auf fatale Weise mit der Bindungsunsicherheit Hand in Hand zu gehen scheint. Wenn eine allzu bemühte Mutter nicht zwischen ihren eigenen Bedürfnissen und jenen des Kindes unterscheiden kann, geht man von einer symbiotischen Beziehung aus, die sich häufig negativ auf die kindliche Entwicklung auswirkt, weil es die Mutter nicht schafft, ihr Kind als eigenständige Person wahrzunehmen.

Fazit

Der soziale Wandel in der BRD war und ist geprägt durch den Bedeutungsverlust der Ehe, die Folgen der Scheidungen, die berufliche Benachteiligung der Frau. Das hat einen biografischen Wandel mit der Verschiebung der Elternschaft ins höhere Alter zur Folge. Der Mangel an Kinderbetreuungsplätzen erschwert den Müttern die Rückkehr in den Beruf, finanziell kommen hohe Wohnraumkosten dazu. Diese Veränderungen führen durchwegs zu erhöhten emotionalen Belastungen. Die beschriebenen Veränderungen sind so komplex, dass sie für viele junge Menschen nicht mehr rational erklärbar erscheinen. Diese teils potenziell existenzbedrohlichen Situationen können zu einem »Wahrnehmungskurzschluss« führen. Die Wahrnehmungsverarbeitung erfolgt dann fortschreitend weniger rational, sondern »gefühlsbetont«, das heißt hoch- oder hypersensibel.

Einen biografischen Wandel mit vergleichbaren Folgen gab es in der DDR nicht. Die Individualisierung, wie sie sich im Westen entwickelte, widersprach dem Bild der sozialistischen Persönlichkeit, die ihre Ansprüche den gesamtgesellschaftlichen Interessen unterzuordnen hatte. Die Erziehung zur Solidarität begann in der Kinderkrippe, zog sich durch die gesamte biografische Entwicklung und bestimmte das Leben der Menschen in der DDR. Dafür hatten sie Anspruch auf ein hohes Maß an sozialer Sicherheit und Gleichbehandlung. Die Frau war in der DDR dem Mann gleichgestellt. Sie musste sich nach der Geburt eines Kindes weder um ihren Arbeitspatz Sorgen machen noch um die qualifizierte Kinderbetreuung.

Die Quote an hochqualifizierten Kinderbetreuungsplätzen lag in den Städten fast bei 100 Prozent. Die Säuglinge wurden nicht selten schon im vierten Lebensmonat in Krippen betreut, damit die Mütter möglichst schnell wieder ins Arbeitsleben zurückkehren konnten. Die Folgen dieser frühen Fremdbetreuung wurden allerdings unterschätzt. Bei Säuglingen kam es gehäuft zu neurodermitisähnlichen Hautentzündungen, die aber so gut wie nie in allergische Erkrankungen übergingen und schon im Kleinkindalter folgenlos abheilten. Bereits im zweiten, spätestens im dritten Lebensjahr tolerieren die Kleinkinder die Fremdbetreuung außer Haus. Die Folgen der frühen Krippenbetreuung waren noch nicht bekannt. Die ersten Studien zu diesem Verdacht wurden in den Neunzigerjahren durchgeführt. Auf die inzwischen vorliegenden, zahlreichen wissenschaftlichen Untersuchungen von Säuglingen in Krippenbetreuung und deren Stressreaktionen mit erhöhter Cortisolausschüttung habe ich schon im Kapitel über die Folgen der Überfürsorglichkeit hingewiesen.

VERFEHLTE KLIMA- UND UMWELTPOLITIK

Im Jahr 1972, ein Jahr vor dem Ölschock und der folgenden schweren Wirtschaftskrise, erstellte Dennis Meadows, einer der angesehensten Umwelt- und Zukunftsforscher, im Auftrag des Club of Rome eine Studie zu den »Grenzen des Wachstums«. Seine Untersuchungen erregten weltweites Aufsehen. Die Ergebnisse umfangreicher soziologischer, ökonomischer und ökologischer Modellrechnungen wurden in 38 Sprachen übersetzt und sagten das Ende des Wirtschaftswachstums in den nächsten 100 Jahren voraus, wenn die Zunahme der Bevölkerung, der Industrialisierung und der Umweltverschmutzung anhält. Als Alternative zum Kollaps prägte Meadows die Forderung des »nachhaltigen Wachstums«. Im Jahr 2018 war nach 24 Weltklimakonferenzen die jährliche Emission von klimaschädlichem CO_2 höher als je zuvor. Schon in den Achtzigerjahren ging vielen Menschen und wahrscheinlich auch vielen Politikern der Glaube verloren, dass die globalen Umweltprobleme politisch gelöst werden können. Stattdessen ging es nunmehr um die Frage, welche gesundheitlichen Schäden die kaputte Umwelt anrichten kann, wie man diese nachweisen und wie man sich vor den Folgen schützen kann. Die berechtigten Sorgen der Menschen um die Folgen für ihre Gesundheit lenkten von den Ursachen ab.

Der Historiker Joachim Radkau meint in seinem Buch »Ära der Ökologie«: »Die Umweltbewegung, die sich 1970 schlagartig von den USA aus verbreitete, hat ihren Ursprung nicht in Katastrophen. Die Umweltbewegung ist eigentlich niemals nur Umweltbewegung gewesen. Es haben auch immer andere Ziele mitgespielt. Umweltbewusstsein entspringt auch keiner selbstlosen Motivation. Die Sorge um die eigene Gesundheit ist eine der stärksten Triebkräfte überhaupt. Die wirkliche Globalität der Umweltbewegung besteht auch ganz wesentlich in diesen lokalen Initiativen, die aus vitalen Lebensinteressen heraus handeln.«

Deutschland verfehlt die selbst gesteckten Ziele zum Schutz der Umwelt und versäumt die Beseitigung gesundheitsschädigender Einflüsse, beispielsweise die durch den Einsatz von Glyphosat in der Landwirtschaft, die durch die Braunkohlekraftwerke oder die durch die Duldung von Mauscheleien in der Automobilindustrie, eindeutig aus wirtschaftspolitischen Erwägungen. Insofern sorgen sich die Menschen berechtigterweise um die Folgen für ihre Gesundheit.

Es gibt heute keine Befindlichkeitsstörung, die nicht auf einen Umwelteinfluss zurückzuführen wäre. Die Haut und die Schleimhäute, insbesondere die des Darms, wurden als flächenmäßig größte und damit als besonders gefährdete Kontaktzonen erkannt. Die umweltmedizinischen Probleme wurden immer häufiger auf den Darm reduziert. Die Mikroökologie des Darms galt schnell als Spiegelbild des seelischen und körperlichen Gleichgewichts. Doch weiterführend sah man die Empfindlichkeit der Haut und der Schleimhäute bald als die Ursache vieler Krankheiten. Und es kam die Frage auf: Was soll man vermeiden und was soll man essen und zusätzlich einnehmen, das den Darm widerstandsfähig macht? Die eher spärlichen wissenschaftlich bewiesenen Zusammenhänge standen in keinem Verhältnis zu dem entstandenen Hype um den Darm. Die erhobenen, kostspieligen Befunde der mikroökologischen Labore, jahrelange unbegründete Diäten, monatelange probiotische und sonstige substitutionierende Behandlungen wandten sich vor allem an die zahlungskräftigen Angehörigen der Mittelschicht.

Eine vergleichbare Entwicklung gab es damals in der DDR nicht. Diskussionen über den Umweltschutz wurden vermieden. Die Umweltbewegung hatte in der DDR nie die Bedeutung wie im Westen. Der forcierte Abbau der Braunkohle erfolgte der existenziellen Not gehorchend, in der DDR ging es nicht um die Erhaltung von Arbeitsplätzen, sondern um das Überleben der Wirtschaft. Nur wenige machten sich Sorgen um die Begleiterscheinungen der Braunkohlekraftwerke oder die stinkenden »Trabis«, kaum jemand dachte ökologisch, und niemand machte sich damals Gedanken um seinen Darm.

Ich bin der Meinung, dass die Öko-Ära die Menschen weniger für die gefährdete Umwelt als vielmehr für die Gefahren sensibilisiert hat, die von ihr ausgehen können. Sie erkennen weder wirksame Maßnahmen zum Schutz der Umwelt und zur Begrenzung des Klimawandels, noch erhalten sie verbindliche Empfehlungen, wie sie sich vor den Folgen der gescheiterten Umweltpolitik schützen sollen. Die Gefährdungen sind real, die relevanten Einflussfaktoren selbst für Experten kaum mehr einschätzbar. Diese offensichtliche Unsicherheit ist eine Mit-Ursache für die zunehmende Hypersensibilität gegenüber körperlichen Befindlichkeitsstörungen.

DAS ÖKONOMISIERTE GESUNDHEITSWESEN

Die Medizin hat sich in den großen Industrienationen westlicher Prägung zum umsatzstärksten und mächtigsten Wirtschaftszweig entwickelt. Sie hat die Menschen bis in die Achtzigerjahre des 20. Jahrhunderts in ihrem Glauben bestärkt, alles sei möglich und jeder Mensch habe den Anspruch auf ewig währende Gesundheit – und die sei käuflich beziehungsweise könne versichert werden.

1992 sorgte der Augenarzt Hans Biermann mit seinem Buch »Die Gesundheitsfalle. Der medizinisch-industrielle Komplex« für Aufregung. Mit scharf formulierten, provozierenden Thesen rüttelte er an den Grundfesten des Beziehungsgefüges von Praxen und Kliniken, Versicherungen, Pharma- und medizintechnischer Industrie. Er beklagte die Unverhältnismäßigkeit der ausufernden Gesundheitskosten im Verhältnis zu der eher geringen Effizienz. Die schwächste Position auf dem Markt schrieb er den »Kernelementen« des Gesundheitswesens, dem Arzt und dem Patienten zu. Seine Formulierung »medizinisch-industrieller Komplex« gilt seither als Synonym für die Verflechtung von Medizinbetrieb und Medizinwirtschaft und die damit verbundenen Interessenskonflikte.

25 Jahre nach Biermanns aufrührerischem Buch ist das deutsche Gesundheitswesen der OECD-Studie »Health at a glance« aus dem Jahr 2017 zufolge nach dem der USA und dem der Schweiz eines der teuersten weltweit. Immer mehr Privatisierungen und immer stärkerer Wettbewerb, etwa bei Krankenhäusern und Krankenkassen, konnten nicht einhalten, was deren Befürworter versprochen hatten. Tatsächlich führte das Wirtschaftlichkeitsgebot zur völligen Kommerzialisierung des Gesundheitswesens. Die kommunalen Krankenhäuser wurden für symbolische Beträge von privaten Betreibergesellschaften übernommen, das Arzt-Werbeverbot praktisch abgeschafft.

Niedergelassene Ärzte und Kliniken sind heute Unternehmen, die denselben Gesetzen unterworfen sind wie alle anderen Wirtschaftsunternehmen. Die medizinischen Leistungen werden zum

Beispiel vom vorgegebenen Zeittakt der Gesundheitsökonomen diktiert. Wenn die Erlöse, beispielsweise aufgrund der Personalkosten beziehungsweise der Anforderungen der Kassen, nicht mehr stimmen, wird der Zeittakt verkürzt. Dann geht es immer weniger um die wirklichen Bedürfnisse der Patienten, sondern um die wirtschaftlichen Interessen. Und die werden eben von der Verweildauer des Patienten bestimmt. Im Durchschnitt dauert die Beratung und Behandlung des Arztes für Allgemeinmedizin heute zehn Minuten. Die Verweildauer in den Behandlungskabinen der Dermatologen ist wahrscheinlich kürzer.

»Unterstützend« gibt es zurzeit in Deutschland einen Gesetzentwurf zur Verkürzung der Wartezeiten gesetzlich Versicherter. Nur: Um die Wartezeiten zu verkürzen, müssen die Ärzte schneller arbeiten, das heißt mehr Patienten in weniger Zeit behandeln. Schaffen sie das, bekommen sie zukünftig mehr Geld ...

Eine andere Folge von politischen Entscheidungen: Seit der Umstellung der Bezahlung der Krankenhausleistungen von der Verweildauer auf das Pauschalhonorar werden in Deutschland mehr Hüft- und Kniegelenkprothesen eingesetzt als in irgendeinem anderen Land der Welt. Die jährlichen Gesundheitskosten in der BRD belaufen sich derzeit auf 377 Milliarden Euro ...

Inzwischen haben vor allem links orientierte Politiker erkannt: Privat und marktwirtschaftlich organisierte Gesundheitssysteme arbeiten oft ineffizient. Es wird zwar mehr Geld ausgegeben, allerdings sind die Menschen deswegen nicht gesünder als in eher staatlich organisierten Systemen.

Auch das anhaltende Scheitern an der Vorbeugung und Behandlung chronischer Krankheiten spricht für systemische Fehler der kommerzialisierten naturwissenschaftlichen Medizin. Mit der Zunahme der vermeintlich unheilbaren Krankheiten besannen sich Tausende junger Ärzte auf die ethischen Prinzipien der naturphilosophisch geprägten Medizin. Traditionsreiche Naturheilverfahren und Hahnemanns *Klassische Homöopathie* erlebten eine Renaissance. Die eingesetzten Verfahren – sei es die Homöopathie, die Akupunktur oder die Kinesiologie – sind hoch anspruchsvoll, und richtig eingesetzt können sie sicher in vielen Fällen eine wertvolle Hilfe oder Ergänzung sein. Jeder berufliche Helfer sollte sich aber darüber im Klaren sein, dass diese Verfahren, wenn sie nicht zeitnah zu einer objektiv messbaren Besserung führen, den Patienten lediglich fortschreitend sensibilisieren. Er wird seinem Körper und seiner psychischen Verfassung immer mehr Aufmerksamkeit schenken, bis er hypersensibel das Wesentliche von Unwesentlichem nicht mehr unterscheiden kann. Das Risiko für psychische Störungen und Krankheiten, die mit der Ausgangssituation möglicherweise überhaupt nichts mehr zu tun haben, steigt mit jedem weiteren Fehlschlag.

Mittlerweile gibt es de facto eine Parallelmedizin, die allerdings weder an der Zunahme der Erkrankungen des atopischen Formenkreises noch an der dramatischen Häufung der psychischen Erkrankungen irgendetwas ändert. Die Betroffenen werden indessen immer jünger und irren oft jahrelang durch einen nicht mehr zu entwirrenden Dschungel medizinischer Angebote, die sie immer häufiger selbst bezahlen müssen.

Die Geschichte der allergischen Erkrankungen, insbesondere die der Neurodermitis, veranschaulicht das Dilemma der gegenwärtigen Medizin besonders gut. Professor Thomas Werfel, Direktor der Dermatologischen Klinik an der Medizinischen Hochschule in Hannover und Schriftführer der Leitlinie Neurodermitis 2016, konstatiert inzwischen, dass etwa die Hälfte aller Patienten und deren Ärzte alternative und komplementärmedizinische Methoden bevorzugen.

Und wie war es in der DDR? Das Ansehen der wissenschaftlichen Medizin und des Gesundheitswesens der neuen Bundesländer war international hoch. Die Gesundheitsvorsorge und die Versorgungsstrukturen insbesondere der ambulanten Grundversorgung durch die Polikliniken waren beispielhaft. Abgesehen von der bevorzugten Behandlung der politischen Eliten und der Führungskräfte war die Versorgung aller Bürger gleich. Das Gesundheitswesen wurde vom Staat zentral gesteuert, nur ein Prozent der Ärzte praktizierte privat. Eine Parallelmedizin wie im Westen Deutschlands hat es in der DDR nie gegeben. Sieht man von den wirtschaftlichen Problemen ab, war das Gesundheitssystem der DDR fortschrittlicher, gerechter und effizienter als das der BRD.

Lassen Sie mich ein Fazit ziehen: Aufgrund der zunehmend wortlosen, einseitig medikamentösen oder chirurgischen Behandlungsweise fühlen sich immer mehr Menschen auf sich selbst gestellt. Die medizinischen Leitlinienempfehlungen, eine verwirrende Zahl von Ratgebern, die Empfehlungen in den Medien und die massive Werbung der pharmazeutischen Industrie verwirren zusätzlich mehr, als dass sie Klarheit schaffen. Die Unsicherheit, sich für die richtige Hilfe entschieden und eine besser wirksame übersehen zu haben, wächst in dem Maß, wie sich die Symptome, wegen der die Patienten Hilfe suchen, nicht verringern. Es gibt Krankheiten – und dazu zählt die Neurodermitis mit assoziierten Allergien –, die mit den gegebenen Verfahren – naturheilkundliche oder schulmedizinische – nicht erfolgreich behandelt werden können. Die zugrunde liegende Hypersensibilität kann nur mit systemischen desensibilisierenden Verfahren verringert werden.

DER UMBAU DES SOZIALSTAATS

»Wer Visionen hat, soll zum Arzt gehen!«, meinte der Altkanzler Helmut Schmidt 1980 in einem Interview. Als es 1999 unter der Kanzlerschaft Gerhard Schröders zur ersten rot-grünen Bundesregierung kam, kündigte Schröder den »Umbau des Sozialstaates« an: »Wir werden Leistungen des Staates kürzen.« Da half auch der Aufruf von 400 Wissenschaftlern nichts, den Sozialstaat zu reformieren, statt ihn abzubauen – Arbeitslosigkeit bekämpfen statt Arbeitslose bestrafen. Der »Abbau von gesellschaftlicher Fairness und sozialem Ausgleich« wurde verschärft fortgesetzt. Der schrittweise Rückzug aus der sozialen Mitverantwortung und damit verbundene jahrzehntelange Versäumnisse haben zur Mangelversorgung in allen sozialen Bereichen geführt, die kurzfristig nicht korrigierbar ist. Der Investitionsstau bewegt sich inzwischen im dreistelligen Milliardenbereich. Bei diesen Entwicklungen handelt es sich nicht um kurzfristige, vorübergehende Veränderungen, sondern um generationenübergreifende Prozesse, die jetzt ein Ausmaß erreicht haben, dass die negativen Folgen nicht mehr zerredet werden können. Die Wirtschaftssystemänderung in Richtung eines nicht mehr kontrollierbaren Kapitalismus und der fortschreitende Rückzug des Staates aus seinen sozialen Verantwortlichkeiten haben zu einer weitestgehenden Handlungsunfähigkeit der Regierung im Westen geführt. Die Politiker handeln nicht mehr geplant und zielstrebig, sondern reagieren nur noch mit mehrheitlich untauglichen Löschversuchen der schlimmsten Brandherde.

Die Mittelschicht schrumpft

Der Umbau des Sozialstaats hatte noch andere Auswirkungen – zum Beispiel auf die Gesellschaftsschichten. Nach den Ergebnissen einer Studie der Bertelsmannstiftung, des Deutschen Instituts für Wirtschaftsforschung (DIW) und der Universität Bremen, die im Dezember 2012 veröffentlicht wurde, ist die Mittelschicht um 5,5 Millionen bedrohlich geschrumpft. 4 Millionen sind in die unterste Einkommensgruppe abgestiegen, die Zahl der Spitzenverdiener mit mehr als 200 Prozent des Medians ist nur leicht angestiegen. Immer weniger Menschen gelingt der Aufstieg ins obere Drittel, obwohl sie angeblich über eine zunehmend bessere Bildung verfügen.

Die 48 Millionen Menschen in der Mitte der Gesellschaft driften seit Jahrzehnten immer weiter auseinander. In der oberen Hälfte wird immer mehr, in der unteren Hälfte immer weniger verdient. Der Aufstieg aus der unteren in die obere Hälfte gelingt immer seltener.

Die Mittelschicht ist die zahlenmäßig stärkste soziale Gruppe. Die obere Hälfte der circa 50 Millionen Angehörigen der Mittelschicht verdient gut und muss sich um ihre wirtschaftliche Zukunft kaum Sorgen machen. Allerdings nimmt der Leistungsdruck in dieser Liga deutlich zu. Vor allem die qualifizierten Dienstleistenden im sozialen Bereich geraten immer häufiger an ihre Belastungsgrenzen. So kehren immer mehr Ärzte Deutschland den Rücken. Entsprechend einer Umfrage der Ärztegewerkschaft Marburger Bund gaben 37 Prozent der 12.000 befragten Klinikärzte an, inklusive Bereitschaftsdienst wöchentlich 60 Stunden oder mehr zu arbeiten, 36 Prozent nannten 50 bis 59 Stunden. In Schweden beträgt die Regelarbeitszeit für Krankenhausärzte 40 Stunden pro Woche, maximal 18 Stunden darf ein Arzt dort am Stück arbeiten.

Ähnlich verhält es sich in anderen Berufsgruppen, zum Beispiel bei Lehrern. Nie zuvor gab es in dieser Gruppe höhere Fehlzeiten, immer häufiger gehen Lehrer in den vorgezogenen Ruhestand.

Aber auch in der Industrie oder bei den Banken wächst der Druck. Oft ziehen sich Manager aus den Spitzenpositionen zurück und begnügen sich mit einem geringer bezahlten Job im Bereich der Verwaltung oder der Logistik. Hoch qualifizierte Angestellte werden in Deutschland systematisch verbrannt.

Im Bewusstsein der gebildeten bürgerlichen Mitte wachsen das Unbehagen und die Einsicht, dass auch sie von den absehba-

DIE SPALTUNG DER MITTELSCHICHT

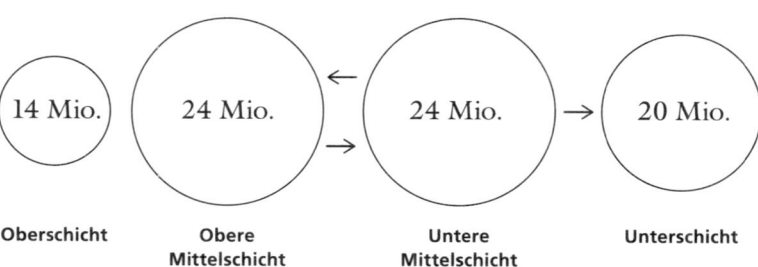

ren sozialen Verwerfungen nicht verschont bleiben werden. Die Zeiten, in denen wie noch vor 50 Jahren eine höhere Bildung als Garantie für eine sichere Zukunft in Wohlstand galt, sind vorbei. Die globalisierten Konzerne einerseits und die elektrotechnische Rationalisierung unserer Arbeitswelt andererseits haben Arbeitsplätze zur Mangelware gemacht, sodass selbst Millionen gut ausgebildeter junger Menschen keine angemessene Beschäftigung finden.

»Wie sollen diese überzähligen und überflüssigen jungen Menschen eine eigene persönliche, soziale, politische Identität und die notwendige Handlungskompetenz entwickeln, die für das Überleben in einer allein auf Leistung und Mobilität ausgerichteten, entwurzelten Massengesellschaft mehr als je zuvor verlangt wird?«, fragte sich der Schweizer Soziologe Volker Bornschier schon in den Achtzigerjahren und sprach von der »Zweidrittelgesellschaft«. Mittlerweile haben wir faktisch eine Halbierung der Gesellschaft in Gewinner und Verlierer.

Unter der faktischen sozialen Ungerechtigkeit leidet mittlerweile auch die untere Hälfte der Mittelschicht. Das wirtschaftliche Gefälle zu den Angehörigen der oberen Mittelschicht ist erheblich, und die Befindlichkeit von circa 25 Millionen Menschen der sozialen Mitte ist inzwischen insgesamt zunehmend gestört. Es handelt sich um Polizisten, Krankenschwestern, Erzieherinnen und Altenpflegerinnen, die vor allem unter der hohen Arbeitsbelastung und dem Schichtdienst leiden. Die Diskrepanz zwischen dem hohen beruflichen Prestige und dem niedrigen Einkommen ist in keiner anderen Gruppe so eklatant. Insgesamt tendiert die gesamte Gruppe eher in Richtung Verschlechterung des Einkommens, wenn man die erhöhte Arbeitsbelastung zugrunde legt. Auch hier weht mittlerweile ein eiskalter Wind. Krankmachend wirken aber nicht nur die hohe Arbeitsbelastung, sondern auch die geringe Wertschätzung ihrer Arbeitsleistung, die schlechte Bezahlung und die Furcht vor drohendem Arbeitsplatzverlust im Fall der Erschöpfung. Die Unzufriedenheit war in dieser früher hoch angesehenen gesellschaftlichen Gruppe noch nie größer.

Diese Menschen sind mehrheitlich zutiefst enttäuscht über ihr Schicksal, das sie sich vor Antritt ihrer Ausbildung völlig anders vorgestellt hatten. Heute arbeiten auf den Krankenhausstationen oder in den Altenpflegeheimen nur noch halb so viele Pflegekräfte wie früher. Die objektiv gestiegenen Anforderungen der Spitzenverbände und der Träger, das Qualitätsmanagement und die umfangreichen Dokumentationspflichten wurden willkürlich festgelegt, ohne dass die Vergütungssätze angepasst worden wären. So sind diese Mitarbeiter veranlasst, zu Lasten ihrer eigentlichen beruflichen Aufgaben auch noch und vor allem formale Pflichten zu erfüllen. Der Frauenanteil in diesen anspruchsvollen Berufen übertrifft den der Männer seit Jahren deutlich.

68 Prozent der atopisch veranlagten Eltern in unserer Studie waren Lehrer, Erzieher, Krankenpfleger, Altenpfleger, Ärzte, Therapeuten oder Polizisten. Sie wählten solche Berufe signifikant häufiger als nicht atopisch veranlagte Eltern! Diese Berufe erfordern Empfindsamkeit und Einfühlungsvermögen, das heißt die Sensibilität ist in diesen Berufen Voraussetzung. Dass vor allem diese Menschen unter den herrschenden Verhältnissen leiden, ist also nicht verwunderlich.

Die Abwertung der Arbeit in den sozialen Berufen

Brigitte Stolz-Willig und Janis Christofodis schreiben dazu in ihrem Buch »Hauptsache billig – Merkmale des neuen Wettbewerbsmodells«: »Die hier zur Diskussion stehende Prekarisierung der Arbeit in den sozialen Berufen, die sich vor allem in sinkender Entlohnung bei steigender Arbeitsbelastung ausdrückt, wäre demnach kein Betriebsunfall der Sozialpolitik oder des Managements in den Sozialbetrieben, sondern Folge einer Prekarisierung der Arbeit in den sozialen Berufen.«

Wer sich die Unzufriedenheit dieser Gruppe nicht vorstellen kann: Die Krankenschwester steht im Ranking des beruflichen Ansehens nach dem Arzt an zweiter Stelle, der Politiker rangiert seit Jahren am unteren Ende der Liste. Im krassen Widerspruch dazu verdient eine Krankenschwester 1500 Euro netto und hat nach 40 Berufsjahren eine Rentenerwartung in Höhe von 1250 Euro. Ein Bundestagsabgeordneter verdient monatlich 11.700 Euro, muss keine Beiträge für die Altersversorgung zahlen und hat nach 27 Jahren einen Pensionsanspruch von 5176 Euro. Der Bund der Steuerzahler stellte einmal fest: »Nirgendwo sonst gönnen sich Politiker derart generöse Privilegien wie bei der eigenen Altersversorgung.«

Lassen Sie mich ein Fazit ziehen:

Die Auflösungserscheinungen der Mittelschicht, die Zunahme prekärer Verhältnisse, der Geburtenrückgang und vor allem die Häufung chronischer Krankheiten waren schon immer Hinweise auf degenerierende Gesellschaften. Wie erklärt sich das Verhalten der Führungseliten angesichts dieser untrüglichen Zeichen? Ist es der Ausdruck der Endzeitstimmung oder ist es die Schockstarre gegenüber Vorgängen, über die sie die Kontrolle verloren haben? Das Bild des Zustands unserer Gesellschaft böte genügend Anlass für soziale Unruhen und Radikalisierung. Andeutungsweise zeigt sich das durch einen nicht zu übersehenden Rechtsruck in fast allen westlichen Industrienationen. Immer häufiger fragen sich Sozialwissenschaftler und Philosophen, was aus dem Mut und der Zivilcourage der jungen Menschen in Deutschland geworden ist. Wehmütig denken die 68er an ihre Bewegung, die weltweit Millionen auf die Straße gebracht hat. Wie ist es zu dieser heutigen schafsähnlichen Gleichgültigkeit ihrer Kinder gekommen? Wenn man allerdings die damaligen Anlässe für die Studenten- und Bürgerbewegung mit dem vergleicht, was die Menschheit heute real bedroht, drängt sich der Verdacht auf, dass die Mehrheit der Menschen heute unter einem Verlust an politischem Bewusstsein leidet.

Veränderungen in der sozialen Mitte waren historisch betrachtet immer folgenschwer. Die Stabilität demokratischer Gesellschaftsordnungen ist ohne eine gesunde Mittelschicht nicht denkbar. Systemische Störungen der Mittelschicht führten schon immer zur politischen Destabilisierung und zur Radikalisierung. Hier wieder ein Vergleich mit der DDR: In der DDR gab es zu keinem Zeitpunkt Hinweise auf eine derartige soziale Spaltung zwischen Gewinnern und Verlierern, Armen und Reichen, Gebildeten und Ungebildeten. Das Privateigentum und der Wettbewerb auf dem freien Markt wurden weitestgehend abgeschafft und die staatlich gesteuerte Planwirtschaft eingeführt. Klassenunterschiede in der Gesellschaft sollten damit überwunden werden. Der Einzelne hatte seine persönlichen Interessen denen des Staates unterzuordnen. Dafür garantierte der Staat die Arbeitsplatzsicherheit, die konsequente Gleichstellung von Mann und Frau und gleiches Recht auf Bildung. Die Kinder standen unter dem besonderen Schutz des Staates. Die Erziehung der Kinder zur sozialistischen Persönlichkeit und zur Solidarität wurde nicht den Eltern überlassen, sondern unterstand dem Bildungsministerium, das die Erziehung der Kinder bereits im Krippenalter steuerte und kontrollierte.

RESÜMEE

Der Zusammenhang zwischen der erhöhten Sensibilität und den Erkrankungen des atopischen Formenkreises wurde mit wissenschaftlich anerkannten Methoden nachgewiesen. Aufgrund der epidemiologischen Untersuchungen in den beiden Teilen Deutschlands gab es Hinweise auf einen ursächlichen Zusammenhang zwischen allergischen Erkrankungen und dem westlichen Lebensstil. Dieser Zusammenhang bestätigt sich beim Vergleich der beiden Teile Deutschlands.

Die Deutschen lebten 45 Jahre in grundsätzlich verschiedenen gesellschaftlichen Systemen. Im Westen kam es seit den Siebzigerjahren aufgrund politischer Versäumnisse zu folgenschweren sozialen und ökologischen Fehlentwicklungen, die inzwischen zur Spaltung der Gesellschaft in Gewinner und Verlierer geführt haben. Diese Spaltung verläuft durch die Mitte der Gesellschaft. Die Politiker haben auf den globalen Wettbewerb kaum noch Einfluss. Und die Entscheidungsträger in den weltumspannenden Konzernen betrachten die Rücksichtnahme auf die Umwelt und die sozialen Bedürfnisse der Menschen als Wettbewerbsnachteil, den man so gering wie möglich halten muss.

»Kann jemand mal die Welt anhalten, ich will aussteigen, mir ist übel.«

Wenn die Bürger auf ihre Fragen keine glaubhaften Antworten erhalten und nichts mehr vorhersehbar erscheint, ziehen sie sich mehr und mehr auf die Gefühlsebene zurück. Sie besinnen sich auf Bewährtes. Sie tun das aufgrund der Einsicht, dass ihr Leben so nicht weitergehen kann und dass sie sich vor den Folgen der gegenwärtigen Verhältnisse schützen müssen.

Diese Einsicht bewegte die jungen Mittelschichtsangehörigen schon vor 50 Jahren. Als die führenden Köpfe der amerikanischen Hippie-Bewegung Ende der Sechzigerjahre jedoch feststellten, dass ihre Ideale und ihre Lebensweise lediglich kommerzialisiert worden waren, trugen sie ihre Bewegung im Sommer 1969 mit dem Woodstock-Festival symbolisch zu Grabe. 400.000 pilgerten nach Bethel im US-amerikanischen Bundesstaat New York. Woodstock gilt seither als Höhepunkt und gleichzeitig Endpunkt der im Mainstream angekommenen sozialen Bewegung. Der Versuch des solidarischen Miteinanders im Einklang mit der Natur war gescheitert und hatte an den schon damals erkennbaren Fehlentwicklungen nichts geändert. Ähnlich erging es der 68er-Bewegung in Deutschland.

Die nostalgische Rückbesinnung auf die früheren Lebensverhältnisse hat seither nie aufgehört. Der Rückzug auf archaische, das heißt rückwärtsgewandte Verhaltensweisen erlebt inzwischen einen Hype wie nie zuvor. Die einen besinnen sich auf die traditionelle bürgerliche Werteordnung und die Sehnsucht nach Heimat, die anderen auf jahrhundertealte Behandlungsmethoden und die Ernährungsweise in der Steinzeit. Immer mehr junge Menschen bevorzugen archaische Formen des Zusammenlebens und schwören auf Verhaltensweisen der Naturvölker und Primaten. Häufig hat dieser Hype auch nichts mehr mit den berechtigten Sorgen zu tun, sondern ist das Ergebnis der Kommerzialisierung.

Heute sammeln Werbestrategen über die sozialen Netzwerke Millionen Daten über Meinungen und Gefühle vor allem junger Menschen. Sie kennen deren Bedürfnisse, Vorlieben und Schwächen und rekrutieren Blogger, die gezielt diese Gruppen ansprechen. Teenies bloggen im Auftrag von Unternehmen gezielt für Altersgenossen und generieren für ihre Auftraggeber Millionenumsätze. Und prominente Mütter veranlassen Millionen andere Mütter zu folgenschweren Verhaltensweisen und Entscheidungen. Die Eltern neurodermitiskranker Kinder fühlen sich bestätigt und ahnen nicht, dass genau dieses Verhalten sie und ihre Kinder krank macht. Diesen Zusammenhang konnten wir nachweisen. Sensible Kinder reagieren früh, beispielsweise mit einer Neurodermitis, andere etwas später mit Heuschnupfen oder Asthma. In der Mehrzahl der Fälle kommt es bis zum zehnten Lebensjahr aber zu psychischen Störungen. Die aktuellen Krankenkassendaten bestätigen das nachdrücklich.

Am Ende einer erkennbar erfolgreichen Behandlung frage ich die Eltern oft, wie sie sich ihren bisherigen Umgang mit den Erkrankungen rückblickend erklären. Die oft wörtlich übereinstimmende Antwort lautet: »Nun ja, wir hatten ja die Behandlungsmöglichkeiten!«

Die Deutschen in der DDR konnten auf solche Angebote nicht zurückgreifen. Sie litten 45 Jahre unter Mängeln und Entbehrungen, waren eingesperrt und wurden bespitzelt. Sie hatten aber weniger Depressionen, Burn-outs und Allergien.

Die folgende grafische Darstellung soll zum Schluss noch einmal zusammenfassend verdeutlichen, welche Faktoren am Entstehen von erhöhter Sensibilität und damit am Entstehen von Allergien beteiligt sind. Die erhöhte neurale Verarbeitungsempfindlichkeit ist sicher keine evolutionäre Weiterentwicklung des Zentralen Nervensystems, sondern der alarmierende Hinweis auf die abnehmende Anpassungsfähigkeit der Menschen an die Folgen jahrzehntelanger gesellschaftlicher Fehlentwicklungen. Die erhöhte Sensibilität ist ein entscheidender auslösender Faktor für die Zunahme der neuen Volkskrankheiten. Die häufigsten psychischen Störungen, wie Angststörungen, Depressionen und Aufmerksamkeits-Defizit-Syndrom, sind Prädiktoren, das heißt Vorhersagevariablen, die auf die Zunahme der allergischen Erkrankungen schließen lassen. Und genau bei diesen psychischen Störungen verzeichnen die Krankenversicherungen seit zehn Jahren eine Zunahme von 80 bis 100 Prozent!

DIE FAKTOREN DES ALLERGIE-CODES

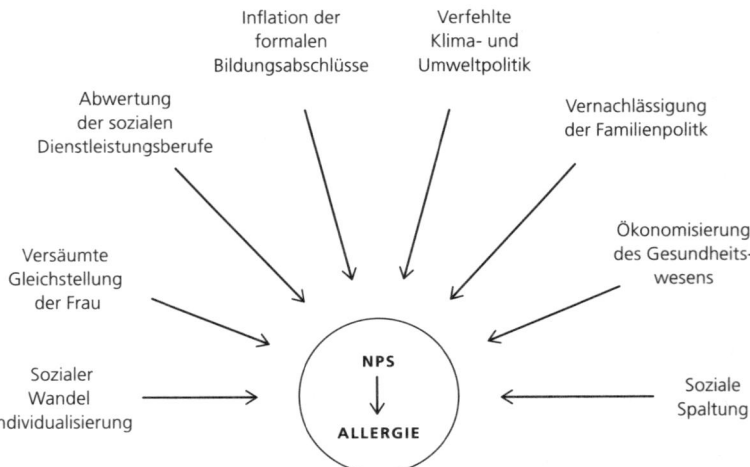

DIE ATOPIE ÜBERWINDEN –

DAS SHS-KONZEPT

Unsere Pilotstudie hatte, wenn auch mit einer vergleichsweise kleinen Fallzahl, gezeigt: Es gibt einen Zusammenhang zwischen der Sensibilität der Eltern und dem Auftreten von Atopie und der Neurodermitis bei Kindern.

Im vorangegangenen Kapitel habe ich erläutert, wie gesellschaftliche Entwicklungen dazu geführt haben könnten, dass die erhöhte Sensibilität und damit die Erkrankungen des atopischen Formenkreises zunehmen.

In diesem Kapitel möchte ich nicht nur eine Vision davon vermitteln, wie eine Gesundheitspolitik aussehen müsste, die diesen Erkenntnissen Rechnung trägt, und was Eltern selbst tun können, um diese Entwicklung zu verhindern, sondern am Beispiel der Neurodermitis eine Behandlungsweise beschreiben, die sich als unser SHS-Konzept bereits bewährt hat. Vielen schwer an Neurodermitis erkrankten Kindern konnten wir damit schon helfen und so den betroffenen Familien ein normales, unbeschwertes Leben ermöglichen.

Es sollten weiterführende Studien an anderen und größeren Gruppen durchgeführt werden, um die Erkenntnisse zu untermauern, die wir gewonnen haben. Die Ergebnisse der bisherigen Untersuchungen und die sich daraus ergebenden Konsequenzen sind aber so deutlich, dass im Vorgriff auf die zu erwartenden Ergebnisse weiterer Studien sofort gehandelt werden sollte. So äußert sich der Coautor der Pilotstudie Prof. U. Gieler unmissverständlich: »Sollte sich der Zusammenhang einer erhöhten sen-

DIE SYSTEMISCHEN AUSWIRKUNGEN DER ERHÖHTEN SENSIBILITÄT BEZIEHUNGSWEISE SENSITIVITÄT

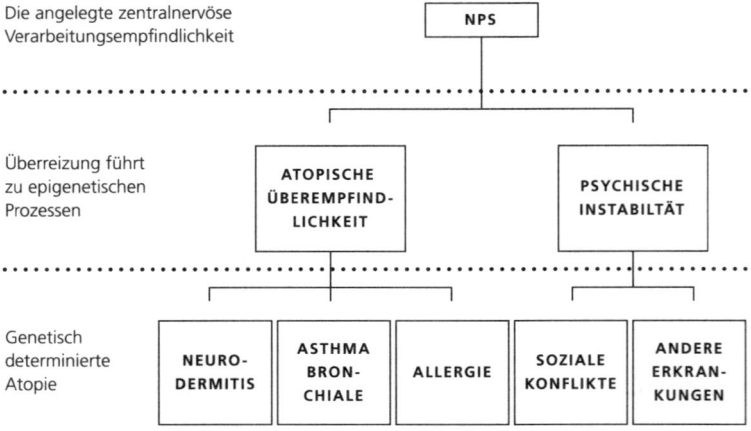

sorischen Verarbeitungssensitivität (SPS) bei Eltern ND-kranker Kinder bestätigen, müsste das sowohl in der Primär- und Sekundärprävention, als auch bei therapeutischen Empfehlungen berücksichtigt werden.« Diese Meinung teilen inzwischen ebenso andere Wissenschaftler. Und so erkannten auch die an der Überprüfung der Studie beteiligten Experten »die klinische Bedeutsamkeit der Untersuchung«. Die zutreffende Definition der erhöhten Sensibilität als neurale Verarbeitungsüberempfindlichkeit (NPS) betont die Bedeutung der unbewussten Verarbeitung und ist zielführend für die Ausrichtung der Therapie.

Im Vorgriff auf die zu erwartenden abschließenden Ergebnisse haben wir unser diagnostisches und therapeutisches Konzept bereits angepasst. Seitdem verbesserten sich unsere Behandlungserfolge nochmals. Die seitherigen Ergebnisse sind so überzeugend, dass sich daraus Empfehlungen ableiten lassen, die sich von den bisherigen dermatologischen Leitlinien grundsätzlich unterscheiden.

Die Wahrnehmungsverarbeitung, die bei unserem Konzept berücksichtigt wird, steht »systemisch« betrachtet an oberster Stelle des Gesamtorganismus. Die erhöht sensible oder sensorische Verarbeitung führt – wie schon erwähnt – bei Überreizung zur epigenetischen, das heißt umkehrbaren psychischen und körperlichen Überempfindlichkeit – unter anderem zur atopischen Veranlagung. Diese Veranlagung geht unbehandelt in die genetisch determinierten Erkrankungen des atopischen Formenkreises über (Siehe Diagramm auf S. 242).

DER PARADIGMENWECHSEL: SYSTEMISCHE HYPOSENSIBILISIERUNG STATT UNTERDRÜCKUNG

Eine systemische Störung kann symptomatisch nicht erfolgreich behandelt werden. Die symptomatisch unterdrückende Behandlung der Haut oder der Atemwege ändert insofern nichts an der zugrunde liegenden NPS.

Unser vorliegendes Behandlungskonzept der *»Systemischen Hyposensibilisierung (SHS)* wirkt auf der biologischen, neuralen psychischen und sozialen Ebene, wobei die Normalisierung der neuralen Verarbeitungssüberempfindlichkeit (NPS) an oberster Stelle der Behandlungsziele steht. In dem Maß, wie sich die erhöhte Sensibilität auf die nachgeordnete Organebene verschoben und zu schweren Krankheiten geführt hat, rückt deren Behandlung in den Vordergrund, ohne dass dabei die Systemhierarchie aus den Augen verloren wird.

Die wichtigsten Konzeptänderungen in Kurzform

1. Die Neurodermitis wird nicht länger als eigenständige Hautkrankheit, sondern als eine der Krankheiten des atopischen Formenkreises betrachtet.
2. Die atopische Überempfindlichkeit der Haut, der Schleim-

häute und des Immunsystems beruht auf der erhöhten Sensibilität (NPS).
3. Das Ziel der Behandlung ist nicht die medikamentöse Unterdrückung der Krankheitssymptome, sondern die Verringerung der Sensibilität **und** der atopischen Überempfindlichkeit durch eine systemische Hyposensibilisierung.
4. Die Normalisierung der Wahrnehmungsverarbeitung gelingt auf dem Wege der systemischen Behandlung auf allen betroffenen Ebenen, der neuralen Wahrnehmungsverarbeitung, der Psyche, auf der körperlichen Ebene, beispielsweise der Haut und dem Immunsystem und dem sozialen Miteinander.
5. Zur Anwendung kommen ausschließlich wissenschaftlich begründete und anerkannte Verfahren: die neurale Hyposensibilisierung, die spezifische Immuntherapie, die entwöhnende Behandlung der Haut, die verhaltenstherapeutische Hyposensibilisierung und die systemische Familientherapie.

Anmerkungen zur Beschreibung des Behandlungskonzepts

Das Behandlungsverfahren des SHS-Konzepts wird ausführlich und betont strukturiert vorgestellt. Die Betroffenen, aber auch interessierte berufliche Helfer sollen über die neuen Möglichkeiten umfassend und genau informiert werden.

Ich beschreibe zunächst die dermatologische, allergologische und psychosomatische Diagnostik und daran anschließend die entsprechende Therapie.

Zur Verdeutlichung der Veränderungen wird das Konzept der *Systemischen Hyposensibilisierung* mit dem Kürzel *SHS* den Empfehlungen der gültigen *AWMF S2 Leitlinie Neurodermitis* gegenübergestellt. Die bedeutsamen Passagen der Leitlinienempfehlungen werden auszugsweise oder zusammengefasst dargestellt, es folgt dann jeweils die Darstellung des SHS-Konzepts.

DIE DIAGNOSTIK

In der Diagnostik arbeiten wir nach dem Zwiebelschalenprinzip von außen nach innen. Die Untersuchung der Haut ist am einfachsten und steht am Anfang der Diagnostik. Sie vermittelt uns aber schon einen Eindruck von den weiter innen ablaufenden Prozessen, beispielsweise vom Ausmaß ihrer Überempfindlichkeit gegenüber mechanischen Reizen, Temperaturunterschieden oder Bakterien. Aber auch ihre Empfindlichkeit gegenüber psychischer Erregung lässt schon Schlüsse auf innere Ursachen zu.

Die *Untersuchung und Beschreibung des Hautorgans* steht deshalb an erster Stelle und signalisiert den akuten Behandlungsbedarf. Sind bedrohliche Komplikationen erkennbar, ist sofort eine angemessene Therapie notwendig.

Die *allergologische Diagnostik* gibt Auskunft über das Ausmaß an immunologischer Überempfindlichkeit. Hochgradige Allergien sprechen immer für ein fortgeschrittenes Stadium der Atopie, das heißt für eine weitestgehende Verschiebung der erhöhten

DIAGNOSTIK NACH DEM ZWIEBELSCHALENPRINZIP KAPITEL:
DAS SHS-KONZEPT

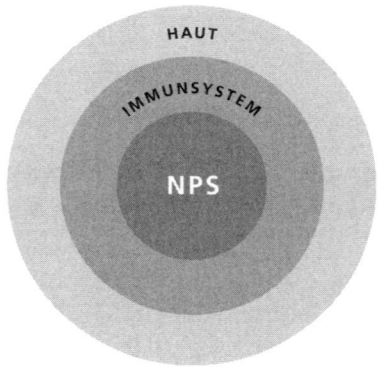

Sensibilität auf die nachgeordneten Organsysteme. Bei Nichtallergikern, die noch am Anfang der Atopiker-Karriere stehen, ist die Sensibilität dagegen oft deutlich erhöht
Die erhöhte NPS steht in der Hierarchie zwar an oberster Stelle, liegt aber tief verborgen in unserem Inneren. Sie ist uns nicht bewusst, und wir betreiben im Bereich *psychosomatische Diagnostik* einen beträchtlichen Aufwand, um abschließende Klarheit über diesen für die Erkrankung bedeutenden Bereich zu schaffen.

Die dermatologische Diagnostik

Gemäß der AWMF S2 Leitlinie Neurodermitis:
Dringend empfohlen werden Anamnesen einschließlich der atopischen Eigen- und Familienanamnese sowie eine Ganzkörperuntersuchung unter besonderer Beachtung der Haut, einschließlich der exakten Dokumentation. Außerdem sei es notwendig, mögliche ernährungsbedingte oder durch andere Umgebungsfaktoren bedingte Auslöser zu ermitteln. Gut definierte Diagnosekriterien, beispielsweise der SCORAD, seien wichtig, um eine atopische Dermatitis von einer Neurodermitis und von einer anderen entzündlichen Dermatose abgrenzen zu können. Mit dem SCORAD werden das Erscheinungsbild, die Ausdehnung der Dermatitis in Prozent der Körperoberfläche sowie die Intensität des Juckreizes von 1 bis 10 ausgedrückt. Es wird sogar empfohlen, mögliche psychosomatische oder ernährungsbedingte Auslöser zu ermitteln.

Die Kostenerstattung durch das Gesundheitssystem behindert die bedarfsgerechte Diagnostik

Im Rahmen unserer Anamnesen und spezifischen Untersuchungen haben wir dramatische Missstände hinsichtlich der bisher durchgeführten Diagnostik festgestellt. Nur 20 Prozent der Patienten waren annähernd gemäß den Leitlinien-Empfehlungen untersucht worden! Die notwendigen diagnostischen Maßnahmen waren weder im Rahmen der ambulanten Grundversorgung noch bei den Fachärzten und auch nicht in den stationären Einrichtungen im erforderlichen Maß erbracht worden. Ich hatte schon am Ende des ersten Kapitels auf diese Missstände hingewiesen.

Das liegt in der Regel nicht an der Inkompetenz oder Nachlässigkeit der Ärzte, sondern an den Vergütungsregeln des deutschen Gesundheitssystems, die ich im Kapitel »Das ökonomiserte Gesundheitswesen« bereits angesprochen habe. Die Ärzte haben weder den notwendigen zeitlichen Spielraum, noch erlaubt die Gebührenordnung die Erbringung der notwendigen diagnostischen Leistungen. Für ernährungsmedizinische Maßnahmen wird beispielsweise in der Gebührenordnung für Ärzte (GOÄ) überhaupt keine Abrechnungsmöglichkeit angeboten. Die notwendigen ausführlichen Anamnesen können ebenso wenig abgerechnet werden, ganz zu schweigen von den Leistungen der psychosomatischen Diagnostik, deren Abrechnung Psychotherapeuten oder Psychiatern vorbehalten ist. Selbst im Rahmen der Krankenhausbehandlung eines hochgradig allergiekranken Kindes werden nur zwei Nahrungsmittel-Provokationen bei der Berechnung der Fallpauschale berücksichtigt.

Die Definition der Neurodermitis gemäß unserem SHS-Konzept

»Neurodermitis« ist eine irreführende Bezeichnung.

Der Begriff Neurodermitis wurde im internationalen Sprachgebrauch deshalb längst durch die Bezeichnung *Atopische Dermatitis* (engl. atopic dermatitis, abgekürzt: AD) ersetzt. Damit wird der Tatsache Rechnung getragen, dass es sich bei der Erkrankung nicht primär um eine Hautkrankheit, sondern um eine von mehreren Erkrankungen handelt, die ein gemeinsames Merkmal haben: die atopische Überempfindlichkeit.

Gegen eine primäre, eigenständige Hautkrankheit »Neurodermitis« sprechen außerdem folgende Tatsachen:

1. Nach den Ergebnissen von *R. Schmitz et al., KIGGS Study Group 2014* hat die Neurodermitis mit 15,5 Prozent ihren Altersgipfel eindeutig in der Gruppe der 0 bis 5 Jahre alten Kinder; nur 1 bis 3 Prozent der über 30 Jahre alten Erwachsenen leiden an Neurodermitis.
2. Die Säuglinge und Kleinkinder zeigen ein völlig anderes Erscheinungsbild als die anderen Altersgruppen. In der am häufigsten betroffenen Altersgruppe muss man zwei Verlaufsformen unterscheiden.
3. Der Behandlungsbedarf der Säuglinge und Kleinkinder ist wesentlich anders als der bei der Erkrankung in den anderen Altersgruppen.

Vieles spricht dafür, dass es sich bei der Mehrzahl dieser Hautentzündungen im Säuglings- und Kindesalter lediglich um eine Vorstufe der Atopie handelt. Mit der einseitig medikamentösen Behandlung und der fortgesetzten Vermeidung geht diese Frühform der Atopie im fünften bis siebten Lebensjahr in die eigentlichen Erkrankungen des atopischen Formenkreises über, das heißt in die klassische Neurodermitis, das kindliche Asthma bronchiale oder den Heuschnupfen. Die Frühform des Ekzems sollte man deshalb durch die international übliche und auch zutreffende Bezeichnung »atopische Dermatitis«, kurz »AD« von der chronischen Form der Neurodermitis unterscheiden. Im weiteren Verlauf meiner Ausführungen werde ich deshalb den Begriff *atopische Dermatitis (AD)* verwenden und nur dann die Bezeichnung *Neurodermitis* gebrauchen, wenn es um die verhältnismäßig seltene chronische Form jenseits des Kleinkindalters geht. Die begriffliche Unterscheidung ist wichtig, weil damit eine unangemessene Behandlung und unsinnige Vermeidungsempfehlungen verhindert werden.

Wie unterscheidet sich die atopische Dermatitis von der Neurodermitis?

50 Prozent der Ersterkrankungsfälle beginnen in den ersten sechs Lebensmonaten, 60 Prozent im ersten Lebensjahr und 70 bis 85 Prozent vor dem fünften Lebensjahr. Hinweise auf die Neurodermitis sieht man höchst selten. 60 Prozent der Kinder sind im sechsten Lebensjahr symptomfrei. Wenn die Krankheit bestehen bleibt, ändert sich das Hautbild in Richtung Neurodermitis. Bis zum 17. Lebensjahr sind etwa 75 Prozent symptomfrei.

Man muss sich von der Vorstellung trennen, dass es sich um eine einheitliche Hautkrankheit handelt. Um eine bedarfsgerechte Behandlung zu gewährleisten, muss man die entzündlichen Hautkrankheiten differenzierter betrachten. Ich unterscheide vier Verlaufsformen, wobei Hautentzündungen im Kindesalter oft

DIE ATOPIKER-KARRIERE

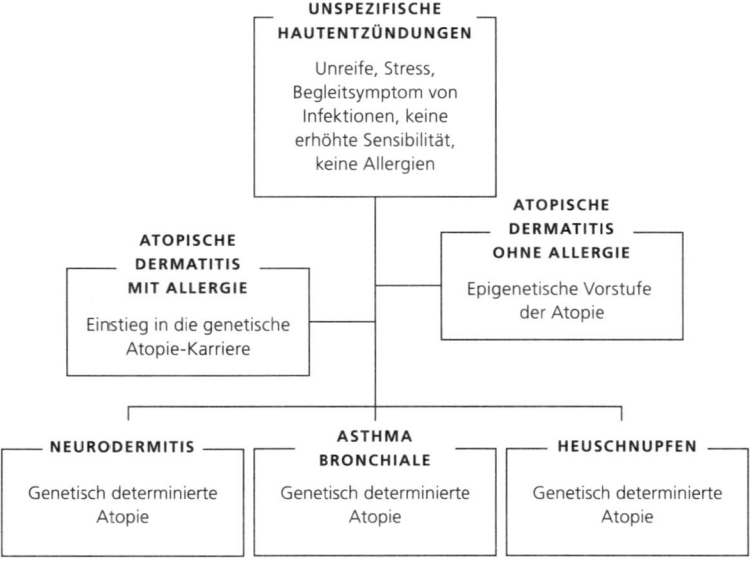

überhaupt nichts mit einer Atopie zu tun haben und dementsprechend falsch behandelt werden. Eine zuverlässige Klärung ist nur über eine sorgfältige körperliche Untersuchung und die ausführliche Anamneseerhebung möglich.

Atopische Stigmata

Die chronische Neurodermitis erkennt man häufig an den sogenannten atopischen Stigmata:
- doppelte Lidfalte am Unterlid (Dennie-Morgan-Falte)
- dunkle Haut im Bereich der Augen
- die Ausdünnung der seitlichen Augenbrauen (Hertoghe-Zeichen)
- juckende, trockene Haut
- trockene Kopfhaut
- Veränderungen an den Finger- und Zehenkuppen
- weißer Dermographismus (nach mechanischer Reizung der Haut wechselt die Rötung in eine auffällige Blässe)

Die Verlaufsformen

Die unspezifischen, nicht atopischen Hautentzündungen
- Sie beruhen nicht auf einer erhöhten Sensibilität, sondern auf einer gewissen Unreife der Haut, die auch der Seborrhoischen Dermatitis, dem Milchschorf, zugrunde liegt. Als Ursache kommen ebenso virale Infekte, Zahnungsbeschwerden oder Medikamente, wie Antibiotika, oder ätherische Öle in Betracht.
- Normalerweise laufen diese Dermatosen ohne Juckreiz ab, sodass es keine Kratzspuren gibt. Es finden sich keine atopischen Stigmata.

Die atopische Dermatitis ohne Allergien – die Vorstufe der Atopie

- Meistens leichter Verlauf. Fleckige Rötungen, eher diskrete Kratzspuren. 17 Prozent der Eltern sind atopisch veranlagt. Der Verdacht auf Unverträglichkeiten ist eher vage.
- Bei leichten, nicht allergischen Verlaufsformen zeigen sowohl die Eltern als auch die Kinder meistens deutlichere Merkmale der erhöhten Sensibilität.
- Der Juckreiz ist gering ausgeprägt, atopische Stigmata finden sich selten.

Die atopische Dermatitis mit Allergien – der Einstieg in die Atopie-Karriere

- Meistens mittelschwere bis schwere Ausprägung. Die atopische Dermatitis der Säuglinge und Kleinkinder hat ein typisches Erscheinungsbild. Betroffen sind vor allem das Gesicht, vorzugsweise die Wangen und das Kinn, die Streckseiten der Gliedmaßen, die Handrücken, die Schultern und die Brust. Es handelt sich oft um gerötete, nässende, wund gekratzte, verschorfte und verkrustete Herde. Fast immer finden sich Hinweise auf bakterielle Hautinfektionen. Meistens ist mindestens ein Elternteil atopisch veranlagt. Beim Kind besteht fast immer primär der Verdacht auf Unverträglichkeit von Nahrungsmitteln.
- Diese Kinder und deren Eltern zeigen oft weniger deutliche Merkmale der NPS als die leichteren, nicht allergischen Verlaufsformen.
- Der Juckreiz ist im Rahmen allergischer Reaktionen, bei gestörtem Schlafrhythmus und Erregung erhöht. Atopische Stigmata und trockene Haut sind selten.

Die Neurodermitis

- Nur zwei bis drei Prozent der Erwachsenen leiden unter Neurodermitis.
- Klassisches Bild mit Betonung des Ekzems in den Beugen der

Arme und Beine, den Hand- und Fußgelenken, im Gesicht um die Augen, um den Mund, an der Stirn, dem Hals. Trockene schuppige, rissige und verdickte Haut mit starken Kratzspuren sowie Entzündungen der Bindehäute sind charakteristisch. Hohe Komplikationsraten im Rahmen schwerer Schübe. Die Neurodermitis unterscheidet sich von anderen Dermatosen durch charakteristische Zeichen: Fältelung der unteren Augenlider, das Ausfallen der Augenbrauen und der Haare an der Stirn-Haargrenze sowie der »weiße Dermographismus«, eine auffällige Reaktion der Haut auf einen mechanischen Reiz. Die Haut reagiert an der gereizten Stelle zunächst mit Rötung, die dann aber rasch die Farbe wechselt und weiß wird. Die Neurodermitis stellt eine eher seltene Fortsetzung der atopischen Dermatitis dar, die meistens erst ab dem vierten Lebensjahr auftritt und im Gegensatz zur atopischen Dermatitis oft lebenslang bestehen bleibt. Mehrheitlich leiden die Patienten auch unter Allergien, vor allem gegen Substanzen, die über die Atmung aufgenommen werden, wie Pollen, Tierepithelien oder die Hausstaubmilbe.

- Der Juckreiz-Kratz-Zyklus ist stark ausgeprägt. Es finden sich nahezu immer die typischen atopischen Stigmata, insbesondere die trockene Haut.
- Die erhöhte Sensibilität äußert sich bei der chronischen Form der Neurodermitis, beim Heuschnupfen und dem Asthma bronchiale anders. Diese Persönlichkeiten sind freundlich, etwas schüchtern und zeigen eher Hinweise auf Gefügigkeit, Abhängigkeit und Kontrolliertheit. Oft entwickeln sie viel Motivation und eine geradezu kämpferische Haltung. Sie sind bereit, alles zu tun und alles zu ertragen, wenn es nur hilft, die Symptome zu lindern.

Die allergologische Diagnostik

Gemäß der AWMF S2 Leitlinie Neurodermitis:
»*Eine individuelle Allergiediagnostik wird bei Neurodermitis bei entsprechendem Befund und Anamnese empfohlen.*

Die Durchführung von Pricktestungen und/oder der Bestimmung von spezifischen IgE-Antikörpern wird nach entsprechender Anamnese im Rahmen der individuellen Allergiediagnostik empfohlen. Die klinische Relevanz der Sensibilisierungen muss im Einzelfall mittels Karenz und/oder Provokationstestungen individuell ermittelt werden.

Die Durchführung von Epikutantestungen mit Proteinallergenen (sogenannter Atopie-Patch-Test) wird im Rahmen der Routinediagnostik nicht empfohlen.

Die Durchführung von Epikutantestungen mit niedermolekularen Substanzen zur Aufdeckung einer zusätzlichen Kontaktallergie wird bei Neurodermitis bei anamnestischem und/oder klinischem Verdacht empfohlen.«

SHS-Konzept: Allergien sollte man so früh wie möglich erkennen

Wie bereits einleitend beschrieben, wird die allergologische Diagnostik mehrheitlich mangelhaft durchgeführt. Nur wenige der stationär aufgenommenen Kinder wurden vorher allergologisch untersucht. Das lag oft daran, dass die Kinder ausschließlich komplementärmedizinisch untersucht und behandelt worden waren. Bei der Hälfte der Kinder mit atopischer Dermatitis bestehen Allergien, sie sind im Gegensatz zu der selbst unter Ärzten weit verbreiteten Meinung bereits im frühen Säuglingsalter nachweisbar. Die Allergien sind in diesen Fällen für die Ausprägung der atopischen Dermatitis verantwortlich. Das heißt: Die frühe Kenntnis davon erlaubt eine ursächliche Behandlung.

Zur anerkannten Allergiediagnostik gibt es keine Alternative

Die zuverlässige Allergiediagnostik ist ein zentrales Anliegen unseres Konzepts. Zu der von den Fachverbänden übereinstimmend empfohlenen allergologischen Diagnostik gibt es derzeit keine Alternativen. Unsere Befragungen haben allerdings ergeben, dass 80 Prozent der nachweislich allergiekranken Kinder überhaupt nicht oder nur mit untauglichen Methoden untersucht worden waren! Wir haben bei keinem einzigen Patienten, den man mit alternativen Methoden, beispielsweise Bioresonanz, Elektroakupunktur nach Voll oder Kinesiologie untersucht hatte, zutreffende Befunde festgestellt.

Weil auch bei den Eltern oft Unklarheit darüber besteht, was bei einer Allergie-Diagnostik überhaupt geschieht, werden die empfohlenen Verfahren kurz beschrieben. Vor allem Eltern von Säuglingen und Kleinkindern sind oft darüber besorgt, was mit den Kindern »angestellt« wird. Tatsächlich ist die Durchführung dieser diagnostischen Maßnahmen ohne Hilfe der Eltern oft überhaupt nicht möglich. Wir unterscheiden vier hauptsächliche Methoden:

Die allergologische Anamnese

Sie gibt wichtige Auskünfte darüber, ob und in welchem Bereich wahrscheinlich eine Allergie besteht. Sie engt den Untersuchungsrahmen ein, sodass überflüssige Untersuchungen unterbleiben, die den Patienten unnötig belasten und außerdem unnötige Kosten verursachen. Eine ausführliche Ernährungsanamnese gehört bei uns zur diagnostischen Routine.

Die Prick-Testungen

Sie dienen vor allem der Abklärung von Allergien des sogenannten *Soforttyps* (Typ I), deren Symptome rasch innerhalb von Minuten oder maximal zwei Stunden auftreten.

Für diese Tests werden in der Regel kommerziell erhältliche

Testlösungen verwendet, die sich zur Diagnostik bewährt haben. Manche Stoffe, beispielsweise Nahrungsmittel oder Kosmetika, können auch direkt (nativ) an der Haut getestet werden.

Neben einem Tropfen der Testlösung wird als Referenz ein Tropfen Histamin und als Negativprobe ein Tropfen einer physiologischen Kochsalzlösung (NaCl 0,9 Prozent) aufgebracht. Wenn die Allergen-Testlösung nach 15 bis 20 Minuten zu einer größeren Quaddel führt als die Referenzlösung Histamin und die Negativprobe zu keiner Reaktion geführt hat, kann von einer Allergie des Sofort-Typs ausgegangen werden.

Während der Testung liegen Säuglinge und Kleinkinder auf der Brust der auf dem Rücken liegenden Mutter oder des Vaters. So können die Eltern beruhigend auf das Kind einwirken und es sanft festhalten. Das gelingt auf diesem Weg eigentlich immer relativ problemlos.

Wenn das zu testende Kind Medikamente gegen Allergien, insbesondere Antihistaminika innerlich einnimmt, können Prick-Test-Untersuchungen erst nach einigen Tagen Einnahmepause durchgeführt werden.

Laboruntersuchungen

Bei allergischen Erkrankungen, die auf einer Soforttyp-Reaktion beruhen, werden häufig vermehrt IgE-Antikörper gegen bestimmte Allergene gebildet. Diese lassen sich bei den Betroffenen im Blutserum nachweisen. Dazu muss Blut entnommen und im Labor untersucht werden. Das Testergebnis ist üblicherweise innerhalb von zwei bis sieben Tagen verfügbar.

Man kann das Gesamt-IgE, das ist die Gesamtmenge an IgE, sowie spezifische Sensibilisierungen, das heißt auch die Menge spezifischer IgE-Antikörper, messen, die gegen bestimmte Stoffe gerichtet sind.

Provokationstestungen

Als Provokationstest werden Methoden bezeichnet, bei denen die fraglichen Beschwerden durch die Verabreichung von Allergenen gezielt provoziert werden. Sie gelten als Bestätigungstests und werden für unterschiedliche Fragestellungen durchgeführt, beispielsweise fragliche Atemwegsallergien gegen Pollen, Milben, Tiere, Schimmelpilze und anderes, bei Nahrungsmittelallergien oder Medikamentenallergien.

In den meisten Fällen dient ein Provokationstest zum Ausschluss des Allergens als Ursache von Beschwerden, wenn die übrigen Tests ergebnislos oder nicht eindeutig ausgefallen sind. Bei eindeutig hohen spezifischen IgE-Werten und anamnestisch bekannten heftigen Reaktionen werden keine Provokationen durchgeführt.

Diese Tests sind im Vergleich zu den übrigen diagnostischen Methoden zeitaufwendig und nicht immer ungefährlich. Bei Verdacht auf eine Nahrungsmittelallergie geschieht dies oft im Rahmen einer sicher hypoallergenen Basiskost. Die gezielte Provokation des verdächtigen Nahrungsmittels in steigenden Konzentrationen sollte immer unter stationären Bedingungen durchgeführt werden. Idealerweise sollte der Test im Vergleich mit einem Placebo vorgenommen werden. Die dreitägigen Provokationen halte ich für überflüssig. Eine drei Tage dauernde, aussagekräftige Verlaufskontrolle bei einem an Neurodermitis erkrankten Säugling oder Kleinkind ist nicht möglich. Spätestens nach 24 Stunden lässt sich eine Reaktion nicht mehr zuverlässig dem getesteten Nahrungsmittel zuordnen. Tatsächlich müssen Nahrungsmittel, die nach 24 Stunden zu keiner eindeutigen Reaktion geführt haben, nicht vermieden werden. Erfahrungsgemäß reicht es aus, solche Nahrungsmittel zu »dosieren« (siehe *Orale Hypodesensibilisierung* (OHS), Seite 279). Bei eindeutig hohen spezifischen IgE-Werten und anamnestisch bekannten heftigen Reaktionen werden keine Provokationen durchgeführt.

Die psychosomatische Diagnostik

Auf die psychsomatische Diagnostik wird in der AWMF S2 Leitlinie Neurodermitis nicht näher eingegangen.

Die psychosomatische Diagnostik gemäß unserem SHS-Konzept

Im Rahmen der Befragung von Eltern neurodermitiskranker Kinder haben sich erschreckende Defizite im Bereich der psychosomatischen Diagnostik gezeigt. Es war in keinem Fall eine entsprechende Befragung durchgeführt worden.

Die psychosomatische Diagnostik hat im SHS-Konzept eine zentrale Bedeutung. Die Einbeziehung der Eltern und eventuell auch der Großeltern ist unverzichtbar. Jede Aussage ist wichtig und kann die Therapieplanung unter Umständen entscheidend beeinflussen. Wenn beispielsweise ein lange schwelender Elternkonflikt

DIAGNOSTISCHE ARBEITSFELDER

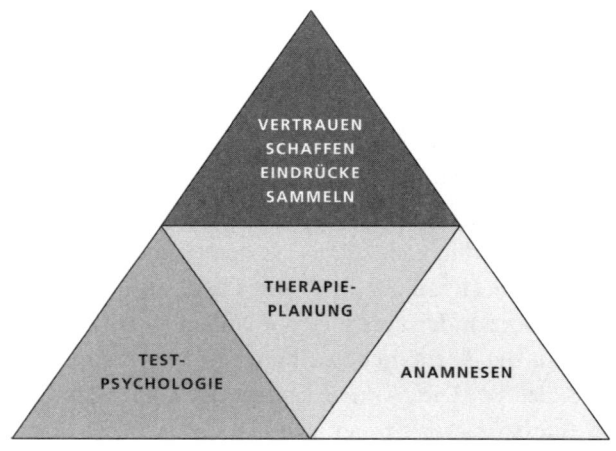

nicht erkannt wird, ist die ganze Therapie zum Scheitern verurteilt. Eltern sprechen diese Themen nie unaufgefordert an. Stattdessen hoffen sie, dass sich das Ganze auf andere Weise erklärt, beispielsweise durch Laborwerte. Bevor eine Therapie eingeleitet werden kann, muss zunächst einmal eine Vertrauensbasis hergestellt werden, auf deren Grundlage eine Zusammenarbeit überhaupt erst möglich wird. Über ausführliche strukturierte Anamnesen und Befragungen erhält man einen Eindruck von der familiären Vorgeschichte und von möglichen sozialen Konfliktherden. Die testpsychologischen Untersuchungen vermitteln einen Eindruck von der Ausprägung der NPS und möglichen psychischen Störungen. Für die zuverlässige Diagnostik werden biografische Fragebögen, spezifische Testinstrumente und bewährte Persönlichkeits-Tests eingesetzt. Wir verwenden inzwischen unsere eigenen, neu entwickelten spezifischen Testinstrumente, die SENS-Tests für Erwachsene, für 6- bis 17-Jährige und für Säuglinge und Kleinkinder. Diese Befunde zusammengefasst ergeben einen Eindruck von der aktuellen Belastbarkeit der Eltern und des Kindes und entscheiden über die vorläufige Therapieplanung und weitere diagnostische Schritte oder die Einbeziehung von Angehörigen.

DIE THERAPIE

Die systemische Hyposensibilisierung (SHS)

Unser Konzept verzichtet auf die Vermeidung und die medikamentöse Unterdrückung der Krankheitssymptome und befasst sich vielmehr mit der Ursache der Atopie, der erhöhten neuralen Verarbeitungsempfindlichkeit (NPS). Systemisch ist die Behandlung insofern, weil sie sich nicht allein mit der zentralnervösen Verarbeitung befasst, sondern zeitgleich mit allen betroffenen Ebenen, das heißt auf der körperlichen Ebene: Körper, Psyche und dem sozialen Aspekten. Die Normalisierung der Wahrnehmungsverarbeitung unterstützt die körperliche Hyposensibilisierung.

DIE SYSTEMISCHE HYPOSENSIBILIERUNG

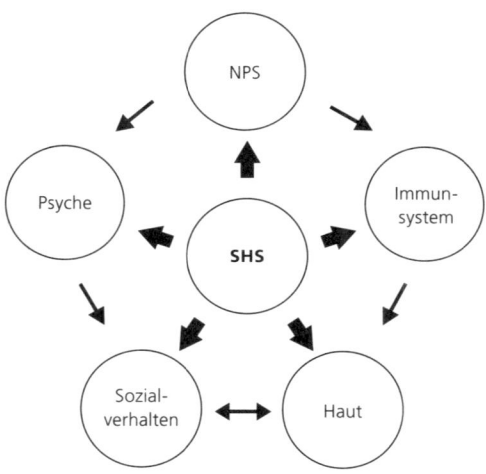

Die systemische Hyposensibilisierung setzt zeitgleich auf allen therapierelevanten Ebenen an, vor allem aber auf der neuralen Ebene, weil die NPS in erster Linie die Psyche und das Immunsystem beeinflusst. Die verbesserte psychische Stabilität hilft bei der Bewältigung sozialer Konflikte und die verringerte immunologische Reaktionsbereitschaft wirkt beruhigend auf die Haut. Der bessere Hautbefund und die soziale Stabilisierung verstärken sich gegenseitig.

Die Therapie richtet sich primär immer gegen das individuell am stärksten ausgeprägte beziehungsweise bedrohlichste Problem. Liegen die Hauptprobleme beispielsweise im Bereich der Haut, steht die Behandlung der Haut im Vordergrund, was nicht heißt, dass nicht gleichzeitig auf allergologische oder psychosomatische Probleme eingegangen wird. Entscheidend ist die Nutzung von Synergien, das heißt wenn sich die verschiedenen Therapieansätze ergänzen und sich in der Wirkung gegenseitig verstärkten. Bei einer erkennbar erhöhten NPS der Mutter kann die akutmedizinische Behandlung der schwer betroffenen Haut des Kindes nicht nachhaltig wirken, wenn nicht gleichzeitig die Mutter behandelt wird. Die erfolgreiche Verringerung der mütterlichen NPS führt dagegen oft augenblicklich zur Beruhigung des Kindes.

Die psychotherapeutische und neurale Hyposensibilisierung sowie die Klärung und Bereinigung sozialer Konflikte haben in der Systemischen Hyposensibilisierung die größte Bedeutung. Je schneller in diesem Bereich kontrollierte Fortschritte gelingen, desto geringer ist der dermatologische beziehungsweise immuntherapeutische Behandlungsbedarf. Bei Patienten mit fortgeschrittenen, chronischen Verlaufsformen wird dieser Behandlungsbedarf länger bestehen bleiben.

Die dermatologische Behandlung

Gemäß der AWMF S2 Leitlinie Neurodermitis:
Die Kenntnis der Provokationsfaktoren und ihre Meidung beziehungsweise Reduktion ist Teil eines individuellen Behandlungsplans. Im Folgenden werden die häufigsten Provokationsfaktoren der Neurodermitis aufgelistet und exemplarisch kurz besprochen.

- *Irritation der Haut, unter anderem durch bestimmte Textilien (zum Beispiel Wolle), Schwitzen, falsche Hautreinigung, bestimmte berufliche Tätigkeiten (feuchtes Milieu, stark verschmutzende Tätigkeiten) und Tabakrauch*
- *IgE-vermittelte Allergien auf Hausstaubmilben, Tierepithelien, Pollen, Nahrungsmittel (bei Kindern vor allem Milch, Ei, Soja, Weizen, Haselnuss, Erdnuss und Fisch; bei Erwachsenen unter anderem pollenassoziierte Nahrungsmittelallergene wie [Roh-] Obst und Gemüse, Nüsse)*
- *Mikrobielle Faktoren*
- *Klimatische Faktoren wie extreme Kälte und/oder Trockenheit, hohe Luftfeuchtigkeit*

■ *Psychischer Stress beziehungsweise emotionale Faktoren*
■ *Hormonelle Faktoren (Schwangerschaft, Menstruation)*

Für die Behandlung der Patienten mit Neurodermitis stehen eine Vielzahl von Arzneimitteln und Therapieverfahren zur Verfügung. Dazu zählen äußerlich anwendbare Therapeutika wie auch systemisch wirksame Medikamente. Ein Wechsel der Behandlungsverfahren kann nach Ablauf von bestimmten Zeiträumen (wie bei vielen chronischen Erkrankungen) günstig sein. Die Basistherapie wird durch eine spezifische Therapie ergänzt. Für die antiinflammatorische und juckreizstillende symptomatische Behandlung können verschiedene Therapeutika individuell eingesetzt werden, die unten einzeln besprochen werden.

Für komplementäre Ansätze im Bereich der Diagnostik und Therapie der Neurodermitis und hiermit assoziierter Allergien fehlen kontrollierte wissenschaftliche Studien zur Aussagekraft und Wirksamkeit.

Die Ziele der dermatologischen Behandlung gemäß dem SHS-Konzept

Die AD-kranken Kinder und ihre Familien sollen völlig normal leben können, ohne Hautbehandlung, ohne Schutzkleidung und ohne Verzicht auf gesunde Nahrungsmittel. Das dermatologische Hauptziel unserer Vorgehensweise ist, der Haut ihre Eigenständigkeit zu bewahren beziehungsweise zurückzugeben. Die Haut besitzt alle Fähigkeiten, sich an die verschiedenen Situationen anzupassen, sich gegen Eindringlinge zu wehren und eingetretene Schäden selbstständig zu reparieren – wir müssen das nur zulassen. Die Eltern sind primär an einer schonenden, aber auch erfolgreichen Behandlung des Ekzems interessiert. Der Zustand der Haut ist das Maß des Erfolgs. Diesen Glauben können wir ihnen am Aufnahmetag auch nicht nehmen, selbst wenn die Ausprägung des Ekzems für unser Verständnis eigentlich nur eine nebensächliche Bedeutung hat. Allein um Vertrauen aufzubauen, gehen wir auf diese Sorgen ein, beschreiben den Eltern aber gleichzeitig unsere eigentlichen Ziele und machen erste Vorschläge. Deshalb werde ich diesen Teil der Therapie an den Anfang stellen. Tatsächlich laufen die komplette Diagnostik und Therapie zeitgleich an. Das ganze diagnostische, pädiatrische, psychosomatische, allergologische und ernährungsmedizinische Programm wird in der Regel an zwei bis drei Tagen abgewickelt. Währenddessen läuft aber bereits die Behandlung der Haut.

Keine Vermeidungsempfehlungen

Der Patient soll sich mit vermeintlichen Stressoren, auch mit Allergenen, aktiv auseinandersetzen und seine Angst davor überwinden. Das erreichen wir auf dem Wege der systematischen psychotherapeutischen Desensibilisierung. Hochgradige Allergien hyposensibilisieren wir mit immuntherapeutischen Behandlungen. Darauf werde ich im Abschnitt »Behandlung der Allergien« genauer eingehen. Aufgrund der unbefristeten Nachsorge und der jährlichen Nachuntersuchungen wissen wir, dass selbst hochgradige Allergien zurückgehen und die Kinder sich völlig normal entwickeln. Die anfänglichen kleinen Rückschläge treten mit der Zeit immer seltener auf, und die Kinder entscheiden schon sehr früh selbst, ob überhaupt etwas unternommen werden sollte. Die Eltern unterstützen sie eher zurückhaltend beratend.

Die Entwöhnung

Wir gehen davon aus, dass die Haut lernen kann, ohne Vermeidung und ohne medikamentöse Hilfen auszukommen. Die drei Schichten der Haut sind ein Kunstwerk der Natur, sie bedürfen vor allem im Kindesalter in der Regel keiner Hilfe von außen. Wichtige Funktionen der Haut sind folgende:

- Die Schutzfunktion vor chemischen, mechanischen und thermischen Einflüssen, das heißt, die Haut dient auch der Temperaturregulation.
- Der Säureschutzmantel und die Hautflora wehren vielerlei Krankheitserreger ab.
- Als Sinnesorgan dient sie den Empfindungen des Tastens und der Lage im Raum.
- Die Barrierefunktion der Haut dient dem Wasserhaushalt.

Mit jedem unnötigen medikamentösen oder vermeintlich »pflegenden« Eingriff stören wir diese Funktionen und machen sie abhängig von der äußerlichen Unterstützung. Die länger dauernde antientzündliche, symptomunterdrückende Behandlung mit nebenwirkungsstarken Wirkstoffen wie Kortison führt zur Atrophie, das heißt zur Verdünnung und Verletzlichkeit der Haut. Außerdem kann es bei längerfristiger Anwendung auch zu inneren, systemischen Veränderungen kommen, sodass auch der Entzug dieser Wirkstoffe schwierig ist.

Die degressive Behandlung der Haut

Die degressive, das heißt entwöhnende Behandlung der Haut setzt die Beseitigung der zugrunde liegenden Ursachen voraus. Mit dem Fortschreiten der eigentlichen Therapie lösen sich die Hautsymptome fast von allein auf. Wir müssen die Behandlung immer nur anpassen, das heißt, die äußere Behandlung mit dem Fortschritt der eigentlichen, kausalen Therapie verringern. Die psychotherapeutischen Maßnahmen zeigen oft innerhalb weniger Tage eine sichtbare Wirkung. Auch ernährungsmedizinische Korrekturen tragen zur raschen Besserung bei. Die Behandlung hochgradiger Allergien mit hyposensibilisierenden Verfahren zeigt stattdessen frühestens nach einem Jahr Wirkung. Normalerweise gelingt es uns, den Bedarf an dermatologischen Behandlungen innerhalb weniger Wochen deutlich zu verringern. Damit die

Haut ihre Fähigkeiten zurückgewinnt, unterstützen wir sie nur dann und in dem erforderlichen Mindestmaß, wenn sie es offensichtlich allein nicht mehr schafft.

Ansonsten gilt eine alte dermatologische Regel: trocken auf trocken, nass auf nass! Das heißt: Ein trockenes und leicht schuppendes Ekzem behandeln wir mit wasserarmen Rezepturen, Cremes und Pasten; akute, stark gerötete und nässende Stellen mit wasserhaltigen Salben oder einer flüssigen Lotio.

Die begleitende immuntherapeutische Behandlung der Hautinfektionen

Die atopische Dermatitis wird häufig von bakteriellen Infektionen begleitet. Diese können zu ernsthaften Komplikationen führen. Mehrheitlich handelt es sich um Bakterien des Typs Staphylococcus aureus oder um Streptokokken. Woher die Abwehrschwäche der Haut rührt, wird kontrovers diskutiert. Wahrscheinlich führt die länger dauernde äußere Behandlung zum teilweisen oder vollständigen Verlust der immunologischen Leistungen der Hautflora. Bei gehäuften schweren Infektionen stimulieren wir die Antikörperbildung gegen diese Bakterien immuntherapeutisch mit entsprechenden Nosoden. Dabei handelt es sich, ähnlich einem Impfstoff, um stark verdünnte Lösungen aus Bestandteilen dieser Bakterien.

Probiotische Behandlungen

Gemäß AWMF S2 Leitlinie Neurodermitis:
Zusammenfassend gibt es keine überzeugenden Evidenzen dafür, dass Probiotika einen positiven Effekt auf die Schwere des Verlaufs der Neurodermitis haben. Unterschiedliche Dosierungen und der Einsatz verschiedener Stämme in den Studien erschweren die Beurteilung. Aus derzeitiger Sicht kann die Gabe nicht empfohlen werden.

Unser SHS-Konzept sieht probiotische Behandlungen vor. Die Studienlage ist zwar nicht einheitlich, dennoch sprechen eine Reihe von Untersuchungen für die Wirksamkeit von Probiotika bei atopischer Dermatitis. Wir behandeln deshalb grundsätzlich nur gezielt nach mikroökologischer Untersuchung einer Stuhlprobe.

Homöopathische Behandlungen

Die Studienlage ist nicht einheitlich. Nach meiner Erfahrung können homöopathische Behandlungen entsprechend den Prinzipien der naturwissenschaftlich-kritischen Therapie, das heißt mit einzelnen Arzneimitteln, in denen der Wirkstoff noch nachweisbar ist (Arzneimittel < D 24), begleitend hilfreich sein.

Die Eltern werden zu Co-Therapeuten ausgebildet

Die degressive und entwöhnende Ekzembehandlung erfordert vor allem am Anfang erhöhte Aufmerksamkeit, weil die Behandlung oft schon nach wenigen Stunden angepasst werden muss. Die rasche, bedarfsgerechte Anpassung ist eine Kunst, in die die Eltern eingeführt werden müssen.

Die Eltern werden von Beginn an aktiv in die Behandlung einbezogen. Sie lernen, die verschiedenen Formen und Ausprägungen der Dermatitis zu unterscheiden und zu benennen. Sie lernen die verschiedenen Rezepturen und deren Anwendungsbereich kennen und erhalten dafür übersichtliche, leicht verständliche Aufzeichnungen. Die Eltern werden so angeleitet, dass sie nach wenigen Tagen selbst Untersuchungsbefunde erheben und über die notwendige Therapie entscheiden können. Diese Selbstständigkeit und Eigenverantwortlichkeit sind unverzichtbarer Anteil der Frührehabilitation. Die Eltern müssen diese Behandlung zu Hause selbstständig fortsetzen können und diese Verantwortung möglichst früh den Kindern übertragen.

Die Eltern erleben, dass die Hauterscheinungen und deren Intensität mit dem psychischen und körperlichen Gesamtzustand des Kindes zusammenhängen und dass im Gleichschritt mit der psychischen Stabilisierung und der Normalisierung des Schlafes das Ekzem zurückgeht und die dermatologische Behandlung eine immer geringere Rolle spielt.

Die Behandlung der klassischen Neurodermitis

Liegt das Vollbild der klassischen Neurodermitis vor, das bei Säuglingen und Kleinkindern so gut wie nie vorkommt, erfordern die Entwöhnungsphase und die degressive Behandlung mehr Geduld. Bei der Neurodermitis ist entscheidend, wie weit der Umbau der Haut und ihr Funktionsverlust fortgeschritten sind. Hat die Haut eine wichtige Fähigkeit, beispielsweise die Barrierefunktion, völlig verloren, bleibt nur die Dauerbehandlung mit wasserhaltigen Basispflegemitteln. Einen solchen Fall haben wir bei Säuglingen und Kleinkindern noch nie erlebt. Das Ausmaß der bereits eingetretenen Hautveränderungen und die eingetretenen unumkehrbaren Funktionseinschränkungen entscheiden über die Behandlung.

Bei den Übergangsformen verfahren wir wie bei der atopischen Dermatitis, stellen uns aber auf einen längeren Verlauf ein. Die Entwöhnungsphase erfordert eine ständige psychotherapeutische Begleitung. Die Behandlung der Haut benötigt viel Aufmerksamkeit, weil die Komplikationsrate während dieser Phase natürlich erhöht ist. Das Grundprinzip der Behandlung bleibt aber bestehen.

Geraten junge Menschen mit dieser Form der Neurodermitis in eine entwicklungsbedingte, »existenzielle« Notlage, entwickeln sie oft einen schweren Krankheitsschub, der ihre Lage möglicherweise zusätzlich erschwert. In dieser Situation empfehle ich die kurzzeitige symptomatische Behandlung mit einem Basispflegemittel und dem nebenwirkungsärmsten Wirkstoff, beispielsweise

Pimecrolimus (Elidel®). Dazu sah ich mich in den vergangenen 25 Jahren höchstens dreimal veranlasst.
Die fortgeschrittene Form der Neurodermitis mit weitestgehendem Funktionsverlust kann eine primär dermatologische Herausforderung darstellen, die ohne die medikamentöse Substitution nicht gelingen kann. Darüber besteht auch bei uns kein Zweifel. Diese Fälle habe ich allerdings noch nicht erlebt, häufiger sind die Übergangsformen.

Hierzu zwei Beispiele:

15 Jahre, nachdem ich 1989 mit der Behandlung eines kleinen Jungen namens Norbert mit einer schwersten Neurodermitis und zahlreichen Allergien begonnen hatte, besuchten uns dessen Eltern mit ihrem inzwischen zum jungen Mann herangewachsenen Sohn. Der war schon lange Zeit gesund, hatte ein Jahr zuvor den Titel eines deutschen Judo-Meisters errungen und bereitet sich jetzt wahrscheinlich auf die Olympischen Spiele vor. Norbert war 1989 so schwer krank, dass ich den Eltern die Kortisonbehandlung empfohlen hatte. Sie lehnten das damals entschlossen ab und unterstützten mich stattdessen konsequent bei der entwöhnenden Behandlung, die sich über Jahre hinzog.

Auch der inzwischen 25-jährige Andreas erfreut sich heute bester Gesundheit. Vor fünf Jahren war er wegen der denkbar schwersten Ausprägung der Neurodermitis bei uns in stationärer Behandlung. Als Sohn eines praktizierenden Arztes hatte er sich mit hochwirksamen Medikamenten aus der Praxis-Notfall-Apotheke bedient. Wir hatten uns damals mit Andreas und dem Vater für die entwöhnende, degressive Behandlung entschieden. Andreas beschloss im Verlauf der begleitenden psychotherapeutischen Behandlung seinen Abgang aus der zwölften Klasse – er wollte einen technischen Beruf in der Musikbranche ergreifen. Der junge Mann konnte nach vier Wochen erscheinungsfrei entlassen werden.

Fazit

Die dermatologische Behandlung verliert im Gleichschritt mit der Hyposensibilisierung der Allergene und der Verringerung der erhöhten Sensibilität (NPS) an Bedeutung. Die dermatologische Behandlung beschränkt sich bis zur Zurückerlangung ihrer physiologischen Eigenregulationsfähigkeit auf die stadiengerechte, notwendige Unterstützung.

Die feuchtigkeitsspendende Behandlung, wie sie den Patienten als lebenslange Dauertherapie immer noch verordnet wird, ist bei der atopischen Dermatitis meistens überflüssig, weil die Säuglinge und Kleinkinder selten unter der für die Neurodermitis typischen Hauttrockenheit leiden.

Auf die antientzündliche Behandlung mit *topischen Glukokortikosteroiden* (zum Beispiel Advantan®) beziehungsweise den *Calicineurininhibitoren* Pimecrolimus (zum Beispiel Elidel®) und Tacrolimus (zum Beispiel Protopik®) oder oralen Glukokortikosteroiden, Ciclosporin, Azathioprin oder Methotrexat (MTX) kann im Rahmen des SHS-Konzepts grundsätzlich verzichtet werden.

Fallbeispiel Therapieschwerpunkt Dermatologie: Til (8 Monate)

Bisher war mein Motto: »Lächle, es könnte schlimmer kommen.« Ich lächelte, und es kam schlimmer. Es fiel schwer, unter all den Krusten das Kind zu sehen. Frau S. bewunderte ich von der ersten Stunde an – mit welcher Ruhe sie all die Untersuchungen und Behandlungen unterstützte und auch selbst übernahm. Oft saß sie weinend in der Sprechstunde, weil sie dachte, es nicht zu schaffen. Und doch hatten wir nie das Gefühl, dass sie kurz davor wäre abzubrechen.

Der acht Monate alte Junge war das dritte Kind einer 36-jährigen Heilpädagogin und eines 42-jährigen Lehrers. Die Mutter war nicht atopisch veranlagt, war aber mehrere Jahre wegen einer Essstörung psychotherapeutisch behandelt worden. Der Vater war hochgradig atopisch belastet und war wegen einer unipolaren Depression stationär behandelt worden. Die beiden älteren Geschwister hatten als Kleinkinder unter mäßig ausgeprägter Neurodermitis gelitten. Til war nur acht Tage gestillt worden und hatte zunächst eine industrielle Säuglingsnahrung und später Ziegenmilch erhalten.

Bereits in den ersten Lebenswochen hatte Til eine alterstypische Neurodermitis vorzugsweise an den Außenseiten der Arme und Beine, in den Hautfalten und am Kopf entwickelt. Die Eltern hatten das Ekzem auf Anraten des Kinderarztes zurückhaltend mit wirkstofffreien Pflegemitteln behandelt. Eine Bioresonanzdiagnostik hatte Hinweise auf geringe Unverträglichkeiten, unter anderem von Hühnerei und Birne, ergeben. Eine Heilpraktikerin hatte homöopathische Arzneien verordnet. Als das Ekzem zunehmend generalisierte, war Til zeitweise lokal mit kortisonhaltigen Medikamenten behandelt worden. Diese Behandlungen hatten aber nicht zu einer nachhaltigen Besserung geführt.

Wir sahen Til damals in einem erbärmlichen Zustand. Der gesamte Kopf- und Halsbereich, die obere Hälfte der Brust, die Unterarme, die Handrücken und die Hautfalten wiesen alle Stadien des akuten Ekzems auf: trockene und nässende entzündliche Rötungen, massive Kratzspuren, eiternde Herde, Hautverdickungen, dicke Schorfe und Krusten. Am Hals und in der Leistenregion waren erbsengroße Lymphknoten tastbar. Der SCORAD, das heißt, die Ausdehnung des Ekzems, hatte 50 Prozent erreicht, die Intensität war hoch.

Bei der mikrobiellen Untersuchung eines Hautabstriches wurden massenhaft Bakterien, beispielsweise Staphylococcus aureus und Streptokokken der Gruppe A nachgewiesen.

Die Allergiediagnostik ergab höchstgradige Allergien gegen zwölf wichtige Nahrungsmittel. Im Rahmen eines Tests auf Eiklar entwickelten sich innerhalb von Sekunden eine sogenannte Anaphylaxie und das Bild eines lebensgefährlichen Schocks. Wir konnten diese ernste Komplikation mit der entsprechenden Notfallbehandlung rasch unterbrechen. Der Vorgang machte aber deutlich, womit man bei diesem Säugling rechnen musste und in welcher Gefahr sich der Junge bis zur stationären Aufnahme befunden hatte. Ohne Kenntnis dieser Allergien konnte das Kind zu keinem Zeitpunkt bedarfsgerecht und ungefährdet ernährt worden sein. Die Mutter verhielt sich übrigens während dieses Vorfalls ruhig und besonnen.

Das Ekzem behandelten wir ständig an die jeweilige Ausprägung angepasst mit dem jeweils denkbar geringsten medikamentösen Aufwand. Ich nenne diese Behandlungsweise »degressiv«, das heißt entwöhnend: anfangs mit zweimal täglichen antiseptischen Waschungen und sogenannten fett-feuchten Verbänden. Dafür wird eine stark wasserhaltige Zubereitung, beispielsweise rezeptfrei erhältliches Unguentum emulsificans aquosum (UEA 70), lokal aufgetragen und erst mit einem feuchten Verband und darüber mit einem trockenen bedeckt. Diese Verbände müssen sechsstündlich gewechselt werden. Später wurde Til mit Bolus-alba (weißer Tonerde)-Dexpanthenol-Creme und schließlich nur noch lokal offen mit Bolus alba ol olivarum, also mit weißer Tonerde mit Olivenöl, behandelt. Innerhalb weniger Tage blasste das Erythem ab, und der Juckreiz wurde geringer.

Gegen die Anfälligkeit für Staphylococcus-aureus-Infektionen erhielt Til zweimal wöchentlich eine oberflächliche Injektion mit Staphylococcus aureus Injeel®, einem Immuntherapeutikum, das die Bildung von Antikörpern gegen die Bakterien anregen sollte.

Tils Mutter wurde von Beginn an in alle Entscheidungen einbezogen. Sie lernte, Verbände anzulegen, die verschiedenen Ekzemausprägungen zu unterscheiden und die passende Rezeptur auszuwählen. Nach drei Wochen war Til bereits relativ erscheinungsfrei, das heißt, nur noch fünf Prozent der Körperoberfläche und der eingangs beschriebenen typischen Symptome der schweren atopischen Dermatitis waren noch erkennbar. Diese Besserung muss allerdings im Zusammenhang mit den zeitgleich durchgeführten, intensiven verhaltens- und ernährungstherapeutischen Maßnahmen gesehen werden.

Mit Rücksicht auf die Vielzahl von Nahrungsmittelallergien entschieden wir uns für eine Basiskost auf der Grundlage des Hydrolysats Neocate®, einer hypoallergenen Spezial-Säuglingsmilch. Wir wählten außerdem Nahrungsmittel mit den geringsten Sensibilisierungsgraden aus: Kartoffel, Brokkoli, Amaranth, Reis, Lamm und Kabeljau. Auf dieser Grundlage führten wir abweichend von den Leitlinienempfehlungen täglich Nahrungsmittelprovokationen durch. Unser erklärtes Ziel war die weitgehende Beseitigung aller Sensibilisierungen. Wir entwickelten folgendes Ernährungskonzept:
Zunächst wurden sicher verträgliche Nahrungsmittel der Basisernährung zugeordnet. Gering allergene Nahrungsmittel wurden dosiert, das heißt in Abständen von Tagen in geringer Menge angeboten. Dieses Verfahren nennen wir »Orale Hyposensibilisierung nach dem Rotationsprinzip (OHS)«. Die Stärke des Sensibilisierungsgrades, die sich aus den Prick-Testungen, den Blutuntersuchungen und den Provokationen ergeben hatte, entschied individuell über die Dosis. Um sicherzugehen, haben wir bei einer Reihe wichtiger Nahrungsmittel die Allergiestärke der Nahrungsmittel in rohem und gekochtem Zustand gemessen. Die meisten Nahrungsmittel zeigen im gekochten Zustand ein niedrigeres IgE.

Nahrungsmittel, die aufgrund des hohen Allergiegrades 5 und 6 nicht für die orale Desensibilisierung in Betracht kamen, wurden nicht vermieden, sondern im Rahmen der von uns entwickelten Systemisch-spezifischen sublingualen Immuntherapie (SSLIT) eingesetzt. Bei dieser Therapie wird das Allergen über Tropfen zugeführt, die unter die Zunge (sublingual) geträufelt werden, von wo aus sie über die Mundschleimhaut aufgenommen werden. Das Allergen muss täglich eingenommen werden. Die Behandlungsdauer beträgt, ähnlich wie bei der subkutanen Therapie, zwei bis drei Jahre. Die Allergengabe wird bei unserer Vorgehensweise entsprechend der Stärke der Allergie in vierwöchigem Rhythmus von einer 0,01-prozentigen Allergenlösung ausgehend schrittweise konzentrierter und jeweils innerhalb weniger Tage auf die Erhaltungsdosis gesteigert. Die Behandlung kann von den Eltern selbstständig zu Hause durchgeführt werden.

Abschließend erstellten wir einen Ernährungsplan, der in den kommenden Monaten im Rahmen der ambulanten Nachsorge, die in der Regel über zwei Jahre geht, ständig fortgeschrieben wird.

Tils Mutter hatte eine anaphylaktische Reaktion miterlebt und musste nicht über deren Bedeutung aufgeklärt werden. Sie erhielt wie alle Eltern eine schriftliche Notfallanleitung, in der die Symptome der Anapyhlaxie und die Vorgehensweise genau beschrieben werden. Sie erlernte das Management solcher Situationen bis hin zum Setzen von Spritzen. In Anbetracht der außergewöhnlich starken allergischen Veranlagung sollten die Eltern immer über ein entsprechendes Notfall-Set verfügen, ein artgleiches Set sollte mit einer Anleitung auch im Kindergarten zur Verfügung stehen.

In den testpsychologischen Untersuchungen der Eltern beschrieb sich die Mutter als emotional stabil, gelassen, selbstvertrauend und lebenszufrieden. Im Hochsensibilitäts-Test war sie mit 39 Prozent normal sensibel.

Til litt nicht nur unter extremen immunologischen Sensibilisierungen, sondern auch unter einer deutlich erhöhten Empfindlichkeit gegenüber bestimmten Situationen und Reizen. Der Junge nahm jede Änderung seiner Umgebung, jede Abweichung von der üblichen Verfahrensweise oder den zeitlichen Abläufen sofort wahr. Auch geringe Stimmungsschwankungen registrierte er sofort. Diese Abweichungen von seinen Erwartungen beantwortete er anfangs mit unvermittelter, starker Unruhe, Kratzattacken, Weinen und Anklammerung an die Eltern. Seine Sensibilität entsprach hier der familiären Veranlagung seines Vaters, der es erlernt hatte, seine Emotionen zu kontrollieren, was aber nichts an seiner genetischen Veranlagung und der Möglichkeit der Weitergabe an die Kinder geändert hatte. In ähnlich gelagerten Fällen hatten wir beobachtet, dass selbst zwei genetisch hochsensibel veranlagte, aber kognitiv und verhaltenstherapeutisch gut eingestellte Eltern später sogar völlig gesunde Kinder bekamen.

Tils Mutter verstand unsere Hinweise auf die Zusammenhänge zwischen ihrem Verhalten und dem des Kindes. Sie verhielt sich auch in kritischen Situationen beispielhaft. Ihre Ruhe und Gelassenheit übertrugen sich auf das Kind. Sie war in der Lage, alle Empfehlungen umzusetzen, und zeigte bereits nach einer Woche ein hohes Maß an Selbstständigkeit bei der Behandlung von Tils Haut. Sie legte nachts Kopfverbände an und war nach entsprechender Einweisung in der Lage, Spritzen zu setzen. Auch während der schweren anaphylaktischen Reaktion unterstützte sie unsere Notfallmaßnahmen.

Tils Eltern stehen für mich beispielhaft dafür, dass Partner mit sehr unterschiedlichen Temperaments- und Persönlichkeitsmerkmalen ein harmonisches Ehe- und Familienleben führen und ihre Kinder liebevoll, aber konsequent erziehen können.

Wir empfahlen Tils Eltern die vorübergehende Beibehaltung der konsequenten Strukturierung aller Bereiche des Zusammenlebens durch Organisation und Ritualisierung der alltäglichen, wiederkehrenden Abläufe (Schlafplatz und Schlafphasen, Mahlzeiten) und das Einhalten der zeitlichen Abläufe. Die Mutter-Kind-Beziehung entwickelte sich innerhalb von vier Wochen in idealer Weise, sodass die Beruhigung, Besserung und Stabilisierung der Störung schneller fortschritten, als es mit Rücksicht auf die Heftigkeit des Krankheitsbildes anzunehmen gewesen war. Wir konnten Til deshalb früher als vorgesehen nahezu beschwerdefrei entlassen. Als seine Schwestern Til nach 14 Tagen zum ersten Mal sahen, waren sie total erstaunt. Die große Schwester sagte: »Mama, Til sieht ja wie ein richtiges Baby aus!«

In diesem Fall war es wieder einmal eindrucksvoll zu sehen, wie nebensächlich die Behandlung der Haut werden kann, wenn die Eltern Grenzen aufzeigen und Strukturen und Rituale einhalten. Und wenn sie den Gedanken »mein armes, kleines, krankes Kind« umwandeln in ein: »Ich weiß, es geht dir gerade nicht gut, aber ich lasse mich nicht mehr von dir instrumentalisieren.« Wenn ein Kind nach zwei bis vier Tagen plötzlich alleine, in einem eigenen Zimmer schläft, sie morgens aufwachen und merken: Wir mussten gar nicht aufstehen heute Nacht! Sie kommen ins Kinderzimmer und sehen zum ersten Mal, wie die Haut aussieht bei einem Kind, das geschlafen hat und nicht die halbe Nacht mit Kratzen beschäftigt war. Nach diesen Tagen merken die Eltern, dass sie auf dem richtigen Weg sind. Die anfangs sehr drastisch erscheinenden Maßnahmen waren notwendig, um den Teufelskreis »Kratzen, schreien und damit jedwede Forderung durchsetzen« zu unterbrechen.

Ein Jahr später schrieben mir Tils Eltern:

Lieber Dr. Liffler,
ich wollte mich schon die ganze Zeit mal melden! Bei uns läuft alles sehr gut! Til geht es super, die Haut ist so toll wie auf Fehmarn, oft auch besser! Wenn ich cremen muss, dann nur noch mit Bolus alba Salbe, manchmal mit Dexpanthenol, aber nicht oft. (Triclosan war das letzte Mal am 28. 9. 17!) Er verträgt alle neuen Nahrungsmittel sehr gut, das Steigern der Mengen jede Woche bereitet ihm keine Probleme. Die Desensib. »Ei« läuft auch sehr gut.
Es gibt mittlerweile sogar einen Frischkäse, den er abends essen kann, und eine Wurst, in der nur Fleisch, Salz und Pfeffer ist. Das ist unglaublich, er wird richtig satt! Brei gibt es schon lange nicht mehr, ca. 1 Woche, nachdem wir wieder hier waren von Fehmarn, hat er keinen mehr essen wollen. Es ist für mich eine unglaubliche Erleichterung, dass er das Getreide verträgt und ich nicht mehr jedem Krümelchen, das meine Töchter fallen lassen beim Essen, hinterherfegen muss!

Ich bin selbst auch deutlich entspannter seit unserem letzten Aufenthalt bei Ihnen. Til spricht ganz viel und toll, Zweiwortsätze kommen auch, er kann auch zu seinen Schwestern sagen »Lass das!«, wenn er etwas nicht mitmachen möchte. Er kann schon so viel! :-) Er liebt Bücher, genau wie seine Schwestern (unsere große Tochter konnte mit 5 schon lesen). Er sitzt manchmal auch ganz alleine im Zimmer und schaut sich ein Buch nach dem anderen an.
Letzte Woche haben uns J. und L. besucht. Das war sehr schön, Til und J. haben toll miteinander gespielt, und es ist schön, dass Fr. T. und ich jmd. haben, mit dem man sich austauschen kann. Im Mai werde ich mal mit meinen 3 Kindern dort hinfahren.
Ich schicke Ihnen morgen noch mal ein paar Fotos aufs Handy, das ist für mich immer einfacher als vom Laptop aus.

Viele liebe und sonnige Grüße,
Doreen und Tobias S.

Die Behandlung der Allergien

Dazu die AWMF S2 Leitlinie Neurodermitis:
Die dermatologische Leitlinie empfiehlt bei Kindern mit Neurodermitis mit einer eindeutigen Anamnese für eine Soforttypreaktion oder einem eindeutig positiven oralen Provokationstest eine auf ein bis zwei Jahre befristete Durchführung einer gezielten Eliminationsdiät.

Eine Spätreaktion (Ekzemverschlechterung) nach Nahrungsmittelprovokation soll durch einen Arzt am Folgetag mit einem Schweregradscore (SCORAD, EASI oder IGA) objektiviert werden. Die alleinige Evaluation durch Patienten oder deren Angehörige wird abgelehnt. Es werden gezielte, altersbezogene, zeitlich befristete Eliminationsdiäten entsprechend der Diagnostik empfohlen. Die Überprüfung der Persistenz einer Nahrungsmittelallergie, zum Beispiel auf Kuhmilch, Hühnerei und Weizenmehl, wird nach ein beziehungsweise zwei Jahren empfohlen. Zur Vermeidung von Diätfehlern und um eine ausgewogene Ernährung auch bei einer Eliminationsdiät zu gewährleisten, wird die Überwachung durch eine Diätassistentin empfohlen.

Obwohl die Hälfte der Kinder mit atopischer Dermatitis unter Allergien leidet, die wesentlich über den Verlauf der atopischen Dermatitis und der Neurodermitis entscheiden, wird die immuntherapeutische Hyposensibilisierung im dermatologischen Konzept, wenn überhaupt, nur am Rande erwähnt.

Dabei gibt es:

Die spezifische Immuntherapie (SIT)

Die *spezifische Immuntherapie* ist ein Verfahren zur Desensibilisierung von Allergien. Dabei handelt es sich um eine Hypo- oder Desensibilisierung mit einer realistischen Chance auf eine erhebliche Linderung oder sogar Beschwerdefreiheit. Die WHO spricht von einer »Allergie-Impfung«. Es ist eine Behandlungsform, bei der beispielsweise natürliche Bestandteile von Birkenpollen verabreicht werden. Ziel dieser Behandlung ist es, das Immunsystem dazu zu bringen, auf die allergieauslösenden Birkenpollen wieder neutral, das heißt ohne allergische Reaktion zu reagieren. Man spricht auch von einer Gewöhnung des Immunsystems an die Allergene.

»Spezifisch« bedeutet in diesem Zusammenhang, dass man nur die auslösenden Allergene verabreicht bekommt, als »Immuntherapie« wird diese Behandlung bezeichnet, weil das Verfahren auf das Immunsystem einwirkt. Die WHO betrachtet die spezifische Immuntherapie (SIT) als einzige Behandlung, die sich gegen die Ursache einer Allergie richtet.

Die SIT kann entweder in Form von Spritzen oder von Tropfen oder Tabletten durchgeführt werden. Bei Erwachsenen wird die spezifische Immuntherapie in Form von Spritzen unter die Haut verabreicht. Sie bekommen die Allergie-Auslöser an der Außenseite des Oberarms unter die Haut gespritzt. Anfangs, in der sogenannten Grund-Behandlung, erhalten sie einmal wöchentlich eine Injektion, deren Dosis langsam, aber kontinuierlich gesteigert wird.

Nach dieser Grundbehandlung und dem Erreichen der Höchstdosis schließt sich die Fortsetzungs-Behandlung an. Erwachsene erhalten für circa drei bis fünf Jahre im Abstand von mehreren Wochen weitere Spritzen.

Die spezifische sublinguale Immuntherapie (SLIT)

Immer häufiger wird die Immuntherapie mit Tabletten oder Tropfen, die sogenannte *spezifische sublinguale Immuntherapie (SLIT),* eingesetzt. Die sublinguale Therapie setzt dort an, wo beim Auftreten von allergischen Symptomen die auslösenden Allergene auch aufgenommen werden: an den Schleimhäuten. Die sublinguale Immuntherapie eignet sich besonders für Kinder und Patienten, die Angst vor Spritzen haben oder die beruflich stark beansprucht sind.

Der Vorteil besteht darin, dass die Behandlung grundsätzlich vom Patienten selbst oder beim Kind von dessen Eltern vorgenommen werden kann. Die Einnahme erfolgt in der Regel täglich. Dabei werden die Tropfen zum Beispiel mit einem Löffel unter die Zunge gebracht und mindestens eine Minute, vorzugsweise zwei bis drei Minuten, im Mund unter der Zunge behalten und dann geschluckt.

Die Wirksamkeit der SLIT

Mehrere klinische Studien haben die Wirksamkeit der SLIT nachgewiesen. So registrierten Canonica und seine Mitarbeiter bis 2013 77 randomisierte kontrollierte Studien zur SLIT, 62 davon zu Gras- oder Hausstaubmilbenextrakten. Von den 17 nach 2009 erschienenen Studien wiesen alle außer einer eine signifikante klinische Wirksamkeit nach. Alle Metaanalysen fallen zugunsten der SLIT aus, berichten die Experten. Den WAO-Experten (World Allergy Organization) zufolge ist die SLIT der subkutanen Immuntherapie (SCIT) in puncto Sicherheit überlegen. Dies bestätigen 66 Studien, in denen 4378 Patienten insgesamt 1.181.000 SLIT-Dosen erhalten hatten.

Lokale Reaktionen an der Mundschleimhaut waren die häufigsten Nebenwirkungen; sie traten bei 75 Prozent der Patienten vor allem in der Anfangsphase auf. In der Regel verschwanden sie nach kurzer Zeit spontan. Die Rate systemischer Reaktionen, das heißt schwerwiegender anaphylaktischer Reaktionen auf die SLIT liegt insgesamt bei 1,4 pro 100.000 Dosen. Der WAO zufolge kann die SLIT bei Kindern ab fünf Jahren, wahrscheinlich auch darunter, angewendet werden. Hier ist nicht mit mehr oder schwerwiegenderen Nebenwirkungen zu rechnen als in anderen Altersgruppen.

Das Ziel der Behandlung von Allergien gemäß SHS-Konzept

Das Ziel ist die Überwindung der Allergie. Keinem Patienten, keiner Mutter, keinem Vater empfehlen wir die Vermeidung eines Allergens. Das allergiekranke Kind soll innerhalb eines überschaubaren Zeitraums normal, das heißt ohne Einschränkung gesund und ausgewogen ernährt werden können. Bei Kindern mit vielen und oft hochgradigen Nahrungsmittelallergien ist eine Elimination sämtlicher Allergene nicht möglich. Diese »Diät« würde für diese Kinder zu völlig inakzeptablen Einschränkungen des Nährstoffbedarfs führen, es sei denn, sie wurden zwei Jahre lang mit hypoallergener Flaschennahrung ernährt, was ebenso wenig zumutbar ist. In diesen Fällen ist die möglichst schnelle Gewöhnung an die Nahrungsmittel unverzichtbar.

Die systemische Hyposensibilisierung der Allergien

Wir setzen zwei Verfahren ein:
1. Die orale Hyposensibilisierung der Nahrungsmittelallergien nach dem Rotationsprinzip (OHS)
2. Die spezifische sublinguale Hyposensibilisierung der Nahrungsmittelallergien und der über die Atemwege zugeführten Allergene (SSHS)

Die nachgewiesene Stärke der Sofort-Reaktion des Allergens entscheidet über die Zuordnung. Die CAP-Klassen reichen von 1 bis 6, wobei 1 die geringste, 6 die höchste spezifische IgE-vermittelte Allergie beschreibt. Die orale Hyposensibilisierung (OHS) setzen wir bei leichten bis mäßig allergenen Nahrungsmitteln bis zur CAP-Klasse 4 ein.

Die sublinguale systemische Hyposensibilisierung (SSSH) kommt nur für hochgradige Allergien der CAP-Klassen 5 und 6 gegen Nahrungsmittelallergien und die über die Atemwege zugeführten Allergene in Betracht.

Die Stärke der Allergien stellen wir über die bereits beschriebene Allergiediagnostik fest.

Die orale Hyposensibilisierung nach dem Rotationsprinzip (OHS)

Die orale Hyposensibilisierung nach dem Rotationsprinzip (OHS) ist ein fester Bestandteil des SHS-Konzepts. Diese Methode setze ich erfolgreich seit 25 Jahren ein und habe sie immer mehr standardisiert. Diese wichtige Aufgabe ist Teil der Ernährungsmedizin, die bei uns von einer erfahrenen Diplom-Ökotrophologin wahrgenommen wird.

Stellen sich im Rahmen der allergologischen Untersuchung, beispielsweise bei Provokationen, geringe oder mäßig starke Allergien gegen Nahrungsmittel heraus, werden diese in einen Plan aufgenommen. Die betreffenden Nahrungsmittel werden grammweise in die Hauptmahlzeit integriert. Die Menge und die Häufigkeit werden vierwöchentlich gesteigert. Die Eltern werden auf diese Aufgabe im Rahmen ausführlicher Beratungen und Schulungen vorbereitet. Zu dieser Verfahrensweise gibt es nach meiner Erfahrung keine Alternative. Das vorübergehende gänzliche Vermeiden ist ebenso falsch wie die Nichtbeachtung der Allergie. Der Körper muss lernen, damit umzugehen.

Die sublinguale systemische Hyposensibilisierung (SSHS)
Die sublinguale systemische Hyposensibilisierung (SSHS) kommt, wie oben schon gesagt, nur für hochgradige Allergien der CAP-Klassen 5 und 6 gegen Nahrungsmittel und die über die Atemwege zugeführten Allergene in Betracht. Die SSHS baut auf der üblichen SIT oder SLIT auf, unterscheidet sich aber durch die andere Systematik:

Die systematische sublinguale Hyposensibilisierung (SSHS) der inhalativen Allergene

Wir kamen auf diese Vorgehensweise, weil das Verfahren für Kinder frühestens ab dem fünften Lebensjahr oder sogar später empfohlen wurde, andererseits die Vorzüge des möglichst frühen Behandlungsbeginns hervorgehoben wurden. Nach unseren Informationen werden unterschiedlich konzentrierte Lösungen, beispielsweise für Kinder unter fünf Jahren, von der Industrie aus wirtschaftlichen Gründen nicht angeboten.

In Absprache mit einer Herstellerfirma haben wir deshalb die Standardlösung der Industrie einfach verdünnt. Bei den Substanzen, die über die Atemwege aufgenommen werden, starten wir heute mit einer Vorphase, beginnend mit einer 0,1-prozentigen Lösung, und steigern in zehn Schritten und vierwöchigen Abständen, das heißt innerhalb von 40 Wochen bis zu der im Handel erhältlichen Therapielösung, mit der die Behandlung dann fortgesetzt wird. Diese Vorgehensweise wird auch von Säuglingen ohne Nebenwirkungen toleriert. Wir haben in Absprache und mit Unterstützung eines Herstellers Verdünnungsreihen aerogener Allergene hergestellt, bei jüngeren

Kindern kontrolliert provoziert und keinerlei Reaktionen beobachtet.

Die Therapiedauer wird mit dieser Vorgehensweise nicht verlängert, sondern sogar verkürzt. Die Kontrollen nach zwei Jahren zeigen deutlich geringere Werte, die Kinder sind oft dauerhaft beschwerdefrei, sodass die Hyposensibilisierungen beendet werden können.

Die systematische sublinguale Hyposensibilisierung (SSHS) der hochgradigen Nahrungsmittelallergien
Es werden keine industriell hergestellten Nahrungsmittel-Lösungen angeboten, sodass wir diese selbst herstellen mussten. Wir verfuhren dabei nach dem Homöopathischen Arzneibuch (HAB 2016). Bei hochgradigen Nahrungsmittelallergien beginnen wir mit 0,01-prozentigen Lösungen und steigern in 20 Stufen, das heißt in 80 Wochen, bis zur natürlichen Konzentration. Die Nahrungsmittel werden von 80 Prozent der Kinder nach zwei bis drei Jahren vertragen.

Die probiotische Behandlung

In der AWMF S2 Leitlinie Neurodermitis heißt es:
Eine probiotische Behandlung der Neurodermitis wird derzeit mangels übereinstimmender Studien-Ergebnisse nicht empfohlen.

Unser SHS-Konzept sieht probiotische Behandlungen bei Allergien vor. Wie gesagt, ist die Studienlage zwar nicht einheitlich, dennoch sprechen eine Reihe von Untersuchungen für die Wirksamkeit von Probiotika bei atopischer Dermatitis. Wir behandeln deshalb grundsätzlich nur gezielt nach mikroökologischer Untersuchung einer Stuhlprobe.

Homöopathische Behandlung

Die orale und die sublinguale Immuntherapie entsprechen dem homöopathischen Ähnlichkeitsprinzip: Der Patient wird mit der Substanz behandelt, die ihn eigentlich krank macht (Isopathie). Zusätzliche homöopathische Einzelmittel erübrigen sich.

Fallbeispiel Therapieschwerpunkt Allergologie: Felix (2,5 Jahre)

Um das Ausmaß der Probleme zu veranschaulichen, die mit schweren Nahrungsmittelallergien einhergehen, werde ich die Leidensgeschichte des kleinen Felix und seiner Familie etwas ausführlicher beschreiben. Diese Fallbeschreibung ist beispielhaft für viele andere ähnlich gelagerte Fälle. Der Verlauf zeigt vor allem die Wichtigkeit einer sorgfältigen allergologischen und ernährungsmedizinischen Diagnostik und Therapie. Die anderen Anteile der Behandlung stellten durchaus auch hohe Anforderungen an unser Team. Die zahlreichen hochgradigen Allergien, unter denen der Junge litt und die zwei Jahre nicht erkannt worden waren, ließen aber die anderen Anteile des Konzepts manchmal nebensächlich erscheinen. Um das Ausmaß dieses Verlaufs deutlich zu machen, zeigen wir auch die Ergebnisse der Allergiediagnostik im Detail.

»Pfiat di«, wenn er fertig war in der Sprechstunde und endlich in die Kinderbetreuung gehen durfte. Felix konnte nicht viel sprechen, aber dafür ganz schnell bayrisch, und ich verstand wie immer kein Wort. Selbst seine Eltern rätselten oft, was er gesagt haben könnte. Ein leises, ruhiges Ehepaar, das trotz der Sorgen den liebevollen Umgang miteinander nach außen trug. Immer wieder haben wir erlebt, dass Eltern schwerstkranker Kinder auch eine ganz besondere Beziehung zueinander haben. Alles ist eine Einheit. Und wahrscheinlich kann man deshalb so gut mit ihnen zusammenarbeiten. Sie sind Teamarbeit gewöhnt. Felix' Fortschritte hätten wir 14 Tage zuvor nicht für möglich gehalten.

Der Zweieinhalbjährige war wegen einer schweren atopischen Dermatitis, dem Verdacht auf Nahrungsmittelallergien sowie schwerer Schlafstörungen im Spätherbst 2016 zur stationären Behandlung bei uns aufgenommen worden.

Der Junge war das erste Kind einer 39-jährigen Goldschmiedin und eines 34-jährigen Lehrers. Die Mutter war selbst atopisch veranlagt. Felix wurde 5,5 Monate voll- und 12 Monate teilgestillt. Im 4. Lebensmonat entwickelte der Junge eine sich zunehmend ausbreitende atopische Dermatitis mit großflächigen Rötungen und akuten, teilweise nässenden Kratzwunden. Trotz regelmäßiger Behandlung mit dem H1-Antihistaminikum Dimetiden® litt Felix unter ständigem, heftigem Juckreiz. Bereits im ersten Lebensjahr war es außerdem wiederholt zu asthmoiden Bronchitiden gekommen, die mit bronchialerweiternden Medikamenten, wie Salbutamol®, behandelt werden mussten.

Anamnestisch bestand der Verdacht auf Nahrungsmittelallergien, zuverlässige Untersuchungen waren allerdings nie durchgeführt worden. Außerdem vermuteten die Eltern eine Allergie gegen Hundehaare.

Die Eltern hatten sich vergeblich um eine schonende, naturheilkundliche und homöopathische Behandlung bemüht. Da damit aber keine Besserung eingetreten war, hatte die behandelnde Kinderärztin die Behandlung mit dem kortisonhaltigen Medikament Advantan® empfohlen. Auch in der Ambulanz der Universitäts-Hautklinik, in der Felix in der ersten Novemberwoche vorgestellt worden war, war ohne weiterführende Diagnostik die topische Behandlung mit einer kortisonhaltigen Creme dringend empfohlen worden. Doch keine der bisherigen Behandlungen hatte zur nachhaltigen Besserung geführt. Die Nächte hatte das Kind in einem Beistellbett im elterlichen Schlafzimmer verbracht. Wegen des starken nächtlichen Juckreizes war nicht nur der Schlaf des Kindes, sondern auch die Nachtruhe der Eltern seit geraumer Zeit schwer gestört. Die

Eltern waren deshalb an der Grenze der Belastbarkeit angelangt (siehe Bildteil, Seite V).

Felix wog bei der Aufnahme 12,5 kg und war 84 cm groß. Wir sahen einen verängstigten, sich ununterbrochen kratzenden, knapp 2,5-jährigen Jungen in erheblich reduziertem Allgemeinzustand. 70 Prozent seiner Körperoberfläche waren von der Dermatitis betroffen. Er hatte großflächige Rötungen mit ausgeprägten Kratzspuren im Gesicht und an den Extremitäten. An allen für das Kind erreichbaren Körperabschnitten, vor allem im Gesicht und an den Unterarmen und Händen, hatte Felix blutig-nässende, infizierte Wunden. Im Bereich der Arme und Beine auch bereits ausgedehnte Verdickungen der Haut als erste Hinweise auf Chronifizierung.

Entwicklungsdiagnostisch zeigte Felix eine altersentsprechende optische und akustische Wahrnehmung, Feinmotorik, Sprachentwicklung und Sozialverhalten. Die Grobmotorik allerdings entsprach der eines 1,5-Jährigen.

Die mikrobiologische Untersuchung eines Abstriches von einem Handgelenk und einem Bein ergaben den Nachweis von massenhaft vorkommenden Bakterien des Typs Staphylococcus aureus.

Unsere allergologischen Untersuchungen bestätigten den Verdacht der Eltern und führten am Ende zu einem Gesamtbild einer der schwersten allergischen Erkrankungen, die ich bis dahin behandelt hatte.

Schon das Gesamt-IgE, ein Wert, der die Gesamtmenge der im Blut zirkulierenden allergietypischen Antikörper der Klasse IgE angibt, war mit 1296 kU/l (normal 16 kU/l) um mehr als das Achtzigfache erhöht!

Die Ergebnisse der spezifischen IgE-Antikörper werden in Klassen 1 bis 6 ausgedrückt (6 bedeutet stark allergen), die Prick-Test-Ergebnisse mit + bis +++ angegeben. Wir machten allerdings die Erfahrung, dass Prick-Test-Ergebnisse bei Patienten mit atopischer Dermatitis kaum verwertbar sind.

DIE ATOPIE ÜBERWINDEN – DAS SHS-KONZEPT

NUTRITIVE ALLERGENE	PRICK-TEST + BIS +++ 0 = NATIV	IGE-KLASSE	IGE-KLASSE ERHITZT
Sonnenblumenkerne		6	
Erdnuss		6	
Haselnuss		6	
Walnuss		6	
Mandel		5	
Rindfleisch	+	3	
Schweinefleisch	+	3	
Kuhmilch	+++	6	
Eiklar	+++	5	
Eigelb	+++	5	
Rapssamen	0	5	
Kartoffel	0	5	2
Weizenmehl	0	4	2
Roggenmehl	0	4	1
Gerstenmehl	0	4	2
Hafermehl	0	4	3
Dinkel	0	4	2
Quinoa	erh 0 / nat 0	4	2
Buchweizen	0	4	2
Maismehl	0	4	1
Apfel, grün	0	4	
Karotte	0	4	2
Bohne grün	0	4	2
Blumenkohl	0	4	2
Tomate	0	4	
Gurke	0	4	
Avocado	0	4	2
Reis	0	4	1
Brokkoli	++	3	2
Kürbis	0	3	2
Banane	0	3	
Apfel rot	0	3	2
Birne	0	3	2
Süßkartoffel	0	3	2
Spinat	0	3	1
Rote Linsen	0	3	2
Teffmehl	0		2
Hühnerfleisch	+		2
Putenfleisch	erh 0 / nat 0		2
Pastinake	0	2	2
Zucchini	0	2	
Amaranth	0	2	2
Rote Beete	0	2	
Kichererbse	0	2	2
Lamm	0	2	2
Kabeljau (Dorsch)	0	2	
Fenchel	0		2
Forelle	0	1	
Hirse	0		1
Olivenöl	0		
Weinsteinbackpulver	0		
Johannisbrotkernmehl	0	0	

Bei Felix stellten sich 48 Nahrungsmittelallergien mit zum Teil höchstgradigen Allergien der Klassen 5 und 6 heraus. Um eine gefahrlose Ernährung zusammenzustellen, ließen wir Sonderuntersuchungen mit den erhitzten allergenen Nahrungsmitteln durchführen, die teilweise eine geringere Belastung ergaben.

Die Untersuchungen auf aerogene Allergene, also solche, die über die Atemwege aufgenommen werden, ergaben nochmals 13 ebenfalls mehrheitlich hochgradige Sensibilisierungen.

AEROGENE ALLERGENE	PRICK-TEST HISTAMIN/ ALLERGEN MM	IGE RAST KLASSE
Birkenpollen	0	6
Haselpollen	+	6
Erlenpollen	(+)	6
Hausstaubmilbe I	+	6
Hausstaubmilbe II	+	6
Hundeschuppen	0	6
Gräsermischung	0	5
Roggenpollen	0	5
Pferdeschuppen	0	5
Katzenschuppen	+	5
Beifuß	0	4
Spitzwegerich	0	4
Alternaria alternata	0	2

Die testpsychologischen Untersuchungen der Eltern ergaben bei der Mutter mit 92 Prozent und beim Vater mit 88 Prozent deutliche Hinweise auf erhöhte Sensibilität (NPS). Beide Eltern neigten zur Introversion und zu depressiven Verstimmungen. Sie empfanden sich als zurückhaltend, gehemmt, eher verschlossen, als sozial wenig anerkannt, an sozialen Normen interessiert, auf guten Eindruck bedacht.

Felix litt bei der Aufnahme unter einer besonders schweren Verlaufsform eines Atopiesyndroms. Der Junge war stark auf die Mutter fixiert und beantwortete die Nichtbeachtung seiner ständigen Forderungen nach Zuwendung mit lang anhaltendem Geschrei und verzweifelten Kratzattacken. Das hatte dazu geführt, dass die Mutter alles tat, um das Kind zu beruhigen. Tatsächlich führte diese Art der Fürsorglichkeit nur zu einer fortschreitenden Absenkung der Reizschwelle. Beide Eltern waren testpsychologisch dem erhöht sensiblen Personenkreis zuzurechnen. Ihre Überfürsorglichkeit und das Fehlen von Alltagsstrukturen hatten dem Kind jede Orientierungsmöglichkeit und die Möglichkeit zur Entwicklung der Selbstständigkeit genommen. Es kam zu dem *typischen Ambivalenzkonflikt* zwischen dem Wunsch nach Zuwendung und der Ich-Entwicklung, das heißt zum psychosozialen Dauerstress mit entsprechenden psychoneuroimmunologischen Reaktionen.

Bei der Vielzahl von Nahrungsmittelallergien ist das Kind ohne Kenntnis der Allergien zu keinem Zeitpunkt seines Lebens bedarfsgerecht ernährt worden. Die ständigen allergischen Reaktionen haben die Hautentzündung mit ausgelöst und unterhalten.

Das Ekzem behandelten wir stadiengerecht degressiv, anfangs mit zweimal täglichen Kaliumpermanganatwaschungen und fett-feuchten Verbänden (Triclosanum – UEA) oder lokal auf wenige Stunden begrenzt mit Bolus alba Lotio, später mit trockenen Schutzverbänden mit Bolus-alba-Dexpanthenol-Creme und schließlich nur noch lokal offen mit Bolus alba ol olivarum. Innerhalb weniger Tage blasste das Erythem ab, und der Juckreiz wurde geringer. Die Anfälligkeit für Staphylococcus-aureus-Infektionen behandelten wir mit zweimal wöchentlichen subkutanen Injektionen jeweils einer Ampulle Staphylococcus aureus Injeel®.

Nach drei Wochen war Felix bereits relativ erscheinungsfrei, das heißt, der SCORAD lag bei fünf Prozent, und die eingangs beschriebenen typischen Symptome der schweren atopischen Dermatits waren nicht mehr erkennbar. Diese Besserung muss allerdings im Zusammenhang mit den zeitgleich durchgeführten, intensiven verhaltens- und ernährungstherapeutischen Maßnahmen gesehen werden.

Mit Rücksicht auf die Vielzahl von Nahrungsmittelallergien von Felix entschieden wir uns für eine Basiskost auf der Grundlage des Hydrolysats Neocate Advance®. Wir wählten außerdem Nahrungsmittel mit den geringsten Sensibilisierungsgraden aus: Pastinake, Zucchini, Amaranth, Kichererbse, Lamm, Forelle. Auf dieser Grundlage führten wir abweichend von den Leitlinienempfehlungen täglich Nahrungsmittelprovokationen durch. Auf diesem Weg entwickelte sich ein Ernährungskonzept:

1. Er bekam Nahrungsmittel, die der Basisernährung zugeordnet wurden.
2. Er bekam Nahrungsmittel, die dosiert, das heißt in Abständen von Tagen in geringer Menge angeboten wurden (OHS). Die Stärke des Sensibilisierungsgrades, die sich aus den Prick-Testungen, den spezifischen IgE und den Provokationen ergeben hatte, entschied über die Dosis.
3. Nahrungsmittel, die aufgrund des hohen Allergiegrades 5 und 6 nicht dafür in Betracht kamen, wurden nicht vermieden, sondern im Rahmen der Systematischen sublingualen Hyposensibilisierung (SSHS) behandelt.
4. Abschließend erstellten wir einen Ernährungsplan, der in den kommenden Monaten im Rahmen der ambulanten Nachsorge ständig fortgeschrieben wurde.

NAHRUNGS-MITTEL	RAST-KLASSE	RAST-KLASSE ERHITZT	PROVO-KATION 24 H	SSLIT	ODR/ SEKUNDÄR-BASIS	PRIMÄR BASIS
Sonnenblumenkerne	6		–	×		
Erdnuss	6		–	×		
Haselnuss	6		–	×		
Walnuss	6		–	×		
Mandel	5		–	×		
Rindfleisch	3		–			
Schweinefleisch	3		–			
Kuhmilch			–	×		
Eiklar	5		–	×		
Eigelb	5		–	×		
Rapssamen	5		–	×		
Kartoffel	5	2	–		×	
Weizenmehl	4	2	–	×		
Roggenmehl	4	1	–	×		
Gerstenmehl	4	2	–	×		
Hafermehl	4	3	–	×		
Dinkel	4	2	–	×		
Quinoa	4	2	neg		×	
Buchweizen	4	2	pos	×		
Maismehl	4	1	neg		×	
Apfel, grün	4		pos		×	
Karotte	4	2	pos		×	
Bohne grün	4	2	pos		×	
Blumenkohl	4	2	neg		×	
Tomate	4		neg		×	
Gurke	4		neg		×	
Avocado	4	2	pos		×	
Reis	4	1	neg		×	×
Brokkoli	3	2	neg		×	
Kürbis	3	2	neg		×	

NAHRUNGS-MITTEL	RAST-KLASSE	RAST-KLASSE ERHITZT	PROVO-KATION 24 H	SSLIT	ODR/SEKUNDÄR-BASIS	PRIMÄR BASIS
Banane	3		neg	×		
Apfel rot	3	2	neg		×	
Birne	3	2	neg		×	
Süßkartoffel	3	2	neg	×		
Spinat	3	1	neg	×	×	
Rote Linsen	3	2	neg	×		
Teffmehl			neg		×	
Hühnerfleisch		2	neg	×		
Putenfleisch		2	neg	×		
Pastinake	2	2		×		
Zucchini	2		neg	×		
Amaranth	2	2	neg	×		
Rote Beete	2		neg	×		
Kichererbse	2	2	neg	×		
Lamm	2	2	neg	×		
Kabeljau (Dorsch)	2		neg		×	
Fenschel		2	neg	×		
Forelle	1		neg	×	×	
Hirse		1		×	×	
Olivenöl				×	×	
Weinsteinbackpulver				×	×	
Johannisbrotkernmehl	0			×		

Die Nahrungsmittelprovokationen hatten hier eine andere Bedeutung als in den entsprechenden AWMF-Leitlinienempfehlungen. Wir wollten damit nur die Nahrungsmittel erfassen, die innerhalb von 24 Stunden zu starken, anhaltenden Reaktionen führen. Reaktionen, die nach 48 oder mehr Stunden auftraten, waren für unser immuntherapeutisches Vorgehen unbedeutend. Alle geringgradig allergenen Nahrungsmittel, die nicht innerhalb von 24 Stunden zu Reaktionen führten, wurden in eine orale Hyposensibilisierung (OHS) aufgenommen. Diese Nahrungsmittel wurden entsprechend ihrer Verträglichkeit nach einem Plan »dosiert« und langsam gesteigert. Eine andere Vorgehensweise war im Fall von Felix wegen der Vielzahl von Allergien nicht möglich.

Die Nahrungsmittel in der Tabelle oben wurden proviziert. Davon wurden 13 (unterteilt in vier Gruppen: Nüsse, Getreide, Vollei und Kuhmilch) in die stufenweise spezifische sublinguale Immuntherapie (SSHS) und 39 in die orale Desensibilisierung (OHS) aufgenommen.

Entscheidend für die Prognose des Krankheitsbildes war eindeutig der Verlauf der Hyposensibilisierungen, wobei den aerogenen Allergenen oft eine größere Bedeutung zukommt als den Nahrungsmittelallergien. Hochgradige Sensibilisierungen gegenüber Pollen frühblühender Bäume und Gräser führen häufig zu Kreuzallergien im Nahrungsbereich. Wir haben deshalb sofort die Systematische sublinguale Hyposensibilisierung (SSHS) auch gegen diese Pollen eingeleitet.

Diese komplexe Immuntherapie verträgt der Junge, abgesehen von gelegentlichen Missempfindungen im Mund, seit zwei Jahren völlig komplikationslos. Die Kontrolluntersuchung nach knapp einem Jahr ergab schon eine deutliche Besserungstendenz.

Wir haben die Eltern damals zudem über die Möglichkeiten anaphylaktischer Reaktionen aufgeklärt und ihnen eine schriftliche Notfallanleitung übergeben. Im Anbetracht der außergewöhnlich starken allergischen Veranlagung von Felix sollten die Eltern immer über ein entsprechendes Notfall-Set verfügen.

Die Eltern wurden auch in die Vorbereitung und Anwendung einer Adrenalin-Injektion eingewiesen. Bei Felix' Aufnahme in den Kindergarten sollte die dortige Leitung aufgeklärt und ein artgleiches Set im Kindergarten deponiert werden.

Doch Felix litt nicht nur unter extremen immunologischen Sensibilisierungen, sondern auch unter einer deutlich erhöhen Sensibilität gegenüber bestimmten Situationen und Reizen. Der Junge nahm jede Änderung seiner Umgebung, jede Abweichung von der üblichen Verfahrensweise oder den zeitlichen Abläufen sofort wahr. Auch geringe Stimmungsschwankungen registrierte er sofort. Diese Abweichungen von seinen Erwartungen beantwortete er anfangs mit unvermittelter, starker Unruhe, Kratzattacken, Weinen und Anklammerung an die Eltern. Seine erhöhte Sensibilität entsprach der familiären Veranlagung. Beide Eltern sind erhöht sensibel veranlagt, und mindestens ein Großelternteil sowohl mütterlicherseits wie väterlicherseits litt unter schweren Depressionen. Die Überempfindlichkeit des Kindes wurde durch den Erziehungsstil der Eltern verstärkt. Sie hatten mehr als zwei Jahre jede noch so abwegige Forderung oder Reaktion durch Zuwendung und körperlichen Kontakt beantwortetet.

Die psychotherapeutische Desensibilisierung wandte sich dementsprechend weniger an das Kind als an die Eltern. Ein vertrauensvolles Bündnis war dafür unverzichtbar, da der kognitive Anteil der Verhaltenstherapie anfangs oft als Kritik, Schuldzuweisung und Gängelung missverstanden wird. Nach wenigen Tagen bestand jedoch Einigkeit über die folgende Vorgehensweise:

- Strukturierung aller Bereiche des Zusammenlebens durch Organisation und Ritualisierung der alltäglichen, wiederkehrenden Abläufe (Schlafplatz und Schlafphasen, Mahlzeiten)
- Strenges Einhalten der zeitlichen Abläufe
- Einvernehmen über ein familiäres Regelwerk (Ziele und Wünsche der Eltern)
- Veränderung der Eltern-Kind-Interaktion:
  - Abbau symbiotischer Beziehungen
  - Verdeutlichung der eigenen Wünsche und Rechte, die das Kind respektieren lernen muss
  - Bewusstes Gestalten von Situationen, die das Kind meistert und die mit Zuwendung belohnt werden können. Das

Maß an Lob und Zuwendung sollte immer die unvermeidbare Ablehnung und die Missbilligung eines unerwünschten Verhaltens überwiegen.
- Vermeidung der Überforderung durch ein Überangebot von Stimuli, zum Beispiel Spielmaterial
- Anleitung zur Selbstständigkeit
- Vermeidung von Eskalationen durch frühzeitige Ablenkung und Entspannung

Die eingeleiteten Maßnahmen führten bei Felix in idealer Weise zum Erfolg, sodass die Beruhigung, Besserung und Stabilisierung der Krankheit schnellere Fortschritte machten, als es mit Rücksicht auf die Heftigkeit des Krankheitsbildes anzunehmen war. Wir konnten Felix deshalb früher als zunächst vorgesehen entlassen (siehe Bildteil, Seite V).

Den Eltern empfahlen wir:
1. das Protokollieren und Fortschreiben des Ernährungsplans, den Abbau des Hydrolysat-Anteils, die Fortsetzung der oralen Hyposensibilisierung nach dem Rotationsprinzip
2. die Durchführung der Systematischen sublingualen Hyposensibilisierungen gegen Kuhmilch, Ei, Getreidemischung und Nussmischung
3. das Einhalten der stadiengerechten Hautbehandlung nach Bedarf entsprechend der schriftlichen Anleitung und den mitgegebenen Rezepturen
4. die Fortsetzung der Behandlung mit subkutanem Staphylococcus aureus Injeel über weitere vier Wochen
5. die Fortsetzung der probiotischen Behandlung entsprechend dem mitgegebenen Plan
6. eine eventuelle Ergotherapie, die abhängig von der Entwicklung des Kindes notwendig werden könnte

Zwei Jahre nach der ersten Aufnahme in unserer Klinik schreibt mir der Vater:

Grüß Gott Herr Dr. Liffler,
von der Haut her ist Felix mittlerweile »geheilt«. Er hat keine Stellen mehr, die auffällig wären, und wir mussten in den letzten Monaten auch mit keinen Salben mehr behandeln.
Sein Schlaf hat sich mit der Hautverbesserung nach dem ersten Klinkaufenthalt normalisiert und er schläft seither durch.
Nach dem zweiten Klinikaufenthalt wurden viele Lebensmittel, die vorher in der Rotation waren, mittlerweile vertragen, und es konnte auf eine weitere Rotation verzichtet werden.
Felix' Speiseplan hat sich seither enorm erweitert und er freut sich immer wieder über »neue« Gerichte (mittlerweile auch in Restaurants) – bei deren Zubereitung er mit Vorliebe mithilft. Bei den Lebensmitteln werden aktuell nur Milch, Eier und Nüsse noch desensibilisiert.
Falls er einmal etwas Falsches gegessen hat, äußerte es sich nicht in einer schlechteren Haut, sondern eher durch einen kurzzeitigen Hustenreiz und erschwerte Atmung.
Felix ist in seinem zweiten Kindergartenjahr und zeigt von seiner psychosozialen Entwicklung her keine Auffälligkeiten. Schnell wusste er, welche Lebensmittel er nicht verträgt, und fragt nach, wenn ihm etwas »Unbekanntes« angeboten wird, ob er das essen darf.

Herzliche Grüße
Familie S.

Die psychosomatische Medizin

Die AWMF S2 Leitlinie Neurodermitis sagt dazu:
Die Empfehlungen gehen von der Bedeutung des Erlebens und Verarbeitens der Krankheit aus. Das heißt, nicht von einer psychosomatischen, sondern von einer somatopsychischen Störung, die einerseits auf psychoneuroimmunologischem Weg direkt auf die Haut wirkt, andererseits entsprechend der kognitiven Veranlagung positiv oder

negativ auf den »Juckreiz-Kratz-Zyklus« Einfluss nimmt. Die Möglichkeit der indirekten Beeinflussbarkeit dieses zentralen Problems ist der häufigste Ansatzpunkt verhaltenstherapeutischer Verfahren und Patientenschulungen. Diese verhaltenstherapeutischen Ansätze haben in kontrollierten Studien eine Wirksamkeit bei Neurodermitis, insbesondere zur Unterbrechung des »Juckreiz-Kratz-Zyklus« gezeigt.

Der Einsatz der »psychologischen Therapie« wird vonseiten der dermatologischen Forschung dagegen nur dann empfohlen, wenn eine klare Indikation, das heißt psychologische Faktoren als individuelle Triggerfaktoren der Neurodermitis, beziehungsweise sekundäre psychosoziale Folgen für Patient/Familie durch die Neurodermitis vorliegen.

Die Ziele der psychsomatischen Medizin gemäß SHS-Konzept

Bei Eltern oder Kindern, die nachweislich unter einer krankhaft erhöhten neuralen Verarbeitungsempfindlichkeit (NPS) leiden, steht die Behandlung der überreizten Wahrnehmung im Vordergrund. Nur auf diesem Weg können die psychischen und körperlichen Störungen gebessert werden.

Bei Säuglingen und Kleinkindern sind immer die Eltern die Hauptansprechpartner. 80 Prozent der Zeit investieren wir in die Aufklärung, Beratung und Behandlung der Eltern.

Die Eltern sollen
- lernen, das Wesentliche vom Unwesentlichen zu unterscheiden,
- ihre bisherigen Ziel- und Wertvorstellungen überdenken,
- die eigenen Motive hinterfragen,
- überhöhte Anforderungen an andere und sich selbst abbauen,
- aufhören, das Kind als einen Teil ihrer selbst zu betrachten, sondern es als eine nach Selbstständigkeit strebende Persönlichkeit würdigen und akzeptieren,

- ängstlich-vermeidende, überbehütende Erziehungsstile abbauen, symbiotische Eltern-Kind-Beziehungen beenden und zu einer normalen Eltern-Kind-Interaktion finden,
- übereinstimmende Erziehungsstile haben,
- authentisch sein und ihre Gefühle durch ihren Gesichtsausdruck, ihre Körperhaltung und Gesten deutlich machen,
- ihre Anforderungen am jeweiligen Entwicklungsstand orientieren. Das Lob und die Anerkennung sollten gegenüber dem Tadel eindeutig überwiegen.

Das Kind soll
- im eigenen Bett ruhig und ohne Unterbrechung durchschlafen und diese Änderung als Gewinn empfinden: »Mein Bett!«
- die zunächst betont strukturierten Abläufe, die Ritualisierung der Schlaf- und Mahlzeiten als beruhigend empfinden,
- aufhören mit der Auseinandersetzung um unsinnige Forderungen. Die Konflikte mit den Eltern sollten sich erübrigen und zur emotionalen Stabilisierung führen,
- lernen, Hierarchien und Regeln sowie die Bedürfnisse der Eltern zu respektieren,
- lernen, Wesentliches von Unwesentlichem zu unterscheiden,
- die Angst vor Fremden und Unvorhergesehenem verlieren.

Diese Ziele sind nach den bisherigen Erfahrungen in der Mehrzahl der Fälle in einem überschaubaren Zeitraum und mit vertretbarem personellem Aufwand erreichbar. Die anfänglich betonte Strukturierung und das strenge verhaltenstherapeutische Regelwerk können im weiteren Verlauf schrittweise gelockert werden. Die psychosomatische Diagnostik zeigt, wo die größten Probleme zu erwarten sind und mit welcher Vorgehensweise die Ziele am besten erreicht werden können. Die erhöhte Sensibilität der Eltern, aber auch die des Kindes sind fast immer das Hauptproblem.

Es gibt aber auch Fälle, vor allem, wenn die Kinder besonders schwer durch das Ausmaß der Dermatitis oder der Allergien betroffen sind, in denen die psychosomatische Medizin vor allem anfangs nur eine nachgeordnete Rolle spielt und die medizinischen, das heißt die dermatologischen, allergologischen und ernährungsmedizinischen Beratungen im Vordergrund stehen.

Gerade die Familien mit schwerkranken Kindern erscheinen oft besonders stabil, Die Ergebnisse der Studie hatten diese Tatsache eindrucksvoll bestätigt. Die psychologischen Tests sind oft eher unauffällig. Diese Eltern erscheinen abgeklärt, ruhig, gefasst und sehr motiviert. Sie gehen auf jede Anregung und Empfehlung ein. Es ergibt keinen Sinn, diese Eltern mit Verhaltenstherapien zu verunsichern. Das sind aber eher Ausnahmen. Mehrheitlich ist der psychosomatische Behandlungsanteil hoch.

Die systemische psychosomatische Behandlung

Die bevorzugten Therapieverfahren

Wir setzen entsprechend der Anamnesen und der Ergebnisse der testpsychologischen Untersuchungen (siehe Diagnostik) im Wesentlichen vier Verfahren ein:
- Die kognitive Verhaltenstherapie
- Die neurale Hyposensibilsierung
- Die systematische psychotherapeutische Hyposensibilisierung
- Die systemische Familientherapie

Die kognitive Verhaltenstherapie

Dieses Verfahren steht am Anfang jeder Therapie und fördert systematisch die Selbstbeobachtung, die der Patient braucht, um die krankmachende Hypersensibilität als überhöhte neurale Verarbeitungsempfindlichkeit aus eigener Kraft kognitiv zu verstehen und dann gegensteuern zu können. Ohne die Einsicht in diese Zusammenhänge ist jeder weiterführende Therapieschritt aussichtslos.

Einfühlungsvermögen und Empathie seitens des Therapeuten sind die Voraussetzung für eine vertrauensvolle Zusammenarbeit. Bei psychisch instabilen Eltern mit Hinweisen auf überreizte Sensibilität muss mit erheblichen Widerständen gerechnet werden.

Eltern glauben immer, dass sie mit Liebe und Zuwendung ihrem Kind am besten helfen können. Sie davon zu überzeugen, dass ein Zuviel an Liebe eher das Gegenteil bewirkt, ist schwieriger, als man glaubt. Ein solcher Versuch stößt ja gleich auf das Kernproblem, nämlich das der Eltern. Er wird als Schuldzuweisung aufgefasst und ist de facto auch eine. Darüber muss man sich klar sein. Aber nur dann, wenn die Eltern diese Schuld einsehen, werden sie in der Lage sein, etwas zu ändern.

Bei psychisch bereits sehr instabilen Eltern können solche Gespräche zu einer so starken Abwehr führen, dass der ganze Fortgang der Therapie gefährdet ist. Es ist also zunächst ein hohes Maß an gegenseitigem Vertrauen erforderlich, bevor man auf diese Zusammenhänge zu sprechen kommt.

Die neurale Hyposensibilisierung

Die NPS kann entwicklungsgeschichtlich betrachtet als überempfindlicher Schutzmechanismus des Zentralen Nervensystems betrachtet werden. Erhöht Sensible nehmen Situationen als bedrohlich wahr, die in Wirklichkeit harmlos sind. Sie können viele Situationen nicht ausreichend indentifizieren und kontrollieren und schalten automatisch auf Schutzmodus. Mit der neuralen Hyposensibilisierung nehmen wir dem Hypersensiblen nicht den natürlichen Schutzreflex, sondern trainieren mit ihm die Wahrnehmungsverarbeitung. Die Reizaufnahme gibt uns ein Bild von der äußeren Umgebung (Exterozeption). Die Verarbeitungsprozesse im Zwischenhirn, insbesondere im Furchtzentrum verlaufen unbewusst. Es geht also um den Moment der Bewusstmachung des Verarbeitungsergebnisses, um die Situationsanalyse. Bei erhöht Sensiblen kommt es zu neuralen Programmierungsfehlern, das heißt unnötigen, unkontrollierten Schutzreflexen des Hypothalamus mit entsprechenden Auswirkungen auf das Vegetative Nervensystem. Die neuralen Aktivitätsmuster führen zu körperlichen krankhaften Kompensationsmustern. Die neurale Hyposensibilisierung entspricht einer neuralen Reprogrammierung des Furchtzentrums im Zwischenhirn. Die furchtauslösenden Wahrnehmungen werden objektiviert und durch angemessene Antworten ersetzt und konditioniert (siehe Falldarstellung 3 »Olaf« im Kapitel »Die Eltern«).

Die systematische psychotherapeutische Hyposensibilisierung und die »Konfrontation«
Die systematische psychotherapeutische Hyposensibilisierung soll die überreizte neurale Verarbeitungsüberempfindlichkeit auf ein erträgliches Maß zurückführen. Vor allem die verzerrte Wahrnehmung geringer negativer Reize soll desensibilisiert werden. Vergleichbar mit der Behandlung einer Angststörung wird der Patient mit den überempfindlich wahrgenommen Reizen konfrontiert. Dafür wird eine Hierarchie der Reize besprochen. Anders als die Reizüberflutung (Flooding) sieht die systematische Hyposensibilisierung ein schrittweises Vorgehen vor. Das Eingehen auf eine zermürbende überzogene Forderungshaltung kann oft nur systematisch abgebaut werden. Ein abrupt verändertes Verhalten dagegen verleitet zu einer grundsätzlich ablehnenden Haltung.

Hier haben sich das stufenweise Ignorieren von Fehlverhalten und die überwiegend positive Verstärkung des erwünschten Verhaltens bewährt. Die Eltern lernen beispielsweise, bewusst Situationen zu gestalten, in denen sich das Kind bewähren kann, sodass es die Möglichkeit hat, sein Selbstbewusstsein zu entwickeln. Das Kind darf nicht überfordert werden, die Anforderungen werden deshalb systematisch stufenweise angehoben. Mit der systematischen psychotherapeutischen Hyposensibilisierung darf auf keinen Fall die charakteristische Vermeidungsneigung der erhöht sensiblen Eltern verstärkt werden.

Beim Thema »Trennung der Schlafplätze« und beim extrem verlängerten Stillen versagt die stufenweise Desensibilisierung. Die Schlafstörung ist einer der stärksten Störfaktoren der atopischen Dermatitis. Man kann das daran erkennen, dass die entscheidenden Kratzanfälle meistens in der Phase der Ermüdung oder beim Erwachen ablaufen. Auch wir erleben es immer wieder: Das Kind sieht bei der abendlichen Visite richtig gut aus, die Gesichtshaut ist um die Wunden herum abgeblasst und oft völlig reizlos. In der Sprechstunde am folgenden Morgen erkennen wir das Kind manchmal nicht wieder. Es hat innerhalb der wenigen Minuten des Erwachens alles kaputt gemacht.

Das Problem mit diesen kritischen Schlafphasen gelingt nur, wenn ein gleichbleibender, stabiler Schlafrhythmus erreicht wird. Das Schlaftraining gelingt unter den nachfolgenden drei Voraussetzungen immer:

1. Die Eltern sollten dem Kind unmissverständlich zu verstehen geben, dass sie selbst den Anspruch auf einen ungestörten, erholsamen Schlaf haben und zukünftig nicht ohne zwingenden Grund auf dieses Recht verzichten werden. Diese Erklärungen sollten mit dem notwendigen Ernst abgegeben werden.
2. Es sollten vor dem Einschlafen keine aufregenden Ereignisse und keine stressigen Auseinandersetzungen stattfinden. Das Einschlafen und Erwachen sollten »ritualisiert« werden. Das heißt, immer die gleichen Abläufe in einer entspannten Atmosphäre, beispielsweise mit leiser »Einschlafmusik« oder der Erzählung einer schönen Geschichte. Es ist nicht notwendig, so lange zu singen oder zu lesen, bis das Kind schläft.
3. Sollte das Kind aufwachen, unruhig werden und schreien, sollten sich die Eltern klar sein, dass jetzt ein Machtkampf beginnt, den das Kind für sich entscheiden will. Es kann nicht wissen, dass es sich damit selbst schadet und wie schön es sein kann, im eigenen Bett ungestört durchzuschlafen. Wir müssen ihm die Gelegenheit bieten, das zu erleben. Das Problem liegt bei den Eltern, die bei offenen Türen auf jedes Geräusch achten und beim ersten Schreien zusammenzucken und mit jeder Sekunde mehr Schuldgefühle empfinden. Wir raten in dieser Situation, im Dunkeln in das Kinderzimmer zu gehen, einige wenige, beruhigende Worte zu sprechen, dem Kind dabei über

den Kopf zu streichen, es zuzudecken und den Raum zu verlassen. Das Ganze sollte nicht länger als eine Minute dauern.

Zur psychotherapeutischen Hyposensibilisierung gibt es keine Alternative. Die unbegründete Angst der Eltern, das Kind könnte darunter leiden, wenn sie nicht auf dessen Schreien eingehen, werden sie verlieren, wenn das Kind auch ohne ihre Anwesenheit gut schläft. Das ist uns bislang in allen Fällen gelungen. Und ich habe noch keinen Fall erlebt, in dem es nicht allen Beteiligten danach besser gegangen wäre. Die Konfrontation (Flooding) mit den vollendeten Tatsachen, das heißt das sofortige und endgültige Wechseln des Kindes ins eigene Bett und Zimmer, ist immer der richtige Weg. Auf diesen Schritt müssen die Eltern und das Kind gut vorbereitet werden. Wenn das gelingt, ist der Erfolg sicher. Das Problem der Eltern besteht dann nicht selten darin, dass sie nicht schlafen können, weil sie von ihrem Kind nichts mehr hören, und morgens mit dem Hinweis »Mein Bett« begrüßt werden.

Die systemische Familientherapie
Ein mögliches »gestörtes« Verhalten der Eltern muss immer im sozialen Kontext und als Reaktion auf eine unmittelbar von außen einwirkende Störung verstanden werden. Die systemische Familientherapie verzichtet gänzlich auf eine Pathologisierung. Der Hilfesuchende wird als Klient verstanden. Auch bei diesem Verfahren wird eine Problemhierarchisierung vorgenommen. Anders als bei der systematischen psychotherapeutischen Hyposensibilisierung beginnt man aber nicht mit dem geringsten Reiz, sondern mit dem größten Problem. Diese Vorgehensweise entspricht der Milwaukee-Schule, dem bewährtesten Kurzverfahren in der systemischen Familientherapie.

Es gibt einige Hauptprobleme: die Überbehütung, der permissive (nachgiebige) Erziehungsstil, Meinungsverschiedenheiten über den Erziehungsstil, inkonsequente Erziehungshaltung und die mangelhafte Strukturierung der alltäglich wiederkehrenden Abläufe.

Mit der systemischen Familientherapie werden diese Konflikte am schnellsten und nachhaltigsten beseitigt. Allerdings steht davor der natürliche Widerstand der Eltern. Warum sollen sie ihr Konzept aufgeben, von dem sie annehmen, dass es das Beste für ihr Kind ist und das außerdem der weit verbreiteten Meinung entspricht?

Und wenn es gelingt, die Eltern von der Richtigkeit des neuen Weges zu überzeugen, beginnen die Suche nach den Alternativen, das Erproben und das Einüben. Die Eltern, beispielsweise Lehrer, finden sich unversehens selbst in einem Lernprozess wieder und erleben uns als Lehrer und sich selbst als Schüler mit mehr oder weniger guten Leistungen. Daraus müssen sich Konflikte ergeben. Lehren ist eine hohe Kunst, und ich bewundere Lehrer, die sie beherrschen. Die Diskussionen mit den Eltern zeigen, dass man etwas falsch gemacht hat. Das sollte man als guter Lehrer einräumen. Ich kann von mir behaupten, dass es mir mit wenigen Ausnahmen eigentlich immer mehr oder weniger gut gelungen ist, die Eltern zu überzeugen. Sonst hätte es den Kindern hinterher ja nicht besser gehen können.

Die klassische Homöopathie

Die klassisch-homöopathische Fallaufnahme kann bei der Behandlung erhöht sensibler Erwachsener, das heißt auch von Eltern mit erhöhter NPS, als begleitendes Verfahren u. U. hilfreich sein. Die Schwierigkeit besteht in der Auswahl des passenden Arzneimittels. Unspezifische vegetative Symptome sind bedeutungslos. Entscheidend ist die individuelle Ausprägung der NPS: die Empfindsamkeit, Beeindruckbarkeit, Erregbarkeit, geringe Frustrationstoleranz, die Überforderung und die Neigung zum übersinnlichen Denken. Die homöopathische Erfassung der individuellen NPS ist schwierig.

Fazit

Unter Berücksichtigung der aktuellen Studienergebnisse ist die psychosomatische Behandlung der Erkrankungen des atopischen Formenkreises unverzichtbar. Wichtig ist die korrekte Einschätzung der NPS. In den Fällen mit hohen NPS-Werten entscheidet neben der neuralen Hyposensibilisierung die systematische psychotherapeutische Hyposensibilisierung über den Behandlungserfolg. Stehen die Allergien oder die Schwere des Ekzems im Vordergrund, führt die begleitende psychotherapeutische Behandlung zur rascheren und nachhaltigeren Besserung. Die Kosteneinsparungen für die Behandlungen sind erheblich.

Die weitere generelle Zunahme der erhöhten NPS kann nur durch sozialpolitische Maßnahmen erreicht werden, die den beschriebenen gesellschaftlichen Fehlentwicklungen entgegenwirken. Ein wichtiger Schritt wäre die Rückführung der medizinischen Grundversorgung in die Zuständigkeit der Städte, Kreise, der Wohlfahrtsverbände und Kirchen. Ebenso wäre ein höheres Maß an Kontrolle des Gesundheitsmarktes wünschenswert. Unwirksame Methoden und Scheinmedikamente sollten aus dem Verkehr gezogen werden, weil sie nicht nur nicht helfen, sondern oft notwendige und wirksame Behandlungen verhindern.

Fallbeispiel Therapieschwerpunkt Psychosomatische Medizin: Max (3 Jahre)

Frau I. kannte sie alle, die Kapazitäten in den Kompetenzzentren, die Inhaber der Spezialabore und die Experten und ihre Privatsprechstunden. Nichts war ihr zu teuer, kein Weg zu weit. Kurzum, sie kämpfte wie eine Löwin für ihr Kind und ihre Familie. Geht nicht oder gibt es nicht, akzeptierte sie erst, wenn sie sich selbst vom Unmöglichen überzeugt hatte. So sehe ich sie vor mir, akribisch jedes Wort mitschreibend und tausend Fragen habend. Ich weiß nicht mehr, womit ich ihr Vertrauen und das ihres Mannes errungen hatte. Für mich ist sie rückblickend ein Beispiel dafür, wie Mütter mit ihren schwer kranken Kindern leiden und wozu sie in der Lage sind, wenn niemand ihnen wirklich helfen kann.

Der dreijährige Max war das einzige Kind einer 37-jährigen Betriebswirtin und eines 47-jährigen Hochbautechnikers. Beide Eltern hatten atopische Vorgeschichten. Max wurde 13 Monate gestillt. In der neunten Lebenswoche entwickelte der Junge erste Hinweise auf eine atopische Dermatitis, die sich bis zum sechsten Lebensmonat über den ganzen Körper ausbreitete (siehe Bildteil, Seite VI).

Wir erhielten von der Mutter ausführliche tabellarische Aufzeichnungen über den gesamten bisherigen Verlauf, in denen jede ärztliche oder heilpraktische Behandlung, jeder Krankenhausaufenthalt minutiös mit allen getroffenen Therapieentscheidungen aufgezeichnet waren, sodass wir über eine ungewöhnlich gut dokumentierte Verlaufsgeschichte verfügten.

Die dermatologische Behandlung war zunächst wirkstofffrei gewesen, also kortison- und antibiotikafrei. Da keine Besserung eintrat und das Ekzem sich weiter ausdehnte, wurde Advantan®, eine kortisonhaltige Creme, eingesetzt. Die Eltern mieden bei der Ernährung des Kindes Hühnerei, Milch, rohe Tomate und Zitrusfrüchte. Zuverlässige allergologische Untersuchungen waren allerdings nie durchgeführt worden.

Max wurde drei Jahre lang während der schulmedizinischen Behandlung mit den unterschiedlichsten Verfahren, zum Beispiel mit Angewandter Kinesiologie, zahlreichen homöopathischen Arzneimitteln und – wie so oft – mit verschiedenen Bioresonanztherapien ergebnislos behandelt. Ergänzend wurden topische Calcineurininhibitoren (wie beispielsweise Tacrolimus oder Pimecrolimus, zwei immunsupprimierende Salben) und Glukokortikosteroide (zum Beispiel Prednisolon) eingesetzt.

Ein Heilpraktiker stellte im Rahmen einer »Lebensmittelanalyse« »maskierte Nahrungsmittelunverträglichkeiten« fest und empfahl eine »Ernährungstherapie«.

Im dritten Lebensjahr ging die atopische Dermatitis in einen Heuschnupfen und ein Asthma bronchiale mit Urticaria über. Es häuften sich Anfälle mit Erbrechen. Die Nächte verbrachte der Junge überwiegend im Bett der Eltern. Im Kindergarten fiel Max durch unangepasstes Verhalten auf und war schwer lenkbar.

Bei unseren allergologischen Untersuchungen stellten sich ein Gesamt IgE von 4020 kU/l (bei einem Normalwert von <190) und 9 mehrheitlich hochgradige, spezifische Sensibilisierungen gegen inhalative Allergene und 20 Nahrungsmittel heraus.

IgE-vermittelte Sensibilisierungen

INHALATIVE ALLERGENE	KU/L	CAP	NAHRUNGS- MITTEL	KU/L	CAP
Screening	>100	positiv	Roggenmehl	32,0	4
Lieschgras	>100	6	Gerstenmehl	27,6	4
Roggenpollen	>100	6	Hafermehl	31,7	4
Beifuß	59,5	5	Reis	35,7	4
Erle	>100	6	Erdnuss	64,7	5
Birke	>100	6	Sojabohne	24,4	4
Hasel	>100	6	Tomate	67,1	5
Katzenschuppen	2,47	2	Rindfleisch	0,31	0
Pferdeschuppen	0,52	1	Karotte	57,6	5
Hundeschuppen	5,22	3	Orange	27,6	4
			Erdbeere	50,0	4
NAHRUNGS- MITTEL	KU/L	CAP	Eigelb	1,73	2
			Hühnerfleisch	0,33	0
Screening	24,4	positiv	Sellerie	86,2	5
Nussmischung	>100	positiv	Melone	18,2	4
Milcheiweiß	4,29	3	Dinkel	31,9	4
Hühnereiweiß	2,79	2	Zitrone	60,0	5
Dorsch	0,6	2	Paprika	30,5	4
Weizenmehl	34,0	4			

Nicht weniger eindrucksvoll waren unsere psychologischen Befunde: Max imponierte von Beginn an durch sein unberechenbares Verhalten. Die Entwicklungsdiagnostik ergab ein Entwicklungsalter von 20 Monaten mit deutlichem Entwicklungsrückstand bei der visuellen Wahrnehmung und der Feinmotorik sowie stark wechselnde zeitlich begrenzte Aufmerksamkeitspannen. Phasen der erhöhten Agitation wechselten mit ausdruckslosen oder verträumten Episoden. Unbegründeten aggressiven Handlungen folgten übertrieben freundliche, distanzlose Verhaltensweisen. Extreme Widerspenstigkeit wechselte mit betonter Kooperationsbereitschaft. Auffällig war das eklatante Missverhältnis zwischen Max' enormem Wortschatz, seinen außergewöhnlichen kognitiven Leistungen und den eben genannten Entwicklungsrückständen. So hatte Max zum Beispiel Schwierigkeiten, ein sechsteiliges, großformatiges Puzzle zusammenzufügen.

Die Mutter zeigte sich in den bewährten Persönlichkeits-Tests als rational denkend, durchlässig, ehrgeizig und leistungsorientiert mit hoher sozialer Potenz, aber auch als erregbar, empfindlich, angespannt und überfordert. Max' Mutter litt unter häufigen depressiven Verstimmungen, einer deutlich verringerten Frustrationstoleranz und einer Neigung zur Isolation. Der Sensibilitäts-Test war unauffällig erhöht.

Der Vater beschrieb sich als introvertiert, nach außen isoliert und gesellschaftlichen Normen verpflichtet. Neben der entsprechenden Zurückhaltung zeigte er Eigenschaften und Einstellungen, die für eine ausgeprägte berufliche Unzufriedenheit sprachen: Selbstbezogenheit, geringe Leistungsorientierung, Gehemmtheit, Unsicherheit und Kontaktscheue, hohe Anspannung und Dauerstress. Um sein Ansehen besorgt, achtete er auf die Einhaltung von Umgangsformen. Im HS-Test ergab sich eine normale Sensibilität.

Max litt unter einer außergewöhnlich stark ausgeprägten atopischen Veranlagung.

Wir entschieden uns für eine abgestufte spezifische sublinguale Immuntherapie (SLIT) gegen Birke-, Hasel- und Erlenpollen, Gräserpollen sowie Roggenpollen. Wegen des jungen Alters und der Stärke der Allergien stellten wir eine Verdünnungsreihe der handelsüblichen Allergenlösungen her und starteten mit einer 0,1-prozentigen Konzentration. Im Anschluss an diese Eingewöhnungsphase wurde die Therapie mit der unverdünnten Therapielösung entsprechend den Herstellerempfehlungen fortgesetzt.

Gegen Eiklar und eine Nussmischung führten wir eine 10-stufige SLIT durch und begannen mit einer 0,01-prozentigen Lösung.

Eine Reihe durchaus stark allergener Nahrungsmittel der Klassen 3 bis 5 konnten nach den Ergebnissen der placebo-geprüften Provokationen einem Rotationsplan zugeordnet werden. Diese Nahrungsmittel wurden bis auf Weiteres dosiert eingesetzt. Auf die in solchen Fällen übliche Eliminationsdiät konnten wir verzichten.

Die atopische Dermatitis, das Asthma bronchiale und der Heuschnupfen spielten während des stationären Aufenthalts von Max eine untergeordnete Rolle. Der Sauerstoffpartialdruck lag immer bei 97 bis 99 Prozent. Mit Rücksicht auf die klimatischen Voraussetzungen in der Großstadt, wo die Familie zu Hause war, hatten wir nach Abschluss der Provokationen allerdings eine Dauerbehandlung mit DNCG-Inhalationen während der Pollensaison eingeleitet. Außerdem haben wir mit den Eltern ausführlich das Notfallmanagement bei Anaphylaxie und bei obstruktiven Atembeschwerden besprochen sowie entsprechende schriftliche Anleitungen ausgehändigt.

Ein Schwerpunkt der Behandlung bestand im Bereich der Psychosomatik. In Sorge um das Kind hatten die Eltern keine Zeit und keine Kosten gescheut. Leider hatte keiner der bis dahin beteiligten Ärzte, Therapeuten oder Heilpraktiker die notwendigen diagnostischen und therapeutischen Maßnahmen eingeleitet. Das Familienleben hat sich dann nur noch um das kranke Kind gedreht, dem letztendlich jeder Wunsch erfüllt wurde. Eine zielführende Erziehung fand nicht mehr statt. Durch das überprotektive Verhalten der Eltern entwickelte sich bei dem Jungen ein Ambivalenzkonflikt: Auf der einen Seite profitierte er von der starken Zuwendung, auf der anderen Seite fühlte er sich vor allem von der Mutter in seiner Entwicklung zur Selbstständigkeit stark eingeengt. Dies führte zu seinem auffälligen Fehlverhalten.

Da keine therapeutische Maßnahme zu einer nachhaltigen Besserung führte, ließen sich die Eltern auf immer absurdere Angebote ein. Im Bemühen, die Wirkungen der vielen Therapien zu erfassen, protokollierte die Mutter diese Odyssee ausführlich. Daraus ist erkennbar, dass die Mutter irgendwann selbst die Verantwortung übernommen und über alles entschieden hatte. Die Familie geriet auf diesem Weg an die Grenzen ihrer Möglichkeiten und verausgabte sich fortschreitend.

Mir war klar: Wenn es uns gelänge, die Mutter von der Richtigkeit unseres Ansatzes zu überzeugen, würden wir eine hervorragende Co-Therapeutin gewinnen. Unsere Ziele bestanden – neben der medizinischen Abklärung der Grundkrankheit und der Einleitung einer geeigneten Therapie – in der psychotherapeutischen Stabilisierung und der schrittweisen Herstellung von Ordnungsprinzipien und Grundregeln innerhalb der Familie. Die starke Strukturierung aller Abläufe erschien uns unter den gegebenen Voraussetzungen als unverzichtbar. Die Behandlung der Ängste erfolgte über eine gestufte Reizkonfrontation, sodass sowohl die Eltern als auch das Kind mit den provozierten Situationen immer besser umzugehen lernten.

Max schlief dann nicht mehr bei den Eltern, sondern in seinem eigenen Bett und Zimmer, zuletzt regelmäßig elf bis zwölf Stunden. Aggressionen gegenüber anderen Kindern beobachteten wir nicht mehr. Viele alltägliche Abläufe, die vorher durch ständige Widersetzlichkeit und provozierendes Verhalten gestört waren, normalisierten sich.

Mit seiner psychischen Stabilisierung verringerte sich seine allergische Reaktionsbereitschaft. Während der letzten 14 Tage verzeichneten wir im Rahmen der placebo-geprüften Nahrungsmittelprovokationen immer seltener Reaktionen, obwohl wir die kritischsten Nahrungsmittel grundsätzlich zuletzt testen. Diese Beobachtung bestätigte eindrucksvoll unsere Überzeugung, dass Stress die Reaktionsbereitschaft erhöht.

Wir konnten Max nach vier Wochen physisch und psychisch in einem deutlich besseren Zustand entlassen. Auch die Eltern machten einen stabileren und entspannteren Eindruck. Diese positive Entwicklung hält bei Max inzwischen zwei Jahre an (siehe Bildteil, Seite VI).

Rückblickend betrachtet, sehen die Eltern das Ganze so:

Wir sind Ihnen unendlich dankbar! Sie waren unsere Rettung, als wir mit unserem 3-jährigen Jungen erschöpft, uns im Stich gelassen gefühlt und nicht mehr weiter wissend zu Ihnen gekommen sind. Wir haben ein einzigartiges, langjährig erprobtes Behandlungskonzept erlebt, das endlich eine ganzheitliche Betrachtung an den Tag legte. Als Sie uns in einer der vielen Sitzungen sagten, dass die Allergologie wie die Kriminalistik ist, wussten wir, hier sind wir richtig, und ab jetzt wird es bergauf gehen. Sie haben uns gezeigt, dass die Ursachensuche, die Vernetzung der gefundenen Daten und die mehrheitliche Überprüfung von deren Richtigkeit mit den verschiedensten Methoden das einzig Sinnvolle sind. Und mehr noch, auch das Berücksichtigen der Psyche der Eltern und des Elternverhaltens ist essentiell. Seit Bellevue I, so nennen wir den ersten mehrwöchigen Aufenthalt bei Ihnen im Jahr 2016, haben wir das Gefühl, dass wir als Eltern nicht mehr in einer Black Box herumirren – beim Versuch, unserem Kind zu helfen. Seit damals denken wir, dass wir die Behandlung wissend(er) steuern können. Auch sind wir uns dessen bewusst geworden, dass, wenn es den Eltern gut geht und diese ent-

*spannt sind, es den Kind(ern) gut geht. Routine ist enorm wichtig und ein Segen für ein geregeltes Familienleben.
Im gleichen Moment sind wir schockiert, dass so ein akribisches und wirksames Therapiekonzept wie das Ihre nicht schon längst Standard ist! Immer wieder hören wir von Fällen, die ähnlich dem unseren verlaufen (vor Bellevue I+II). Wir sind entsetzt, wie singulär symptomgesteuerte Ärzte und Therapeuten das Krankheitsbild der Atopie behandeln. Und das mit geringen Erfolgen, verzweifelten Eltern und leidenden Kindern. Hier braucht es Kompetenzzentren wie das Ihrige. Es braucht eine Vernetzung und ein tatsächliches Interesse, den Ursachen auf die Spur zu kommen. Es braucht maßgeschneiderte Behandlungen, wie etwa der Verdünnung von SLITs. Es braucht ein Zusammenspiel von Elternpsyche und -verhalten, Ursachensuche (Allergiebestimmung), Ernährungskonzept, Schulungen zur Haut, Lunge, Anaphylaxie, Routinen für das Familienleben, Adressen für den Notfall.
Rückblick als Fazit: Sie haben das Leben unseres Kindes gerettet und unser Familienleben wieder lebenswert gemacht. Das kann nur jemand verstehen, der ein chronisch krankes Kind mit einem komplexen Krankheitsbild hat, dem er gerne helfen würde, aber nicht imstande ist, das zu tun – auch und weil es von den gängigen und kurzsichtigen Behandlungsversuchen immer nur schlimmer wird.
Eins noch, Ärzte in Praxen, Krankenhäusern, Kindergärten und Schulen sollten damit beginnen, Eltern als Partner zu sehen – sie sind es, die alles von ihren Kindern wissen. Wenn diese Wissens-Schätze gehoben und für die Behandlung eingesetzt werden, dann kann – vor allem bei so komplexen Krankheitsbildern, wie die Atopie es ist – den Kindern geholfen werden.*

DIE SYSTEMISCHE HYPOSENSIBILISIERUNG IST MEHR ALS EINE VISION

Das SHS-Konzept beschreibt am Beispiel der atopischen Dermatitis die aktuellsten Erkenntnisse von einer bedarfsgerechten und effizienten Behandlung der Erkrankungen des atopischen Formenkreises. Das Konzept setzt ein Umdenken in der staatlichen Verhältnis-Prävention und die Schaffung von Einrichtungen voraus, die den Vorstellungen des Innovationsfonds beim Gemeinsamen Bundesausschuss für das Gesundheitswesen (G-BA) entsprechen: fachbereichsübergreifend, das heißt: dermatologisch, allergologisch, psychosomatisch; sektionenübergreifend, das heißt: zwar ambulant beziehungsweise teilstationär, aber in enger Kooperation mit der ambulanten und stationären Grundversorgung; flächendeckend, das heißt: Die Einrichtung muss für die Betroffenen in einem Umkreis von 100 Kilometern jederzeit erreichbar sein.

Das SHS-Konzept entspricht diesen Anforderungen. Die Behandlungsergebnisse sind so ermutigend, dass die Ausweitung der ambulanten oder teilstationären Behandlungen sinnvoller erscheint. Nach meinen Erfahrungen können 75 Prozent der Betroffenen im Rahmen einer Tagesklinik behandelt werden. Die Patienten würden bedarfsgerechter und kostengünstiger versorgt. Die Fachklinik Bellevue wird 2019 in neuen Räumen einen solchen Tagesklinikbetrieb aufnehmen.

DANKSAGUNG

Dieses Buch wollte ich schon vor 15 Jahren schreiben. Ich glaubte damals, dem Geheimnis der Atopie, insbesondere der Neurodermitis, auf die Spur gekommen zu sein. Mir ging es wahrscheinlich wie vielen vor mir, alles schien klar, und doch fehlte der allerletzte Beweis. Zu meiner Überzeugung war ich über die Erfahrung im Umgang mit unzähligen betroffenen Familien gekommen, zur Gewissheit gelangte ich am Ende über eine mehrjährige klinische Untersuchung. Ich leitete während meiner dreißigjährigen kinderärztlichen Tätigkeit zwar mehrere Kliniken, verfügte aber zu keinem Zeitpunkt auch nur andeutungsweise über institutsähnliche Einrichtungen oder entsprechend ausgebildete Mitarbeiter. Als ich mich für die Studie entschied, hatte ich keine Ahnung, was mir dieser Schritt abverlangen würde.

Auf diesem langen Weg haben mich viele belächelt und bedauert, andere haben mich geduldig begleitet oder mir mit ein paar netten Worten oder Zeilen Mut gemacht.

Ohne meine liebe Frau Karin wäre das Ganze nie zu einem Abschluss gekommen. Sie hat immer an mich geglaubt und mir mit unendlicher Geduld in vielfältiger Weise geholfen. Immer dann, wenn ich drauf und dran war, alles hinzuwerfen, weil mir das Ganze über den Kopf zu wachsen drohte, machte sie mir Mut. Einmal meinte sie: »Wenn du es nicht machst, lasse ich es heimlich drucken.« Liebe Karin, ich möchte mich an dieser Stelle bei dir bedanken, dass du es nicht getan hast, weil ich noch immer Zweifel habe, an alles Wesentliche gedacht zu haben. Wenn ich mit diesem Buch etwas zur Verbesserung der Behandlung atopisch Erkrankter beitrage, hast du einen wesentlichen Anteil daran.

Ich möchte mich auch bei unserem gemeinsamen Freund

Falko bedanken. Falko war ursprünglich einmal Zivildienstleistender in unserer Klinik. Er blieb, setzte sein Mathematikstudium als Fernstudium fort und gehörte bald zu unserem Team und irgendwann zur Familie. Falko ist für uns wie ein Sohn und für unsere drei Töchter Hannah, Friederike und Maximiliane wie ein Bruder. Seit vielen Jahren war er immer da, wenn ich nicht mehr weiterwusste. Und ich hätte es wahrscheinlich nie gewagt, meine Studienergebnisse einer Universität vorzustellen, wenn er mir nicht geholfen hätte, die unzähligen Daten zu einem statistischen Preview, das heißt einem Vorentwurf zu formen.

Und natürlich muss ich mich bei den vielen Eltern bedanken, die sich für meine Studie zur Verfügung gestellt und geduldig meine vielen Fragen beantwortet haben. Besonderer Dank gebührt denen, die sich bereit erklärt haben, dass ich ihre Daten und Fotomaterial ihrer Kinder veröffentlichen darf. Ihre persönlichen Stellungnahmen werden vielen betroffenen Eltern Mut und Hoffnung geben. Und ich möchte mich bei denen entschuldigen, denen ich mit meiner Hartnäckigkeit und meiner Ungeduld auf die Nerven gegangen bin.

Mein besonderer Dank gilt auch Frau Prof. Dr. Regina Fölster-Holst von der Universitätsklinik Kiel, die mit ihren weitreichenden Verbindungen die ersten Kontakte zur Forschung ermöglichte und mich heute noch bei meinen Forschungsprojekten unterstützt. Diese Unterstützung ist insofern bemerkenswert, weil sie eine der führenden Forscherinnen und Mitautorin der wissenschaftlichen Leitlinien zur Behandlung der Neurodermitis ist. Obwohl meine Ansätze die dermatologische Behandlungsweise der Neurodermitis infrage stellen, zeigte sie sich von Beginn an offen für meine Ideen. Liebe Frau Professor Fölster-Holst, vielen Dank und meine Hochachtung.

Einer weiteren namhaften Wissenschaftlerin, Frau PD Dr. Eva Peters, Leiterin des Psychoneuroimmunologischen Labors der Universitätsklinik Gießen und der Charité, möchte ich an dieser

Stelle auch herzlich danken. Auf ihrem Gebiet ist sie die weltweit führende Wissenschaftlerin. Sie führte mich in die Regeln der modernen Wissenschaft ein. Sie holte mich herunter, wenn meine Euphorie mit mir durchzugehen drohte, und erklärte mir ebenso geduldig, was ich tun musste, damit meine Untersuchungsergebnisse ernst genommen werden können.

Bedanken möchte ich mich ebenso bei Frau Prof. Dr. Angelika Buske-Kirschbaum, der Leiterin der Abteilung Biopsychologie an der TU Dresden. Sie ist eine der Wissenschaftlerinnen, die sich mit der Frage nach den Ursachen der Neurodermitis befassen. Auch sie hat mir Mut gemacht, meine Arbeit fortzusetzen.

Ebenso wichtig war für mich ein langer Brief von Herrn Prof. Dr. Volker Faust, dem Initiator des Arbeitskreises Psychosoziale Gesundheit. Er war einerseits begeistert von meiner Idee, warnte mich aber auch »vor dem dünnen Eis«, auf dem ich mich bewege.

Mein ganz besonderer Dank gilt Herrn Prof. Dr. Uwe Gieler, dem ehemaligen Leiter der Abteilung für Psychosomatische Dermatologie an der Universitätsklinik Gießen. Er war und ist in meinen Augen der europaweit namhafteste Forscher auf dem Gebiet der Psychosomatik der entzündlichen Hauterkrankungen. Dass ich ihn von der Richtigkeit meiner Hypothese überzeugen konnte, war für mich das Schlüsselerlebnis schlechthin. Er hat mir die letzte Sicherheit gegeben und war selbst davon überzeugt, dass sich die Ergebnisse meiner Untersuchung in der Prävention und Therapie niederschlagen werden.

ANHANG

Tabelle 1: Stichprobenbeschreibung: Atopisch veranlagte Eltern (AE), atopisch veranlagte Eltern leicht kranker Kinder (AELV) und atopisch veranlagte Eltern schwer kranker Kinder (AESV) versus nicht atopisch veranlagte Eltern (NAE)

GRUPPEN			AE N=44	AELV N=24	AESV N=20	NAE N=20
Alter	Mütter	MW	37.56	36.56	39.33	38.11
		SD	4.665	4.381	4.848	6.431
	Väter	MW	42.42	41.25	43.27	42.00
		SD	4.299	4.268	4.315	9.077
	Insgesamt	MW	39.66	38.13	41.50	40.25
		SD	5.076	4.812	4.872	8.045
Geschlecht	Mütter	Anz.	25	16	9	9
		%	56.8	66.7	45.0	45.0
	Väter	Anz.	19	8	11	11
		%	43.2	33.3	55.0	55.0
Familienstand	Verheiratet/ Partnerschaft	%	100.0	100.0	100.0	100.0
Familieneinkommen	> 40.760 €	%	77.3	66.7	90.0	85.0
	< 40.760 €	%	22.7	33.3	10.0	15.0
Wohnort	Stadt	%	43.2	41.7	45.0	40.0
	Land	%	56.8	58.3	55.0	60.0
Bundesland	alt	%	77.3	75.0	80.0	60.0
	neu	%	22.7	25.0	20.0	40.0

Anmerkung: MW = Mittelwert, SD = Standardabweichung, p-Wert = statistische Signifikanz

Tabelle 2: Subgruppenvergleich »HS-Test-Ergebnisse«: Atopisch veranlagte Eltern schwer kranker Kinder (AESV) und atopisch veranlagte Eltern leicht kranker Kinder (AELV) versus nicht atopisch veranlagte Eltern (NAE)

ITEM	AE N=44 WERT	AE N=44 P	AES N=20 V WERT	AES N=20 V P	AELV N=24 WERT	AELV N=24 P
1. Ich fühle mich leicht überwältigt durch starke Sinneseindrücke.	2.924	0.087(*)	.266	0.606	6.019	0.014*
2. Offenbar habe ich eine feine Wahrnehmung für Unterschwelliges in meiner Umwelt.	5.198	0.023*	7.552	0.006**	1.469	0.266
3. Die Stimmungen anderer beeinflussen mich.	4.378	0.036*	2.735	0.098*	2.970	0.085(*)
4. Ich reagiere eher empfindlich auf körperlichen Schmerz.	2.645	0.104	1.101	0.294	3.449	0.063(*)
5. Ich habe an geschäftigen Tagen das Bedürfnis, mich zurückzuziehen in ein dunkles Zimmer oder an einen anderen Ort, wo ich allein sein und mich von der Stimulation erholen kann.	7.800	0.005**	5.992	0.050*	7.832	0.005**
6. Auf Koffein reagiere ich heftiger als viele andere Menschen.	9.157	0.002**	8.039	0.018*	11.932	0.003**
7. Ich fühle mich schnell überwältigt von Dingen wie grellen Lichtern, starken Gerüchen, rauer Haut oder Martinshörnern in meiner Nähe.	1.055	0.304	0.768	.087(*)	2.143	0.143
8. Ich besitze ein reiches, vielschichtiges Innenleben.	.333	0.564	.016*	0.901	0.764	0.382
9. Laute Geräusche bereiten mir Unbehagen.	5.867	0.015*	5.467	0.019*	3.436	0.064
10. Kunstvolle Musik bewegt mich tief	.366	0.545	0.879	0.023*	1.437	0.231

ITEM	AE N=44		AES N=20 V		AELV N=24	
	WERT	P	WERT	P	WERT	P
11. Manchmal liegen meine Nerven derart blank, dass ich nur noch alleine sein möchte.	13.223	0.000***	7.057	0.008**	11.720	0.001**
12. Ich bin ein gewissenhafter Mensch.	1.156	0.282	.212	0.645	1.909	0.162
13. Ich bin schreckhaft.	8.806	0.003**	5.236	0.022*	10.395	0.001**
14. Es bringt mich leicht aus der Fassung, wenn ich in kurzer Zeit viel erledigen muss.	8.815	0.003**	8.789	0.003**	4.752	0.029*
15. Wenn andere Menschen sich in einer Umgebung unwohl fühlen, weiß ich eher als manche andere, was notwendig ist, um Wohlbefinden herzustellen (zum Beispiel durch eine Veränderung der Beleuchtung oder Sitzordnung).	.394	.530	1.953	0.162	.072(*)	0.789
16. Ich werde ärgerlich, wenn man von mir erwartet, zu viele Dinge gleichzeitig zu tun.	13.553	0.000***	9.764	0.002**	8.066	0.005**
17. Ich gebe mir große Mühe, Fehler zu vermeiden oder Dinge nicht zu vergessen.	1.828	0.176	.749	0.387	1.909	0.167
18. Fernsehsendungen und Spielfilme mit Gewaltszenen meide ich.	5.117	0.024*	1.101	0.294	8.636	0.003**
19. Ich fühle mich unangenehm erregt, wenn sich um mich herum viel abspielt.	7.978	0.005**	6.549	0.010**	7.447	0.006**
20. Hungergefühle stören nachhaltig meine Konzentration und beeinträchtigen meine Stimmung.	0.911	0.013*	.586	0.444	.834	0.361

ITEM	AE N=44		AES N=20 V		AELV N=24	
	WERT	p	WERT	p	WERT	p
21. Veränderungen in meinem Leben treffen mich sehr heftig.	12.648	0.000***	10.798	0.001**	7.668	0.006**
22. Ich bemerke und genieße feine Düfte, Geschmäcker, Klänge oder Kunstwerke.	.143	0.705	.672	0.412	2.636	0.104
23. Ich empfinde es als unangenehm, wenn ich mich mit mehreren Dingen gleichzeitig beschäftigen muss.	18.021	0.000***	15.926	0.000***	12.780	0.000***
24. Für mich ist es sehr wichtig, mein Leben so zu organisieren, dass ich Situationen vermeide, in denen ich mich ärgern muss oder die mich überwältigen.	.0972	0.010**	1.416	0.493	0.127	0.721
25. Laute Geräusche, chaotische Szenen und ähnliche starke Reize stören mich.	6.977	0.008**	4.108	0.043*	6.041	0.014*
26. Wenn ich mit anderen Menschen konkurrieren muss oder beobachtet werde, während ich eine Aufgabe erfülle, macht mich das so nervös und unsicher, dass ich weitaus schlechter abschneide, als ich eigentlich könnte.	.994	0.319	.241	0.623	1.527	0.217
27. Als Kind haben meine Eltern und Lehrer mich als sensibel oder schüchtern angesehen.	.186	0.666	0.879	.023*	.795	0.372

Anmerkung: p-Wert = statistische Signifikanz; statistisch signifikant auf folgenden Niveaus: (*) < .10; * ≤ .05; ** ≤ .01; *** ≤ .001. Mann-Whitney-Test

Tabelle 3: Gruppenvergleich: Atopisch veranlagte Eltern (AE) versus nicht atopisch veranlagte Eltern (NAE)

TEST	SKALA	AE N=44		NAE N=20		P-WERT
		MW	(SD)	MW	(SD)	
HS-Test	Sensitivität	17.05	(4.98)	10.15	(4.64)	.000***
GT-S	Soziale Resonanz	27.59	(4.36)	28.90	(3.80)	.302
	Dominanz	24.73	(4.45)	23.75	(3.77)	.225
	Kontrolle	25.93	(3.90)	26.40	(3.41)	.565
	Grundstimmung	25.11	(4.98)	22.45	(5.15)	.059(*)
	Durchlässigkeit	22.86	(5.16)	22.95	(3.32)	.844
	Soziale Potenz	19.95	(4.79)	18.60	(4.32)	.260
MPT	Extraversion	5.20	(2.01)	5.95	(1.54)	.103
	Neurotizismus	5.07	(1.55)	4.70	(1.03)	.281
	Frustrationstoleranz	4.70	(1.36)	5.95	(1.70)	.005**
	Rigidität	3.41	(1.66)	3.75	(1.48)	.313
	Isolationstendenz	5.27	(1.25)	5.00	(0.86)	.333
	Esoterische Neigungen	5.64	(1.50)	4.60	(0.60)	.011*
	Normenorientierung	6.41	(1.42)	6.15	(1.42)	.472
FPI-R	Lebenszufriedenheit	5.45	(1.91)	6.50	(1.64)	.062(*)
	Soziale Orientierung	6.20	(1.53)	5.70	(1.75)	.298
	Leistungsorientierung	5.07	(1.84)	5.70	(1.56)	.188
	Gehemmtheit	5.27	(1.78)	4.90	(1.77)	.350
	Erregbarkeit	5.57	(1.81)	4.30	(1.98)	.013*
	Aggressivität	3.82	(1.70)	3.90	(1.48)	.905
	Beanspruchung	5.77	(2.03)	4.90	(1.83)	.058(*)
	Gesundheitssorgen	4.72	(1.61)	4.20	(1.58)	.211
	Körperliche Beschwerden	4.70	(1.73)	4.30	(1.49)	.432
	Offenheit	4.80	(1.50)	5.25	(1.07)	.217
	Extraversion	4.48	(1.30)	5.00	(1.81)	.317
	Emotionale Labilität	4.91	(2.17)	4.45	(1.73)	.316

*Anmerkung: MW = Mittelwert, SD = Standardabweichung, p-Wert = statistische Signifikanz; statistisch signifikant auf folgenden Niveaus: (*) < .10; * ≤ .05; ** ≤ .01; *** ≤ .001. Mann-Whitney-Test*

Tabelle 4: Subgruppenvergleich: Atopisch veranlagte Eltern schwer kranker Kinder (AESV) und atopisch veranlagte Eltern leicht kranker Kinder (AELV) versus nicht atopisch veranlagte Eltern (NAE)

		AESV N=20			AELV N=24			NAE N=20	
		MW	(SD)	P-WERT	MW	(SD)	P-WERT	MW	(SD)
HS-Test	Sensitivität	15.85	(4.83)	.001***	18.04	(5.00)	.000***	10.15	(4.65)
GT-S	Soziale Resonanz	26.60	(5.18)	.084(*)	28.42	(3.44)	.859	28.90	(3.80)
	Dominanz	24.65	(4.40)	.289	24.79	(4.58)	.292	23.75	(3.77)
	Kontrolle	25.85	(3.88)	.522	26.00	(3.99)	.704	26.40	(3.41)
	Grundstimmung	24.45	(5.42)	.158	25.67	(4.63)	.065(*)	22.45	(5.15)
	Durchlässigkeit	24.40	(5.92)	.248	21.58	(4.12)	.185	22.95	(3.32)
	Soziale Potenz	20.80	(4.80)	.125	19.25	(4.77)	.620	18.60	(4.32)
MPT	Extraversion	5.05	(2.16)	.143	5.33	(1.90)	.167	5.95	(1.54)
	Neurotizismus	4.95	(1.32)	.436	5.17	(1.74)	.278	4.70	(1.03)
	Frustrationstoleranz	4.70	(1.26)	.016*	4.71	(1.46)	.012*	5.95	(1.70)
	Rigidität	3.00	(1.45)	.095(*)	3.75	(1.78)	.847	3.75	(1.48)
	Isolationstendenz	5.45	(1.15)	.189	5.13	(1.33)	.654	5.00	(0.86)
	Esoterische Neigungen	5.50	(1.47)	.079(*)	5.75	(1.54)	.007**	4.60	(.60)
	Normenorientierung	6.40	(1.23)	.589	6.42	(1.59)	.485	6.15	(1.42)

		AESV N=20			AELV N=24			NAE N=20	
		MW	(SD)	P-WERT	MW	(SD)	P-WERT	MW	(SD)
FPI-R	Lebenszufriedenheit	5.60	(2.06)	.144	5.33	(1.81)	.076(*)	6.50	(1.64)
	Soziale Orientierung	5.75	(1.77)	.978	6.58	(1.21)	.093(*)	5.70	(1.75)
	Leistungsorientierung	4.85	(1.87)	.137	5.25	(1.82)	.396	5.70	(1.56)
	Gehemmtheit	5.40	(2.06)	.283	5.17	(1.55)	.557	4.90	(1.77)
	Erregbarkeit	5.75	(2.15)	.030*	5.42	(1.50)	.032*	4.30	(1.98)
	Aggressivität	3.90	(1.71)	.867	3.75	(1.73)	.961	3.90	(1.48)
	Beanspruchung	5.60	(1.98)	.109	5.92	(2.10)	.091(*)	4.90	(1.83)
	Körperliche Beschwerden	4.35	(1.39)	.729	5.04	(1.74)	.080(*)	4.20	(1.58)
	Gesundheitssorgen	4.60	(1.67)	.491	4.79	(1.82)	.495	4.30	(1.49)
	Offenheit	4.60	(1.70)	.117	4.96	(1.33)	.518	5.25	(1.07)
	Extraversion	4.30	(1.42)	.151	4.63	(1.21)	.711	5.00	(1.81)
	Emotionale Labilität	5.00	(2.32)	.336	4.83	(2.08)	.424	4.45	(1.73)

Anmerkung: MW = Mittelwert, SD = Standardabweichung, p-Wert = statistische Signifikanz; statistisch signifikant auf folgenden Niveaus: (*) < .10; * ≤ .05; ** ≤ .01; *** ≤ .001. Mann-Whitney-Test

Tabelle 5: Subgruppenvergleich »Bildungsstatus« atopisch veranlagter Eltern (AE), atopisch veranlagter Eltern leicht kranker Kinder (AELV),), atopisch veranlagter Eltern schwer kranker Kinder (AESV) versus nicht atopisch veranlagter Eltern (NAE)

		AE N=44	p	AELV N=24	p	AESV N=20	p	NAE N=20
Gehobene Bildungsstufe	Anz.	34	.071(*)	18	.163	15	.091(*)	11
	%	80.2%		75%		75.0%		55.0%
Mittlere Bildungsstufe	Anz.	10		6		5		9
	%	19.8%		25.0%		25.0%		45.0%

p-Wert = statistische Signifikanz; statistisch signifikant auf folgenden Niveaus:
(*) < .10; * ≤ .05; ** ≤ .01; *** ≤ .001. Chi-Quadrat nach Pearson

Tabelle 6: Subgruppenvergleich »Berufsgruppen« atopisch veranlagter Eltern (AE), atopisch veranlagter Eltern leicht kranker Kinder (AELV), atopisch veranlagter Eltern schwer kranker Kinder (AESV versus nicht atopisch veranlagter Eltern (NAE)

		AE N=44	p	AELV N=24	p	AESV N=20	p	NAE N=20
Soziales (Medizin, Pflege, Bildungswesen, Erziehung, Medien, Kunst und Kultur)	Anz.	30	.033*	18	0.019*	12	.206	8
	%	68.20%		75.00%		60.00%		40.00%
Technik, Handwerk, Wirtschaft, Handel, Verkehr	Anz.	14		6		8		12
	%	31.80%		25.00%		40.00%		60.00%

p-Wert = statistische Signifikanz; statistisch signifikant auf folgenden Niveaus: (*) < .10; * ≤ .05; ** ≤ .01; *** ≤ .001. Chi-Quadrat nach Pearson

Tabelle 7: Subgruppenvergleich »Die Bewältigung von schwerwiegenden Lebensereignissen und Konflikte« atopisch veranlagter Eltern (AE), atopisch veranlagter Eltern leicht kranker Kinder (AELV, atopisch veranlagter Eltern schwer kranker Kinder (AESV) versus nicht atopisch veranlagter Eltern (NAE)

		AE N=44	AELV N=24	AESV N=20	NAE N=20
Wurden Ihre Kindheit, Ihre Entwicklung und Ihre heutigen Ziel- und Wertvorstellungen durch die Lebensereignisse der Mutter beeinflusst?	Ja	28	17	11	4
	%	63.63	70.83	55.00	20.00
	p	0.001**	0.001**	0.020*	
Wurden Ihre Kindheit, Ihre Entwicklung und Ihre heutigen Ziel- und Wertvorstellungen durch die Lebensereignisse des Vaters beeinflusst?	Ja	25	13	12	4
	%	56.81	54.15	60.00	21.1
	p	0.004**	0.020*	0.002**	

p-Wert = statistische Signifikanz; statistisch signifikant auf folgenden Niveaus: (*) < .10; * ≤ .05; ** ≤ .01; *** ≤ .001. Chi-Quadrat nach Pearson

Tabelle 8: Subgruppenvergleich »Inanspruchnahme von Psychotherapie« atopisch veranlagter Eltern (AE), atopisch veranlagter Eltern leicht kranker Kinder (AELV), atopisch veranlagter Eltern schwer kranker Kinder (AESV), atopisch veranlagter Mütter (AM), atopisch veranlagter Väter (AV) versus nicht atopisch veranlagter Eltern (NAE)

MUSSTEN SIE SCHON EINMAL PSYCHOTHERAPIE IN ANSPRUCH NEHMEN ODER HÄTTEN SIE EINE SOLCHE HILFE GEBRAUCHT?

	AE N=44	P	AELV N=24	P	AESV N=20	P	AM N=25	P	AV N=19	P	NAE N=20
Ja	22	0.024 *	14	0.010 **	8	0.168	17	0.001 ***	5	0.640	4
%	50.0		58.3		40.0		68.0		26.3		20.0

p-Wert = statistische Signifikanz; statistisch signifikant auf folgenden Niveaus:
(*) < .10; * ≤ .05; ** ≤ .01; *** ≤ .001. Chi-Quadrat nach Pearson

Tabelle 9: Subgruppenvergleich »SozialerAufstieg« atopisch veranlagter Eltern (AE), atopisch veranlagter Eltern leicht kranker Kinder (AELV), atopisch veranlagter Eltern schwer kranker Kinder (AESV) versus nicht atopisch veranlagter Eltern (NAE)

		AE N=44	p	AELV N=24	p	AESV N=20	p	NAE N=20
Gehören Sie aufgrund Ihres schulischen und beruflichen Werdegangs einer höheren Bildungs- und Einkommens- schicht an als Ihre Mutter?	ja	32	0,713	19	0,484	13	0,915	14
	%	74,4		79,2		68,4		70,0
Gehören Sie aufgrund Ihres schulischen und beruflichen Werdegangs einer höheren Bildungs- und Einkommensschicht an als Ihr Vater?	ja	27	0,893	12	0,388	15	0,423	12
	%	61,4		50,0		75,0		63,2
Gehörte Ihre Mutter aufgrund ihres schulischen und beruflichen Werdegangs einer höheren Bildungs- und Einkommensschicht an als ihre Mutter?	ja	27	0,261	16	0,424	11	0,208	15
	%	69,2		72,7		64,7		83,3
Gehörte Ihre Mutter aufgrund ihres schulischen und beruflichen Werdegangs einer höheren Bildungs- und Einkommensschicht an als ihr Vater?	ja	16	0,542	7	0,261	9	0,873	9
	%	39,0		30,4		50,0		47,4
Gehörte Ihr Vater aufgrund seines schulischen und beruflichen Werdegangs einer höheren Bildungs- und Einkommensschicht an als seine Mutter?	ja	34	0,359	20	0,151	14	0,865	12
	%	89,5		95,2		82,4		80,0
Gehörte Ihr Vater aufgrund seines schulischen und beruflichen Werdegangs einer höheren Bildungs- und Einkommensschicht an als sein Vater?	ja	29	0,718	17	0,511	12	0,959	10
	%	76,3		81,0		70,6		71,4

p-Wert = statistische Signifikanz; statistisch signifikant auf folgenden Niveaus: (*) < .10; * ≤ .05; ** ≤ .01; *** ≤ .001. *Chi-Quadrat nach Pearson*

SENS-TEST
BIOGRAFISCHER FRAGEBOGEN FÜR ERWACHSENE

MERKMAL	X
Geschlecht	
1 weiblich	☐
2 männlich	☐
Altersgruppe	
3 ≥ 18 Jahre	☐
4 21–30 Jahre	☐
5 31–40 Jahre	☐
6 41–50 Jahre	☐
7 51–60 Jahre	☐
8 über 60 Jahre	☐
Schulbildung	
9 Hauptschule	☐
10 Realschule	☐
11 Abitur	☐
12 Fachhochschulabschluss	☐
13 Hochschulabschluss	☐
Tätigkeitsfeld	
14 Medizin, Erziehung, Bildung	☐
15 Kunst, Kultur, Medien	☐
16 Polizei, Militär, Grenzschutz	☐
17 Verwaltung	☐
18 Wirtschaft, Handel, Banken	☐

MERKMAL	X
19 Rechtswesen	☐
20 Technik, Industrie, Handwerk	☐
21 Hotel- und Gaststättengewerbe	☐
Berufliche Stellung	
22 Auszubildender, Student	☐
23 Facharbeiter	☐
24 Angestellter	☐
25 Beamter	☐
26 Selbstständig, freiberuflich	☐
27 Vorruhestand, Rentner	☐
Jährl. Nettoeinkommen	
28 > 36 000 €	☐
29 20 000 € bis 36 000 €	☐
30 < 20 000 €	☐
Wohnort	
31 Landgemeinde < 5000 E	☐
32 Kleinstadt 5 – 10 000 E	☐
33 Stadt 10 – 100 000 E	☐
34 Kl. Großstadt 100 – 500 000 E	☐
35 Gr. Großstadt > 500 000 E	☐

ANHANG

MERKMAL	X
Bundesland	
36 Ost	☐
37 West	☐
Gesundheitliche Störungen	
38 Ich bin überwiegend gesund	☐
39 Neurodermitis	☐
40 Andere Hautkrankheiten	☐
41 Asthma bronchiale	☐
42 Heuschnupfen	☐
43 Allergien, Unverträglichkeiten	☐
44 Erschöpfung, Burnout-Syndrom	☐
45 Angststörungen, Phobien	☐
46 Depressive Verstimmungen	☐
47 Ohrgeräusche	☐
48 Essstörung	☐
49 Schlafstörung	☐
50 Chronische Schmerzen	☐
51 Inanspruchnahme Psychotherapie	☐

MERKMAL	X
Falls Sie Kinder haben	
52 Kind aus zweiter oder weiterer Ehe/Partnerschaft	☐
53 Mein/e Kind/er ist/sind gesund	☐
54 Neurodermitis	☐
55 Asthma bronchiale	☐
56 Heuschnupfen	☐
57 Allergien, Unverträglichkeiten	☐
58 Schlafstörung	☐
59 Angststörungen	☐
60 Aufmerksamkeits-Defizit-Hyperkinesie-Syndrom	☐
61 Andere chronische Erkrankung	☐

SENS-TEST
ERWACHSENE

NR.	ITEM	NIE-MALS	MÖG-LICH	HÄU-FIGER	MEIS-TENS	IM-MER
1	Ich fühle mich oft überfordert, wenn ich mich mit mehreren Dingen gleichzeitig beschäftigen muss.	☐	☐	☐	☐	☐
2	Manchmal fühle ich mich so genervt, dass ich niemanden in meiner Nähe ertragen kann.	☐	☐	☐	☐	☐
3	Ich leide an der Unvollkommenheit und Ungerechtigkeit der Welt.	☐	☐	☐	☐	☐
4	Die Stimmungen anderer Menschen beeinflussen mich.	☐	☐	☐	☐	☐
5	Ich neige zur Schreckhaftigkeit.	☐	☐	☐	☐	☐
6	Verkehrslärm, grelle Lichter oder Martinshörner bereiten mir Unbehagen.	☐	☐	☐	☐	☐
7	Es interessiert mich sehr, was andere über mich denken.	☐	☐	☐	☐	☐
8	Ich reagiere empfindlich auf raue Textilien.	☐	☐	☐	☐	☐
9	Wenn ich oder mein Kind krank werden, neige ich zur Überbewertung der Symptome und denke rasch an mögliche Komplikationen.	☐	☐	☐	☐	☐
10	Unerwartete Veränderungen meines privaten oder beruflichen Umfeldes beunruhigen mich sehr.	☐	☐	☐	☐	☐
11	Ich habe einen ausgeprägten Gerechtigkeitssinn.	☐	☐	☐	☐	☐

NR.	ITEM	NIE-MALS	MÖG-LICH	HÄU-FIGER	MEIS-TENS	IM-MER
12	Im privaten oder beruflichen Umgang nehme ich atmosphärische Störungen meistens früher wahr als andere.	☐	☐	☐	☐	☐
13	Ich vermeide Unternehmungen und Situationen, die mich ängstigen könnten.	☐	☐	☐	☐	☐
14	Ständig laut sprechende Menschen empfinde ich als unangenehm.	☐	☐	☐	☐	☐
15	Unerwartete Zurückweisung oder Ablehnung treffen mich tief und nachhaltig.	☐	☐	☐	☐	☐
16	Bei der Fülle von Eindrücken fällt es mir manchmal schwer, das Wesentliche vom Unwesentlichen zu unterscheiden.	☐	☐	☐	☐	☐
17	Von übersinnlichen Vorgängen fühle ich mich stark angezogen.	☐	☐	☐	☐	☐
18	Eine sehr unruhige Umgebung empfinde ich als unangenehm.	☐	☐	☐	☐	☐
19	Ich reagiere empfindlich auf Kau-, Schmatz- oder Schluckgeräusche anderer.	☐	☐	☐	☐	☐
20	Ich kann mich gegenüber Gefühlsregungen anderer schlecht abgrenzen.	☐	☐	☐	☐	☐
21	Stimmungsvolle Anlässe wie Ehrungen, Trauerfeiern oder traurige Filme können mich emotional sehr bewegen.	☐	☐	☐	☐	☐

NR.	ITEM	NIE-MALS	MÖG-LICH	HÄU-FIGER	MEIS-TENS	IM-MER
22	An hektischen Tagen fühle ich mich oft so genervt, dass ich mich zurückziehen muss.	☐	☐	☐	☐	☐
23	Schlimme Kindheitserlebnisse kann ich nicht vergessen.	☐	☐	☐	☐	☐
24	Ich reagiere empfindlich auf anregende Genussmittel, wie Kaffee oder Alkohol.	☐	☐	☐	☐	☐
25	Geschrei und chaotisches Durcheinander empfinde ich als unangenehm.	☐	☐	☐	☐	☐
26	Für mich ist es sehr wichtig, mein Leben so zu organisieren, dass ich Situationen vermeide, in denen ich mich ärgern muss oder die mich überwältigen.	☐	☐	☐	☐	☐
27	Nach ergebnislosen Streitgesprächen neige ich zum Rückzug und länger dauerndem Schweigen.	☐	☐	☐	☐	☐
28	Gewaltverherrlichende und sexistische Filme empfinde ich als unangenehm bis abstoßend.	☐	☐	☐	☐	☐
29	Wenn ich Leistungen unter Druck und Beobachtung erfüllen muss, macht mich das nervös und unsicher, sodass ich meistens hinter meinen eigenen Erwartungen zurückbleibe.	☐	☐	☐	☐	☐
30	Mir liegt viel an meinem Ansehen in der Öffentlichkeit.	☐	☐	☐	☐	☐

SENS-TEST
BIOGRAFISCHER FRAGEBOGEN FÜR KINDER

MERKMAL	X	MERKMAL	X
Alter		**Familienverhältnisse**	
1 < 6 Monate	☐	22 Kind aus 1. Ehe/Partnerschaft	☐
2 6 Monate – 12 Monate	☐	23 Kind aus 2. Ehe/Partnerschaft	☐
3 13–24 Monate	☐	24 Kind aus 3. Ehe/Partnerschaft	☐
4 25–35 Monate	☐	25 Kind aus 4. Ehe/Partnerschaft	☐
5 3–4 Jahre	☐		
6 5–6 Jahre		**Gesundheitsfragen Vater**	
7 7–8 Jahre	☐	26 Neurodermitis	☐
8 9–10 Jahre	☐	27 Heuschnupfen	☐
9 11–12 Jahre	☐	28 Asthma bronchiale	☐
10 13–14 Jahre	☐	29 Nahrungsmittelallergie	☐
11 15–16 Jahre	☐	30 Inhalative Allergie (z. B. Pollen)	☐
12 < 18 Jahre	☐	31 Andere chron. Krankheit	☐
		32 Gesund	☐
Geschlecht		33 Inanspruchnahme Psychotherapie	☐
13 Mädchen	☐		
14 Junge	☐		
Gesundheitsfragen Kind		**Gesundheitsfragen Mutter**	
15 Neurodermitis	☐	34 Neurodermitis	☐
16 Heuschnupfen	☐	35 Heuschnupfen	☐
17 Asthma bronchiale	☐	36 Asthma bronchiale	☐
18 Nahrungsmittelallergie	☐	37 Nahrungsmittelallergie	☐
19 Inhalative Allergie (z. B. Pollen)	☐	38 Inhalative Allergie (z. B. Pollen)	☐
20 Andere chron. Krankheit	☐	39 Andere chron. Krankheit	☐
21 Gesund	☐	40 Gesund	☐
		41 Inanspruchnahme Psychotherapie	☐

SENS-TEST
KINDER AB 6 JAHRE

NR.	ITEM	NIE-MALS	MÖG-LICH	HÄU-FIGER	MEIS-TENS	IM-MER
	Meine Tochter/mein Sohn					
1	ist sehr aufmerksam und bemerkt auch geringe Veränderungen sofort	☐	☐	☐	☐	☐
2	ist sehr empfindsam und mitfühlend	☐	☐	☐	☐	☐
3	leidet oft unter Ein- und Durchschlafstörungen	☐	☐	☐	☐	☐
4	verhält sich gegenüber Fremden freundlich und höflich	☐	☐	☐	☐	☐
5	ist etwas schreckhaft	☐	☐	☐	☐	☐
6	ist fleißig, strebsam und diszipliniert	☐	☐	☐	☐	☐
7	ist eher geduldig und ausdauernd	☐	☐	☐	☐	☐
8	verhält sich vorsichtig und vorausschauend	☐	☐	☐	☐	☐
9	erscheint oft ernst und nachdenklich	☐	☐	☐	☐	☐
10	ist ehrgeizig und neigt dazu, sich zu überfordern	☐	☐	☐	☐	☐
11	ist in allem gründlich und genau	☐	☐	☐	☐	☐
12	ist auffällig berührungs- und schmerzempfindlich	☐	☐	☐	☐	☐
13	erregt sich leicht wegen Kleinigkeiten	☐	☐	☐	☐	☐
14	will es allen recht machen	☐	☐	☐	☐	☐
15	übernimmt ungern die alleinige Verantwortung	☐	☐	☐	☐	☐

NR.	ITEM	NIE-MALS	MÖG-LICH	HÄU-FIGER	MEIS-TENS	IM-MER
16	kann sich schlecht entscheiden	☐	☐	☐	☐	☐
17	ist außergewöhnlich geräuschempfindlich	☐	☐	☐	☐	☐
18	erscheint oft bedrückt und missmutig	☐	☐	☐	☐	☐
19	macht sich Sorgen, den Anforderungen nicht gewachsen zu sein	☐	☐	☐	☐	☐
20	reagiert empfindlich auf Unruhe und Lärm	☐	☐	☐	☐	☐
21	legt Wert auf Sicherheit und Stabilität	☐	☐	☐	☐	☐
22	verhält sich in fremder Umgebung meistens zurückhaltend	☐	☐	☐	☐	☐
23	ist bescheiden und hilfsbereit	☐	☐	☐	☐	☐
24	beunruhigen unerwartete Änderungen alltäglicher Abläufe	☐	☐	☐	☐	☐
25	ist leicht beeindruckbar	☐	☐	☐	☐	☐
26	neigt dazu, sich selbst die Schuld zu geben	☐	☐	☐	☐	☐
27	hat kein Problem, sich einzufügen	☐	☐	☐	☐	☐
28	ist ein harmonisches Familienleben wichtig	☐	☐	☐	☐	☐
29	legt Wert auf Ordnung und Sauberkeit	☐	☐	☐	☐	☐
30	zeigt Hinweise auf Hochbegabung	☐	☐	☐	☐	☐

SENS-TEST
SÄUGLINGE UND KLEINKINDER BIS 5 JAHRE

NR.	ITEM	NIE-MALS	MÖG-LICH	HÄU-FIGER	MEIS-TENS	IM-MER
	Meine Tochter/mein Sohn					
1	ist sehr aufmerksam und bemerkt auch geringste Veränderungen	☐	☐	☐	☐	☐
2	ist sehr anhänglich und kann schlecht allein sein	☐	☐	☐	☐	☐
3	ist eher unruhig	☐	☐	☐	☐	☐
4	kann nicht alleine schlafen	☐	☐	☐	☐	☐
5	fährt leicht zusammen	☐	☐	☐	☐	☐
6	kann sich nicht alleine beschäftigen	☐	☐	☐	☐	☐
7	schreit so lange, bis sie/er bekommt was, was sie/er will	☐	☐	☐	☐	☐
8	fürchtet sich vor fremden Menschen	☐	☐	☐	☐	☐
9	weint oft aus geringem Anlass	☐	☐	☐	☐	☐
10	hat eine empfindliche Haut	☐	☐	☐	☐	☐
11	ist leicht ablenkbar	☐	☐	☐	☐	☐
12	hat oft Infekte der Atemwege	☐	☐	☐	☐	☐
13	erregt sich leicht wegen Kleinigkeiten	☐	☐	☐	☐	☐
14	will ständig getragen werden	☐	☐	☐	☐	☐
15	ist ein „Schreikind"	☐	☐	☐	☐	☐
16	weiß manchmal nicht, was sie/er will	☐	☐	☐	☐	☐
17	braucht viel Zärtlichkeit und Zuwendung	☐	☐	☐	☐	☐
18	ist eher ungeduldig	☐	☐	☐	☐	☐

NR.	ITEM	NIE-MALS	MÖG-LICH	HÄU-FIGER	MEIS-TENS	IM-MER
19	zeigt oft rasch wechselnde Stimmungen	☐	☐	☐	☐	☐
20	reagiert empfindlich auf Unruhe und Lärm	☐	☐	☐	☐	☐
21	ist in der geistigen Entwicklung anderen altersgleichen Kindern voraus	☐	☐	☐	☐	☐
22	verhält sich in fremder Umgebung meistens schüchtern oder scheu	☐	☐	☐	☐	☐
23	legt Wert auf Ordnung	☐	☐	☐	☐	☐
24	ist schmerzempfindlich	☐	☐	☐	☐	☐
25	reagiert empfindsam auf Stimmungen anderer	☐	☐	☐	☐	☐
26	verhält sich oft babyhaft	☐	☐	☐	☐	☐
27	kann sich oft schlecht entscheiden	☐	☐	☐	☐	☐
28	kann mit unerwarteten Änderungen alltäglicher Abläufe schlecht umgehen	☐	☐	☐	☐	☐
29	ist eher ängstlich und vorsichtig	☐	☐	☐	☐	☐
30	legt Wert auf Reinlichkeit	☐	☐	☐	☐	☐

LITERATUR

AOK Fehlzeiten-Report (2017) Badura, B., Litsch, M., Vetter, C., Berlin-Charlottenburg.

Aron, E. N. (1996) Counseling the highly sensitive person. Counseling and Human Development 28, 1–7.

Aron, E. N., Aron, A. (1997) Sensory-processing sensitivity and its relation to introversion and emotionality. Journal of Personality and Social Psychology 73, 345–368.

Aron, E. N. (2006) The Clinical Implications of Jung's Concept of Sensitiveness. Journal of Jungian Theory and Practice 8, 11–43.

Aron, E. N.: The Highly Sensitive Person: How to Thrive When the World Overwhelms You, New York 1997 (dt. Sind Sie hochsensibel? Wie Sie Ihre Empfindsamkeit erkennen, verstehen und nutzen, München 2014).

Aron, E., Aron, A., Jagiellowicz, J. (2012) Sensory processing sensitivity: A review in the light of the evolution of biological responsivity (PDF). Personality and Social Psychology Review 16(3), 262–282.

Asendorpf, J. B., Neyer, F. J.: Psychologie der Persönlichkeit, Berlin 2012.

Austeda, F.: Kategorien. In: Lexikon der Philosophie, 6. erweiterte Auflage, Wien 1989, S. 184.

AWMF S2 Leitlinie Neurodermitis 2016: Werfel, T., Heratizadeh, A., Aberer, W., Ahrens, F., Augustin, M., Biedermann, T., Diepgen, T., Fölster-Holst, R., Gieler, U., Kahle, J., Kapp, A., Nast, A., Nemat K., Ott, H., Pzybilla, B., Roecken, M., Schlaeger, M., Schmid-Grendelmeier, P., Schmitt, J., Schwennesen, T., Staab, D., Worm, M (2016). S2k-Leitlinie Neurodermitis (atopisches Ekzem, atopische Dermatitis) Kurzversion. Allergo Journal, 25(3), 36–51.

Bardi, H.: Der geplünderte Planet – Die Zukunft des Menschen im Zeitalter schwindender Ressourcen, München 2013.

Barmer Report (2018) Straub Chr., Szecsenyl, J., Giesecke S., Berlin: Barmer Presse.

Beckmann, D., Brähler, E., Richter, H.-E.: Der Gießen-Test (GT), Handbuch, Göttingen/Bern 1991.

BELLA-Studie (2017) Ravens-Sieberer, U., Wille, N., Bettge, S., Erhart, M., Berlin: Robert Koch-Institut.

Bergmann, W.: Das Drama des modernen Kindes: Hyperaktivität, Magersucht, Selbstverletzung, Düsseldorf 2003.

Biermann, H.: Die Gesundheitsfalle, Hamburg 1992.

Borkenau, P., Ostendorf, F.: NEO-Fünf-Faktoren Inventar nach Costa und McCrae (NEO-FFI). Manual, Göttingen, 2. Aufl 2008.

Boterberg, S., Warreyn, P. (2016) Making sense of it all: The impact of sensory processing sensitivity on daily functioning of children. Personality and Individual Differences 92, 80–86.

Bude, H., Willisch, A.: Exlusion. Die Debatte über die »Überflüssigen«, Berlin 2007.

Campbell, N.A., Reece, J.B.: Biologie, Heidelberg-Berlin 2003.

Carroll, Sean B.: Evo Devo – Das neue Bild der Evolution, Berlin 2008.

Cheng CM (1), Hsu JW (2), Huang KL (2), Bai YM (2), Su TP (2), Li CT (2) (2015) Risk of developing major depressive disorder and anxiety disorders among adolescents and adults with atopic dermatitis: a nationwide longitudinal study. Journal of affective disorders 178, 60–65.

DAK Psychoreport 2015: Glaeseke G., Helfrich J., Möller-Leimkühler A.M., Unger H.P., Weiss, M., Hamburg: DAK – Gesundheit Gesetzliche Krankenversicherung.

Dalgard, F.J., Gieler, U., Tomas-Aragones, L., Lien, L., Poot, F., Jemec, G.B., Misery, L., Szabo, C., Linder, D., Sampogna, F., Evers, A.W., Halvorsen, J.A., Balieva, F., Szepietowski, J.,

Romanov, D., Marron, S. E., Altunay, I. K., Finlay, A. Y., Salek, S. S., Kupfer, J. (2015) The psychological burden of skin diseases: a cross-sectional multicenter study among dermatological out-patients in 13 European countries. Journal of Investigative Dermatology 135, 984–991.

Duus, P.: Neurologisch-topische Diagnostik, 5. Auflage. Stuttgart 1990, S. 390.

Edelmann, M.: Gesundheitsressourcen im Beruf, Faktenblatt zu UHR, 006, S. 6 ff., FU Berlin 2016.

Evans, D. E., Rothbart, M. K. (January 2008) Temperamental sensitivity: Two constructs or one? (PDF). Personality and Individual Differences. 44(1), 108–118.

Fahrenberg, J., Hampel, R., Selg, H.: FPI-R Freiburger Persönlichkeitsinventar. Manual, Göttingen 2010.

Freud, S.: Das Ich und das Es. In: Studienausgabe, Bd. III: Psychologie des Unbewußten, Frankfurt am Main 1975.

Fritze, L.: Die Gegenwart des Vergangenen. Über das Weiterleben der DDR nach ihrem Ende, Weimar/Köln/Wien 1997.

Gebauer G.: Hochsensibilität: Umfrage-Ergebnis und Test. https://hochsensible.eu/sample-page/, abgerufen am 28. August 2017.

Giddens, A.: Wandel der Intimität-Sexualität. Liebe und Erotik in modernen Gesellschaften, Frankfurt 1993.

Gieler, U., Ehlers, A., Höhler, T., Burkard, G. (1990) The psychosocial status of patients with endogenous eczema. A study using cluster analysis for the correlation of psychological factors with somatic findings. Hautarzt 41, 416–423.

Gray, J., in: Hoyer, J., Helbig, S., Margraf, J.: Diagnostik der Angststörungen. Göttingen 2005, S. 15.

Grobe, T. G., Bitzer, E. M., Schwartz, F. W. (2013) Eine »Generation ADHS«. BARMER GEK Arztreport 2013.

Grossman, P., Niemann, L., Schmidt, S., Walach, H. (2003) Mindfulness-based stress reduction and health benefits. A meta-analysis. J Psychosom Res 57, 35–43.

Gumpert, M.: Hahnemann, Freiburg i. Br. 1989.

Hahnemann, S.: Die chronischen Krankheiten. Band 1–6, Heidelberg, 5. Nachdruck 1991.

Harold, L., Atwood, H. L., MacKay, W. A.: Neurophysiologie. Text-/Bild-Manual, Stuttgart 1994.

Häusel, H. G.: Think Limbic! Die Macht des Unbewussten verstehen und nutzen für Motivation, Marketing und Management, Freiburg, 4. Auflage 2010.

Häusel, H. G.: Limbic Success: So beherrschen Sie die unbewussten Regeln des Erfolgs. Die besten Strategien für Sieger, Freiburg, 2. Auflage 2006.

Häusel, H. G.: Brain Script: Warum Kunden kaufen. Freiburg 3. Auflage 2012; später als »Brain View: Warum Kunden kaufen«.

Hollersen, W.: Warum die Haut kein Spiegel der Seele ist. Die Welt, 19.01.2015. Online unter: https://www.welt.de/gesundheit/article136520216/Warum-die-Haut-kein-Spiegel-der-Seele-ist.html, abgerufen am 14. November 2018.

Hollstein, W.: Die Gegengesellschaft. Alternative Lebensformen. Verlag Neue Gesellschaft, Bonn 1979.

Ihle, W., Esser, G. (2007) KIGGS, Robert Koch Institut Berlin.

Ihle, W. et al.: Depression, Angst und Essstörungssymptomatik und erinnertes elterliches Erziehungsverhalten, in: Kindheit und Entwicklung (2005), 14, 30–38, Göttingen: Hogrefe Verlag (https://doi.org/10.1026/0942-5403.14.1.30).

Israel, A., Kerz-Rühling, I.: Krippen-Kinder in der DDR. Frühe Kindheitserfahrungen und ihre Folgen für die Persönlichkeitsentwicklung und Gesundheit, Frankfurt am Main 2008.

Israel, A. (2008) Frühe Kindheit in der DDR. Kinderanalyse, 16. Jg., Heft 2, April 2008, 100–127.

Israel, A. (2009) Aspekte der Selbstentwicklung und frühe Fremdbetreuung. Analytische Kinder- und Jugendlichen-Psychotherapie, 40. Jg., Heft 142, 2/2009, Brandes & Apsel.

Jacobi, F. et al. (2014) Psychische Störungen in der Allgemeinbevölkerung, Studie zur Gesundheit Erwachsener in Deutschland und ihr Zusatzmodul Psychische Gesundheit (DEGS1-MH), Institut für Klinische Psychologie und Psychotherapie, Center of Epidemiology and Longitudinal Studies (CELOS), Technische Universität Dresden.
James, K.: »Wie, stillst du dein Baby gar nicht?« DIE WELT, 19. 12. 2014.
Jaspers, K.: Allgemeine Psychopathologie, Berlin, 9. Aufl. 1973.
Jordan, M. I., Russel S. (1999) Categorization. The MIT Encyclopedia of the Cognitive Sciences. The MIT Press, Cambridge, Massachusetts 1999, 104–106.
Jung, C. G.: Die psychologischen Aspekte des Mutter-Archetyps. In: C. G. Jung: Die Archetypen und das kollektive Unbewusste, hrsg. v. Lilly Jung-Merker u. Elisabeth Rüf. Gesammelte Werke, Bd. 9, Halbbd. 1. Zürich 1954, 89–123.

Kagan, J. (1994) On the nature of emotions. https://doi.org/10.1111/j.1540-5834.1994.tb01275.x.
Karasek, R. A. Jr. (1979) Job Demands, Job Decision Latitude, and Mental Strain: Implications for Job Redesign. Administrative Science Quarterly Vol. 24, No. 2 (June 1979), 285–308, doi:10.2307/2392498, JSTOR 2392498.
Kim, J. E., Kim, H. J. (2015) Consensus Guidelines for the Treatment of Atopic Dermatitis in Korea (Part I): General Management and Topical Treatment. Ann Dermatol. 2015 Oct, 27(5), 563–577. doi: 10.5021/ad.2015.27.5.563. Epub 2015 Oct 2.
Koch, Chr.: Bewusstsein – ein neurobiologisches Rätsel, Heidelberg 2005.
Koch, Chr.: Bewusstsein – Bekenntnisse eines Hirnforschers, Heidelberg 2013.

Kratzer, P. : Interaktion der Mütter Neurodermitis-kranker Kinder, München 2000.

Kretschmer, E.: Der Sensitive Beziehungswahn, Berlin/Heidelberg 1918.

Lampert, T., Kuntz, B. (2014) Tabak- und Alkoholkonsum bei 11- bis 17-jährigen Jugendlichen, KIGGS Study Group Ergebnisse der KiGGS-Studie – Erste Folgebefragung (KiGGS Welle 1).

Langen, U., Schmitz, R., Steppuhn, H. (2013) Prevalence of allergic diseases in Germany Abteilung für Epidemiologie und Gesundheitsmonitoring, Robert-Koch-Institut, Berlin Bundesgesundheitsblatt 2013 56:698–706, doi: 10.1007/s00103–012–1652–7, Online publiziert: 27. Mai 2013, © Springer-Verlag Berlin Heidelberg 2013.

Lazarus, R. S.: Emotion and Adaptation, New York 1991.

Lazarus, R. S.: Stress and Emotion. A new Synthesis, London 1999.

LeDoux J. E.: Angst – Wie wir Furcht und Angst begreifen und therapieren können, wenn wir das Gehirn verstehen, Salzburg 2016.

LeDoux J. E.: Das Netz der Persönlichkeit – Wie unser Selbst entsteht, München 2006.

LeDoux J. E.: Das Netz der Gefühle – Wie Emotionen entstehen, München 2001.

Lehwalder, H.: Herders Lehre und Empfinden. Versuch einer Interpretation v. H.s Schrift »Vom Erkennen u. Empfinden« sowie Versuch einer Interpretation v. H.s Schrift »Vom Erkennen u. Empfinden der menschlichen Seele« und zugleich ein Beitrag zur modernen Problematik des Empfindungsbegriffs, Dissertation Kiel 1955.

Libet, B.: Mind Time. Wie das Gehirn Bewusstsein produziert, Frankfurt 2005.

Licht, C., Mortensen, E. L., Knudsen, G. M. (2011) Association between sensory processing sensitivity and the serotonin transporter polymorphism 5-HTTLPR short/short genotype. Biological Psychiatry, 69, supplement for Society of Biological Psychiatry Convention and Annual Meeting, abstract 510.

Liffler, P., Peters, E. M. J., Gieler, U. (2019) Gibt es Hinweise auf Eigenschaften der »Sensory processing sensitivity« (SPS) bei atopisch veranlagten Persönlichkeiten? – Eine Untersuchung an Eltern Neurodermitis-kranker Kinder in stationärer Behandlung. Zeitschrift für Psychosomatische Medizin und ärztliche Psychotherapie 4.

Liss, M., Mailloux, J., Erchull, M. J. (2008) The relationships between sensory processing sensitivity, alexithymia, autism, depression, and anxiety, Personality and Individual Differences, 45 (3), 255–259.

Maaz, K.: Bildungsbericht 2018, Deutsches Institut für Internationale Pädagogische Forschung, wbv Media GmbH & Co. KG, Bielefeld 2018.

Marty, P. (1958) Die allergische Objektbeziehung. Übersetzt von E. Moersch: La relation objectale allergique. Revue francaise de psychoanalyse 22, 5–35.

McEwen, B. S.: Emotion and Adaptation. New York NY u. a. 1991.

McEwen, B. S. (2007): Physiology and neurobiology of stress and adaptation: Central role of the brain. Physiological Reviews 87 (2007), 873–904.

McEwen, B. S., Gianaros P. J. (2010) Central role of the brain in stress and adaptation: links to socioeconomic status, health, and disease. Ann N Y Acad Sci, 1186 (2010), 190–222. doi:10.1111/j.1749-6632.2009.05331.x.

McGinn, C.: Wie kommt der Geist in die Materie? Das Rätsel des Bewusstseins, München 2003.

McGinn, C.: Das geistige Auge. Von der Macht der Vorstellungskraft, Darmstadt 2007.

Meadows, D., Meadows, D.: Die Grenzen des Wachstums. Bericht des Club of Rome zur Lage der Menschheit, Stuttgart 1972.

Meyer, K.: In der DDR gab es nur halb so viel Allergien wie im Westen, Badische Zeitung 3. 10. 2016.

Niebel, G. (1995) Diagnostische Grundlagen verhaltensmedizinischer Intervention bei AD-Patienten: Untersuchungen an einer ambulanten Stichprobe. In: Verhaltensmedizin der chronischen Hautkrankheit. Interdisziplinäre Perspektiven der atopischen Dermatitis und ihrer Behandlung. Bern: Huber, 275–334.

OECD (2017) Health at a Glance 2017: OECD Indicators, OECD Publishing, Paris, https://doi.org/10.1787/health_glance-2017-en. Export options: EndNote, Zotero, BibTeX, RefWorks, Procite, Import into RefWorks, Mendeley.

Perkonigg, A., Kessler, R. C., Storz, S., Wittchen, H.-U. (2000) Traumatic events and post-traumatic stress disorder in the community: prevalence, risk factors and comorbidity. Acta Psychiatr Scand. 2000 Jan., 101(1), 46–59.

Peters, E. M. J., Liezmann, C., Klapp, B. F., Kruse, J. (2012) The neuroimmune connection interferes with tissue regeneration and chronic inflammatory disease in the skin. Annals of the New York Academy of Sciences 1262, 118–126.

Peters, E. M. J. (2013) Stress und molekulare Psychosomatik. Der Hautarzt (64) 6, 402–409.

Plattling K. H.: Empfindung. Lexikalisches Stichwort. In: Arnold, W. et al. (Hrsg.): Lexikon der Psychologie. Augsburg 1996, Spalte 457.

Radkau, J.: Die Ära der Ökologie, München 2011.

Ravens-Sieberer, U., Wille, N., Bettge, S., Erhart, M. (2006) Modul Psychische Gesundheit (Bella-Studie). Vortrag im Rahmen des Symposiums Studie zur Gesundheit von Kindern und Jugendlichen (KIGGS) in Deutschland: Erste Ergebnisse. Berlin, 25. September 2006.

Ravens-Sieberer, U., Klasen, F.: BELLA-Studie zweite Welle, Hamburg 2017.

Richter, H. E.: Eltern, Kind und Neurose. Die Rolle des Kindes in der Familie. Psychoanalyse der kindlichen Rolle, Berlin 1962.

Richter, H. E.: Patient Familie. Entstehung, Struktur und Therapie von Konflikten in Ehe und Familie, Berlin 2001.
Richter, H. E.: Die Krise der Männlichkeit in der unerwachsenen Gesellschaft, Gießen 2006.
Ring, J., Alomar, A., Bieber, T., Deleuran, M., Fink-Wagner, A., Gelmetti, C., Gieler, U., Lipozencic, J., Luger, T., Oranje, A. P., Schafer, T., Schwennesen, T., Seidenari, S., Simon, D., Stander, S., Stingl, G., Szalai, S., Szepietowski, J. C., Taieb, A., Werfel, T., Wollenberg, A., Darsow, U. (2012) Guidelines for treatment of atopic eczema (atopic dermatitis) Part II. Journal of the European Academy of Dermatology and Venereology 26 (9), 1176–1193.
Roisman, G. I., Susman, E., Barnett-Walker, K. u. a. (2009) Early Family and Child-Care Antecedents of Awakening Cortisol Levels in Adolescence. Child Development 80/2009, 907–920.
Roth, G.: Das Gehirn und seine Wirklichkeit. Kognitive Neurobiologie und ihre philosophischen Konsequenzen, Frankfurt, 5. überarb. Aufl. 1996.

Schäfer, T. et al. (2014) S3-Leitlinie Allergieprävention – Update 2014. Leitlinie der Deutschen Gesellschaft für Allergologie und klinische Immunologie (DGAKI) und der Deutschen Gesellschaft für Kinder- und Jugendmedizin (DGKJ). Allergo J Int 2014; 23 (186), 32–45.
Schmid-Fetzer, U., Lienhard, L. (2018) Neuroathletiktraining. Grundlagen und Praxis des neurozentrierten Trainings. München: Pflaum Verlag.
Schmitz, R., Thamm, M., Ellert, U., Kalcklösch, Schlaud M. (2014) Verbreitung häufiger Allergien bei Kindern und Jugendlichen in Deutschland. KIGGS Study Group Bundesgesundheitsblatt – Gesundheitsforschung Gesundheitsschutz 57.
Schönberg, A. von: Die Kunst des lässigen Anstands, München 2018.
Scott, F. G.: The morphogenesis of evolutionary development biology, Swarthmore College 2003.

Senra, M. S., Wollenberg, A. (2014) Psychodermatological aspects of atopic dermatitis. The British journal of dermatology 170(s1), 38–43.

Smolewska, K. A., McCabe, S. B., Woody, E. Z. (2006) A psychometric evaluation of the Highly Sensitive Person Scale: The components of sensory-processing sensitivity and their relation to the BIS/BAS and »Big Five«. Personality and Individual Differences, 40, 1269–1279.

SPSS 24.0 (2017) IBM Deutschland, Böblingen.

Stangl, W.: Phasen der psychosexuellen Entwicklung nach Freud. werner stangls arbeitsblätter 2018; http://arbeitsblaetter.stangl-taller.at/PSYCHOLOGIEENTWICKLUNG/Entwicklung Freud.shtlm (2018-10-17).

Stangl, W.: Probleme der Überversorgung, Überbehütung und Verwöhnung, werner stangls arbeitsblätter http://arbeitsblaetter.stangl-taller.at/.

Sterling, P., Eyer, J.: Allostasis: a new paradigm to explain arousal pathology. In: Fisher, S., Reason, J. (Hrsg.): Handbook of life stress, cognition and health, New York, 1988, 631–651.

Szabo, S. (1998) Hans Selye and the development of the stress concept. Special references to gastroduodenal ulcerogenesis. Ann. N. Y.Acad. Sc. Band 851, 1998, 19–27.

Tölle, R. (2013) Die sensitive Persönlichkeit. Der Nervenarzt 3, 374.

Uexküll, Th. von: Lehrbuch der Psychosomatischen Medizin. 4. Auflage, München-Wien-Baltimore: Verlag Urban & Schwarzenberg 1998.

Vermeer, H. J., Ijzendoorn, M. H. van (2006) Children's elevated cortisol levels at daycare: A review and meta-analysis. Early Childhood Research Quarterly 21/2006, 390–401.

Wagner, M., Weiß, B. (2003) Bilanz der deutschen Scheidungsforschung. Versuch einer Metaanalyse, Zeitschrift für Soziologie 32, 29–49.

Warschburger, P.: Psychologie der atopischen Dermatitis im Kindes- und Jugendalter, München 1996.

Whitmont, E. C.: Psyche und Substanz, Göttingen 1997.

Winterhoff, M.: Warum unsere Kinder Tyrannen werden: Oder: Die Abschaffung der Kindheit, Gütersloh 2008.

Winterhoff, M.: Moderne Entwicklungsstörungen bei Kindern und Jugendlichen Analyse – Herausforderungen und Aufgaben – Auswege. Ein Vortrag auf DVD von Michael Winterhoff. Gütersloh 2011.

Wittchen, H. U. et al (2011) The size and burden of mental disorders and other disorders of the brain in Europe 2010. Eur Neuropsychopharmacol. 2011 Sep;21(9):655–79. doi: 10.1016/j.euroneuro.2011.07.018.

Wittchen, H. U.: Klinische Psychologie & Psychotherapie. München 2011, Kap. 2, 21–23, 833.

Woodward, L. J., Fergusson, D. M. (2001) Life course outcomes of young people with anxiety disorders in adolescence, Universität von Canterbury, Christchurch, Neuseeland.

Zahrnt, A. (2006) Über 300 Schadstoffe in der Muttermilch. Studie des BUND und der Ruhr-Universität Bochum 2006.

Zerssen, D. von, Petermann, F.: Münchner Persönlichkeitstest: MPT; Manual, Göttingen 2012.

REGISTER

ADHS 17 f., 22, 34, 240, 317
Adrenalin 171 f., 291
Advantan® 268, 283, 304
Affektive Störungen 19
Aggressiv-dissoziale Störungen 20, 22
Akupressur 10, 50
Akupunktur 43 f., 50, 230
Albrecht, Christian 46
Alleinerziehende 219
Allergien/Allergene 8 f., 11, 14 ff., 21 ff., 25–29, 32 ff., 39, 43, 51, 53, 56 f., 60, 63–72, 76, 91 f., 96 f., 102–105, 107–112, 117, 123, 125 f., 135 f., 142, 145, 152, 169, 181, 184, 199, 203 f., 208–211, 225, 230 f., 239 f., 242, 245, 247, 249, 251–256, 260–263, 267–272, 276–288, 291, 296, 303, 305, 307, 309 f., 317, 321
Allergologie 23 ff., 39, 45, 53, 63, 117, 124, 183, 244 f., 253 f., 262, 280, 282, 284, 297, 304 f., 309, 311
Allostase 177, 203
Alternativmedizin 16, 31, 53, 77, 123, 128, 230
Analer Charakter 95, 141

Anaphylaxie 269, 272 f., 278, 291, 307, 310
Ängste 17–20, 22, 31, 63 f., 66, 68, 70 f., 77, 90, 99, 166–170, 172, 199, 201, 262, 296, 301, 308
Angststörungen 17–20, 22, 144, 174 f., 182, 201, 240, 299, 317
Anpassungssyndrom, Allgemeines 73 f., 170
Anthroposophie 45
Antibiotika 88 f., 102, 250, 304
Antihistaminika 255
Aron, Elaine N. 11, 148–152, 155, 157, 174–177, 179, 181 f., 185, 193, 202 f., 205
Arthrosen 13
Asendorpf, Jens 150
Asperger-Syndrom 163
Asthma bronchiale 9, 13 ff., 26 f., 33, 37, 44 f., 102–105, 141, 143, 178, 201, 209, 239, 242, 248 f., 252, 283, 305, 307, 317, 321
Atopie/Atopischer Formenkreis 9, 11, 14 ff., 22, 26 ff., 30, 39, 41, 45, 50, 52 f., 63, 65 f., 73 ff., 88, 90 f., 96,

98, 102, 106, 112, 117,
119 f., 123, 127, 141 f.,
145 f., 151, 154, 174, 178 f.,
181–186, 189–196, 199–
203, 207 f., 222, 235, 237,
241–251, 258, 269, 287,
303 f., 306, 310 f.
Atopie-Patch-Test 253
Atopische Dermatitis (AD)
246–249, 251 ff., 261,
264 ff., 268, 276, 282 ff.,
286, 288, 296, 299, 311
Atopische Stigmata 250 ff.
Atrophie 263
Austerda, Franz 83
Autogenes Training 57
AWMF S2 Leitlinie Neurodermitis 244, 246, 253, 257,
260, 264, 275, 281, 290,
294
Azathioprin 268

Bachblüten-Therapie 58
Balneo-Fototherapie 49 f.
Bäume 53
Beikost 88, 106 f., 118
Bellevue, Fachklinik für Ganzheitsmedizin (Fehmarn)
41, 46–49, 52, 54 f., 61,
103, 309 ff.
Bergmann, Wolfgang 144
Bewegungstherapie 49
Biermann, Hans 228
Biografischer Wandel 220 f.,
224

Bioprodukte 91
Bio-psycho-soziales Konzept
39 f.
Bioresonanz-Tests/-Therapie
43, 67, 123, 254, 269, 304
Blanz, Bernhard 18
Bluthochdruck 13, 73, 141
Bolus alba 89, 109, 114, 270,
274, 287
Bornschier, Volker 234
Boyce, Elizabeth 137
Brandl, Almuth 50
Bude, H. 214
Burn-outs 239, 317
Buske-Kirschbaum, Angelika
314

Calcineurinantagonisten/-inhibitoren 89, 114, 268, 304
Carroll, Sean B. 157
Christofodis, Janis 235
Ciclosporin 268
Clostridien 113
Club of Rome 225
Cortisol 131, 171, 225

Dalgard, F. J. 16
Darmflora 96, 107, 113
DDR 131, 209–212, 214 f.,
217, 219 f., 224, 227, 230 f.,
237, 239
Degression 263, 265 ff., 270,
287
Demeter-Produkte 91
Depressionen 17–20, 22, 74,

107, 115, 120, 144, 174 f.,
182, 201, 239 f., 269, 287,
292, 306, 317
Dermatologie 16, 23 f., 27,
30, 34, 53, 57, 61, 63, 68,
73 ff., 97, 102, 114, 182 f.,
187 f., 229, 244, 246,
260 f., 263 f., 266 ff., 275 f.,
295, 297, 311
Dermographismus 250, 252
Desensibilisierung 51, 68–71,
89, 115, 262, 271, 276,
292, 299
Deutsche Dermatologische Gesellschaft (DDG) 23
Deutsche Gesellschaft für Allergologie und klinische Immunologie (DGAKI) 136
Dexpanthenol 89, 114, 270, 274, 287
Diabetes 13
Diäten 10, 27, 50, 57, 67 ff., 96, 275 f., 279
Diathese-Stress-Modell 75
Dimetiden® 283
DNCG-Inhalationen 307
Dualismus, medizinischer 156

Edelmann, Margarete 75
Ehe/-scheidungen 218 ff., 224
Eigenbluttherapien 27, 58, 91
Eigenurintherapien 27, 58
Eigenverantwortlichkeit 52
Einzelkinder 93

Ekzeme 71 f., 85, 89, 106,
110, 112, 125, 185, 248,
251, 261, 264 ff., 269 f.,
275, 287, 303 f.
Elektroakupunktur nach Voll 254
Elidel® 267 f.
Eliminationsdiäten 40, 69, 275 f., 307
Eltern-Kind-Interaktion 71, 74, 76–83, 90, 99, 128, 143, 200, 273, 292, 296
Empfindlichkeit 64, 75, 78, 90, 92, 98, 113, 128, 146 f., 152, 164, 192, 272, 318 ff., 323 ff.
Empfindsamkeit 11, 76, 78, 84–87, 92, 95, 98, 100, 103, 107, 128, 151 f., 155, 164, 180, 204 ff., 235, 302, 322, 325
Epigenetik 168, 242 f., 249
Epikutantestungen 253
Ergotherapie 293
Ernährung 14, 27, 39 f., 54
Ernährungsmedizin 40, 45, 50, 247, 262 f., 280, 282, 297
Erziehungsberatung 90, 99
Erziehungsstile 80, 92, 100, 115, 140, 145, 273, 292, 296, 301
Esoterische Neigungen/Übersinnliches Denken 10, 98, 113, 196, 206 f., 302, 319

Essstörungen 19, 34, 144, 269, 317
Evans, D. E. 150
Evolution 137, 152, 154, 157, 168, 174 f., 202, 240
Exterozeption 298
Eyer, J. 177

Familienaufstellung 51, 57
Familienbett 27, 133, 137
Familientherapie 51, 77, 244, 259, 297, 301 f.
Faust, Volker 314
Fergusson, D. M. 18
Fett-feuchte Verbände 95, 270, 287
Flade, Sigrid 39
Flooding (Reizüberflutung/Konfrontation) 299, 301
Fölster-Holst, Regina 207, 313
Freiburger Persönlichkeitsinventar (FPI) 181, 185, 198 f.
Freud, Sigmund 95, 131 f., 140
Fritze, Lothar 210
Frühgeborene 34, 36
Frustrationstoleranz 107, 120, 196, 206, 302, 306
Furchtzentrum (d. Gehirns) 66, 166, 169, 173, 177, 199, 298 f.

Ganzheitsmedizin 37, 50, 52, 54, 309
Gebauer, Guido 149
Gehirn 66, 149, 151, 154, 156, 158–162, 164–171, 173, 175, 179, 187, 298 f.
Genetische Disposition 7, 22, 63, 75, 242 f., 249, 273
Germanwings-Pilot 24
Gesundheitswesen 13, 16, 22, 201, 208, 210, 228–231, 240 f., 247, 303, 311
Gewürze 97, 114
Giddens, Anthony 218
Gieler, Uwe 74, 187 ff., 207, 241, 314
Gießen-Test (GT) 181, 185, 197, 199
Gilbert, Scott F. 157
Ginott, Haim G. 223
Glutenfreie Ernährung 91
Glukokortikosteroide 90, 102, 114, 268, 304
Gräser 53, 69, 97, 278, 286, 291, 305, 307
Gray, Jeffrey 151
Grossman, P. 130
Grumet, Jamie Lynne 134

H1-Antihistaminika 89, 114, 283
Hahnemann, Samuel 37, 62, 229
Hals-Nasen-Ohren-Medizin 53

Häusel, Hans-Georg 164
Hausstaubmilben 39, 53, 56, 91, 97, 102, 104, 252, 256, 260, 277, 286
Heiming, Eva 30 f.
Helikopter-Eltern 80, 223
Hellinger, Bert 51
Heppelmann, Ute 50
Hertoghe-Zeichen 250
Herz-Kreislaufkrankheiten 13, 17
Heuschnupfen 9, 14 f., 26 f., 141, 178, 201, 209, 239, 248 f., 252, 305, 307, 317, 321
HHN-Achse/HHNR-Achse 170 ff.
Hickman-Katheter 35
Hippie-Bewegung 238
Histamin 65 f., 91, 97, 255
Hochbegabung 149 f., 163, 323
Hochsensibilität 11, 149 f., 152 f., 174 f., 287
Hochsensitivität 148–152, 174–177, 196, 203, 205
Hochsensitivitäts-Test (HS-Test) 149 f., 179, 181 f., 184–187, 193 f., 196 f., 199, 205 f., 272
Homöopathie 37 f., 40, 43 f., 50 f., 57 ff., 61 ff., 68 ff., 91, 229 f., 265, 269, 281 ff., 302, 304
Homöopathie, naturwissenschaftlich-kritische 44, 62 f., 265
Hühnerei 89, 92, 97, 260, 269, 276, 289, 291, 293 f., 304 f., 307
Hülsenfrüchte 92
Hundeschuppen 97, 286, 305
Hydrolysate 96, 107, 136, 271, 288, 293
Hyperkinetische Störungen 20
Hypoallergene Säuglingsmilch 117 f., 126, 136, 256, 271
Hypersensibilität 120, 169, 173, 175 f., 180, 186, 199, 201, 204 f., 227, 230 f., 297 f.
Hypersensitivität 163, 173
Hyposensibilisierung 68, 77, 110, 115, 177, 243 f., 258 ff., 268, 271, 276, 279 ff., 288, 291, 293, 297 ff., 301, 303, 311

IgE-Antikörperwerte 25, 63, 65 f., 68, 75, 89, 91 f., 97, 107, 125 f., 185, 253, 255 f., 260, 271, 279, 284 ff., 288, 305
IgG-4-Test 67
Immunsystem 39, 53, 63, 65, 135 f., 199, 244 f., 258 f., 276 f.
Immuntherapie 92, 97, 109 ff., 244, 259 f., 262,

264, 270, 276 ff., 282, 290 ff.
Individualisierung 100, 115
Inhalative Allergien 56, 68, 70, 125, 279 f., 286, 291, 305, 321
Insekten 53
Intoleranzen s. Unverträglichkeiten
Israel, Agathe 214

Jagiellowicz, J. 151, 179
James, William 63
Jaspers, Karl Theodor 147
Jod 102
Jordan, M. I. 83
Juckreiz 7, 16, 39, 87, 89, 93, 106, 250 ff., 261, 270, 283 f., 287
Juckreiz-Kratz-Zyklus 16, 93, 110, 142 f., 252, 295
Jung, C. G. 132

Kagan, J. 148
Kaliumpermanganat (»Kaliper«) 30, 103, 109, 287
Karaman, Murat 188
Karasek, Robert A. 75
Katzenhaare/-epithelien/-schuppen 64, 97, 102 ff., 286, 305
Kinderärzte 8, 32, 34, 38, 42–45, 60, 76, 145, 169
Kinderarztpraxis, Lenkendorf (Fehmarn) 42–45

Kinderfachklinik für pädiatrische Allergologie, Dermatologie und Pneumologie, Petersdorf (Fehmarn) 7, 24
Kinder-Rehabilitationsklinik am Südstrand (Fehmarn) 39–43
Kinder-Rehabilitationsklinik, Westerland (Sylt) 37
Kinesiologie 10, 50, 230, 254, 304
Koffein 149, 194, 320
Komplementärmedizinische Verfahren 16, 40, 45, 51 ff., 230, 253
Konfuzius 30
Kontaktallergien 14, 26
Kopfschmerzen 18, 67, 131, 199
Kortison 7, 25, 27, 41, 53, 57, 88 f., 102, 106, 125, 263, 267, 269, 283, 304
Kratzen, Kratzanfälle 14, 16, 25, 27, 56 ff., 89, 102, 106, 113, 124 f., 142 f., 205, 250 ff., 272, 274, 283 f., 287, 292, 299
Kratzer, Petra 74
Krebs 11, 35, 60
Kretschmer, Ernst 146
Kröger, Michael 50
Kuhmilch 32 f., 89, 92, 97, 102, 260, 276, 285, 289, 291, 293 f., 304 f.

Kunsttherapie 51

Lazarus, Richard 75
LeDoux, Joseph 166
Liebe, Paradoxon der 81
Limbisches System 154, 159, 162, 164 ff., 169, 173, 175
Liss, Miriam 149
Loriot 132

Maas, Anette 57
Maaz, Kai 215
Marty, Pierre 142
Mastzellen 65 f.
McEwan, B. S. 177
MDK-Studie 52–55
Meadows, Dennis 225
Medikamentöse Therapien 16, 36, 40, 45, 53 f., 68, 70, 244, 255 f., 261, 263, 267, 269
Methotrexat (MTX) 268
Milchschorf 60, 87 f., 91, 102, 106, 250
Milwaukee-Schule 301
Mittelschicht 232 ff., 236 f.
Montelukast 104
Münchner Persönlichkeits-Test (MPT) 181, 185
Musiktherapie 51
Mutius, Erika von 209
Mutter-Komplex 132
Muttermilch 16, 135
Mykoplasmen 104

Nachtkerzenöl 91
Nahrungsergänzungsmittel 58, 96
Nahrungsmittel 25, 39, 56 f., 66 f., 69 f., 91 f., 96 f., 105–109, 114, 117 f., 125 f., 209, 247, 251, 255 f., 260, 269, 271, 274 ff., 278–283, 286–291, 294, 304 f., 307, 309, 321
Narzissmus 131, 143
Naturheilkunde 38, 54, 71, 283
Neocate®/Neocate Advance® 89, 96, 107, 271, 288
Nesselfieber/-sucht 14, 26, 102, 201
Neumann, Michael 223
Neurale Hyposensibilisierung (NHS) 244, 259 f., 297 ff.
Neurale Verarbeitungsempfindlichkeit (Neural processing sensitivity, NPS) 173, 175, 177 f., 180, 182, 200–203, 205, 207, 240, 242–246, 258 ff., 295, 302 f.
Neurodermitis 7 ff., 11, 14 f., 23–27, 30, 33 f., 37, 39 ff., 43 f., 58–61, 63, 71–74, 76, 81, 84, 87, 89, 91, 96, 100, 102–106, 112–115, 117, 119 f., 123, 125, 127 ff., 131 ff., 137 f., 141 ff., 145 f., 148, 152, 178 f., 182–185, 187–190, 199–202, 209,

222, 225, 230 f., 239, 241 ff., 246–253, 256 f., 260 f., 264, 266 f., 269, 271, 275 f., 281, 295, 304 f., 307, 317, 321
Neurodermitis-Overalls 89
Neurologie 20, 24, 157
Neurotizismus 107, 113, 120, 150, 180, 197, 199, 204
Nickel, Bernd 81
Nosoden 110, 264
Nüsse 89, 91 f., 97, 103, 260, 285, 289, 291, 293 f., 305, 307

Objektbeziehungstheorie 142 f.
Ökotrophologie 40, 57
Omega 3 Loges 93
Omnio Biotic Panda 91
Orale Hyposensibilisierung nach dem Rotationsprinzip (OHS) 97, 256, 271, 279, 288, 291, 293
Osteopathie 112
Ost-West-Vergleich 14, 208–212, 214–220, 224, 227, 230 f., 237, 239

Panikattacken 18 f.
Pariboy 104
Park Schönfeld, Kinderkrankenhaus (Kassel) 30 f.
Perfektionismus (bei Eltern) 84, 93, 173, 176

Persönlichkeitsmerkmale, fünf 179 f.
Persönlichkeits-Tests 179–182, 184 ff., 196 ff., 204 f., 258, 306
Peters, Eva 74, 186–189, 207, 313
Peters, Uwe Henrik 147
Pferdehaare 69
Physiotherapie 49, 53, 216
Pimecrolimus 267 f., 304
Pollen 25, 39, 56, 69 f., 97, 102, 252, 256, 260, 276, 286, 291, 305, 307, 321
Prednisolon 304
Prick-Test 51, 103, 253 ff., 271, 284 ff., 288
Probiotika 27, 40, 58, 91, 96, 110, 114, 264 f., 281 f., 293
Protopik® 268
Provokationen, allergologische 51, 57, 67, 103, 107, 113, 118, 125, 247, 253, 255 f., 271, 275, 280 f., 288 ff., 307, 309
Psychische Erkrankungen/Störungen 17–24, 28, 51, 73, 77, 84, 99, 107, 113, 116 ff., 120, 138, 148, 173, 175, 201, 204 f., 208, 230, 239 f., 258
Psychoneuroimmunologie 39, 73 f., 287, 294
Psychosen 19, 96, 98
Psychosomatik/Psychosomati-

sche Krankheiten 15, 19, 21, 31, 40, 45, 70, 72 ff., 95, 98, 103, 143, 182 f., 187, 244, 246 f., 257, 262, 294–297, 303, 307, 311
Psychosoziale Belastungen 25, 40, 84 f., 90, 100, 129, 177, 287, 294 f.
Psychotherapie 16, 57, 71, 91 f., 106, 112, 114–121, 124, 185, 192 f., 219, 260, 262 f., 266 f., 292, 295, 297, 299, 301, 303, 308, 317, 321
Pubertät 164, 178

Radkau, Joachim 226
Richter, Horst Eberhard 143, 212
Ritalin (Methylphenidat) 18
Robert-Koch-Institut 14 f., 18, 29, 135, 191, 208 f.
Roisman, Glenn 131
Rotationsdiäten 69, 111, 294
Rothbart, M. K. 150
Rückenschmerzen 18, 102
Russel, S. 83

Salbutamol® 104, 283
Sanakran 63
Schimmelpilze 97, 256
Schlaf im Elternbett/Schlafplatz 27, 86, 102 ff., 107, 110, 133 f., 137 f., 273 f., 292, 296, 299, 301, 308, 324
Schlafstörungen 18, 67, 89, 92, 105 f., 113, 251, 266, 273, 283 f., 294, 299 f., 317, 322
Schmidt, Helmut 231
Schmitz, Martin 50
Schmitz, R. 248
Schmutz 53
Schröder, Gerhard 231
Schulmedizin 35, 40, 53, 304
Schwarztee/-Wickel 91
SCORAD 89, 246, 269, 276, 288
Sears, Bill 134
Selbstbewusstsein 41, 64, 116, 299
Selbstständigkeit 52, 54, 59, 100, 104, 115, 132, 223, 265, 287, 293, 295, 308
Selye, Hans Hugo Bruno 73 ff., 170
Sensibilität 99, 146, 152–155, 157 f., 161, 163 f., 168 f., 173–179, 181–184, 186, 189, 193, 199–206, 208, 211, 235, 237, 239–244, 246, 249–252, 273, 292, 296, 298 f., 302
Sensitivität 146 f., 148 ff., 152 f., 155, 162, 164, 173 ff., 177 f., 242
Sensorische Verarbeitungsempfindlichkeit (Sensory proces-

sing sensitivity, SPS) 149 ff., 171, 175, 177, 189 f., 206, 241 f., 251, 268
SENS-Test 206 f., 258, 306, 316–325
Siering, Falko 186 ff., 312 f.
Sinnesempfindungen 159–164, 173, 176, 194
Sinnesphysiologie 157, 162, 173
Sofort-Typ 25, 254 f., 275
Sozialstaat 231 f.
Sozioökonomische Verhältnisse 15, 22, 191
Spezifische Immuntherapie (SIT) 276 f., 280
Spezifische sublinguale Immuntherapie (SLIT) 277 f., 280, 307, 310
Sport 14
Stangl, Werner 129, 133
Staphylococcus aureus 107, 113, 264, 269 f., 284, 288
Staphylococcus aureus Injeel® 270, 288, 293
Staub 53
Sterling, P. 177
Stiefmütterchen-Tee/-Wickel 91
Stillen/Stilldauer 86, 88, 90 f., 102 f., 106 ff., 112, 117 f., 120, 122, 124, 126, 133–137, 178, 269, 283, 299, 304
Stolz-Willig, Brigitte 235

Storm, Andreas 18
Streptokokken 107, 110, 264, 269
Stress 17 f., 39 f., 72–76, 101, 103 f., 113, 130 f., 151 ff., 162, 169 ff., 173, 177, 183, 187 f., 199, 202, 215 f., 225, 249, 261 f., 287, 306, 309
Subkutane Immuntherapie (SCIT) 278
Symbioflor 91, 109
Systemische Hyposensibilisierung (SHS) 110, 115, 177, 241, 243 ff., 253, 257–261, 265, 268, 278 f., 281, 295, 311
Systemische sublinguale Hyposensibilisierung (SSHS) 279 ff., 288, 291, 293
Systemisch-spezifische sublinguale Immuntherapie (SSLIT) 92, 110, 271, 289 ff.

Tacrolimus 268, 304
Testpsychologie 77, 98, 113, 116, 118, 120, 257 f., 272, 287, 297
Therapeutikum Westfehmarn 44 ff.
Therapeutisches Reiten 51
Tierepithelien 53, 252, 260
Tierhaare 39, 53, 68, 102 f., 256, 283

Tiertherapie 51
Tomaten 113
Traditionelle Chinesische Medizin 40, 58
Tragen von Babys/Kleinkindern 123, 125, 133, 138 f.
Triclosan 103, 274, 287
Trotzalter 139 f.

Überbehütung/Überfürsorglichkeit 73, 76 f., 79 ff., 85, 90, 93, 128 ff., 132 f., 138, 140, 143 ff., 176, 179, 200, 203, 222 f., 225, 287, 296, 301
Überempfindlichkeit 14, 26, 63, 65 ff., 72, 75 f., 103, 141, 164, 168 f., 174, 176 f., 194, 206 f., 242, 245, 247, 292
Überforderung (bei Eltern) 84, 100 f., 115, 120, 164, 206 f., 302, 306, 318
Übergewicht 13
Uexküll, Thure von 143, 156
Umweltmedizin 40
Umweltpolitik 225 ff., 240
Unguentum emusificans aquosum (UEA) 103, 270, 287
Unverträglichkeiten/Intoleranzen 14, 39, 50, 66 f., 91, 97, 106, 174, 251, 269, 304, 317

Vegetatives Nervensystem (VNS) 169–173, 199, 298
Verhaltenshemmungssystem 151
Verhaltenstherapie 90, 99, 103, 108, 115, 244, 259, 271, 273, 288, 292, 295 ff.
Vermeer, Harriet 131
Vermeidung 50 f., 63, 66, 68 f., 71, 278, 280, 288
Verstopfungen 141
Vigantol 91

Wagner, M. 218
Wahrnehmungsverarbeitung 66, 152, 155–158, 160–165, 167 f., 173, 176, 178, 185, 205, 224, 243 f., 258 f., 298 f.
Waldersdorff, Ulrike Gräfin 46
Wehinger, Helmut 35
Weiß, B. 218
Weizen 102, 260, 276, 285, 289, 305
Werfel, Thomas 230
Westlicher Lebensstil 208, 211, 237
Willisch, A. 214
Wittchen, Hans-Ulrich 19, 24, 75 f.
Woodstock 238
Woodward, L. J. 18

Zentrales Nervensystem
 153 ff., 157, 161, 166, 168,
 173, 199, 240, 242, 298
Zistrosen-Tee 91
Zitrusfrüchte 97, 114, 304
Zwangsstörungen 19, 141

Fallbeispiele
Andreas 267
Carlo 120 f.
Dimitri 125 f.
Emil 126 f.
Emma 101–105
Felix 25, 84, 282–294
Katharina 117 f.
Leon 84, 87–90
Jan 90–93
Max 84, 303–310
Mick 84, 105–109
Norbert 267
Olaf 84, 112–115, 299
Ralf 67
Robert 55–61, 70, 72, 84
Stefan 122–125
Til 268–275
Volker 96–99